소리와 목소리, 음악을 이용하여
생명을 위협하는 질병으로부터 건강을 되찾는

사운드 힐링 파워

The Healing Power of Sound

미첼 L. 게이너 지음 / 천시아 옮김

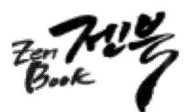

The Healing Power of Sound
by Mitchell L. Gaynor
ⓒ1999 by Mitchell L. Gaynor
Korean translation copyright ⓒ Zen book, 2015

Published by arrangement with Shambhala Publications, Inc., Boston
through Sibylle Books Literary Agency, Seoul

이 책의 한국어판 저작권은 시빌에이전시를 통해 미국 Shambhala 사와 독점 계약한 한국어 판권을 젠북에 있습니다. 저작권법에 의하여 한국 내에서 보호를 받는 저작물이므로 무단전재와 복제를 금합니다.

티베트의 아이들에게 이 책을 바칩니다.

면책

이 책에 나오는 환자들은 내가 자신들의 임상 병력을 이 책에 공개하는 것에 동의하였습니다. 이들의 사생활을 보호하기 위해서, 나는 가명을 사용하였고, 사건의 순서를 뒤바꾸어 놓았으며, 다양한 사람들의 이야기를 합하고, 그들의 신원을 확인할 수 있는 특징들을 바꾸어 놓았습니다. 이 책에서 설명하는 다양한 기법은 의료계의 전문적인 치료를 대신해서 사용할 수는 없습니다. 왜냐하면, 사람은 모두 다르며, 의사가 개인들의 상태를 진단해야 하며, 모든 건강에 관련된 문제들을 감독해야 합니다. 나는 여러분들이 자신을 치유하는 방법을 선택하면서 가장 최선의 의학적인 자료들을 검색해 보고 결정을 내릴 것을 충고합니다.

목차

감사의 말 · · · · 5
역자서문 · · · · 7
추천사 · · · · 9
소개: 싱잉볼 (Singing Bowl) · · · · 12

제1부. 우주의 교향곡과 그 치유기전

1. 소리의 본질: 소리와 치유의 개요 · · · · 39
2. 아름다움으로 떠오르기: 항상성, 조화, 그리고 동조 · · · · 75
3. 음악과 음성의 힘: 음조, 리듬과 노래를 통한 치유 · · · · 107
4. 좋은 진동: 싱잉볼의 치유의 공명 · · · · 141

제2부. 정신, 신체 그리고 영혼과 조율하기

5. 소리와 몸: 회복 그리고 완전한 건강 · · · · 169
6. 소리 느낌: 깊은 이완과 전체성 · · · · 201
7. 영혼의 소리: 근원과 에너지 재창조 · · · · 229

제3부. 치유를 위한 새로운 패러다임 생성

8. 내부의 방 탐험: 직관과 치유의 결합 · · · · 257
9. 소리의 합성: 홀리스틱 의학에 대한 새로운 패러다임 · · · · 285

참고 문헌	293
도움이 될 만한 곳	297
참고	306

감사의 말

다른 무엇보다도 언제나 변함없는 사랑과 격려를 준 나의 아내, 케티에게 감사의 말을 전하고 싶습니다. 또한, 인도의 벨도르에 있는 피담에서 창조되는 치유의 힘과 친절, 지혜를 전 세계로 전하고 있는 나라야니 암마에게 감사하고 싶습니다. 나는 또한 나에게 매우 필요한 조언과 편집상의 도움을 준 데보라 시엘에게도 빚을 지고 있습니다. 그녀가 없었다면, 이 책을 집필할 수 없었을 것입니다. 내 대리인인 짐 레빈은 한결같이 나를 격려하고, 통찰력 있고 현명한 능력으로 이 책이 결실을 볼 수 있도록 해 주었습니다. 내가 이 책을 현실로 만들 수 있도록 노력해 준, 삼발라의 최고의 팀, 특히 조엘 시겔에게 감사합니다. 보완 통합 의학 센터인 웨일-코넬 센터에서 과학적인 연구에 기반을 둔 전인적인 약과 변함없이 지속해서 영양에 신경을 써준 모든 의료진과 직원들에게 특별한 감사를 드립니다.

다음으로 언급하는 분들 역시 소리, 음악 및 심신 치유 분야에서 기꺼이 자신의 시간과 전문 지식을 할애해 주셨습니다: 브라체 아브레진. 포에브 에킨슨. 조셉- 마크 코헨. 쉬라미스 엘슨. 스티브 할펌. 셀리 켓쉬, C.M.T.-B.C.. C.S.W.. 고빈다 맥로스티, O.M.D., N.D.. 홀리스 멜톤. 짐 올리버. 콘 포탄인, M.D.. 질 퍼스. 마크 라이더, Ph. D.. 린다 로드걸, C.S.W.. 브리 마야 티와리. 제퍼레이 톰슨, D.C.. 그리고 알리시아 트롬블라. 심신치유 분야에서의 지식과 시간을 아낌없이 공유해 준 헨리

드레허에게 특별한 감사의 인사를 드립니다. 또한, 의사-치유사로서 내가 성장할 수 있도록 이끌어 주신 선생님들께도 감사드리고 싶습니다: 의사 라리 도세이, 의사 로버트 제프, 프렌 리체, 세라파 린포체, 론 영, 마사요쉬 야마구치, 그리고 의사 버드 릭히.

역자 서문

현대 의학이 발전하면서, 인체를 바라보는 시각이 바뀌고 있습니다. 몸과 정신은 나뉘어 있다는 이원론적 관점에서, 이제는 몸과 정신, 감정, 영성까지 하나의 유기체로써 연결되어 있다는 통합적인 전인의학적인 관점이 조금씩 받아들여지고 있습니다. 그것은 우리의 삶 속에서 몸의 질병이 단지 물리적인 몸의 원인 때문이 아닌, 수많은 형이상학적인 이유들에 의해 질병들이 생겨나고 낫기도 하는 과정 속에서 사람들은 이제는 눈에 보이지 않는 세계에 대해 조금씩 인지하기 시작했습니다. 그리고 인체를 구성하는 데 있어 가장 기본이 되는 최소 단위의 물질이 파동이기도 한다는 것이 현대의 양자물리학에서 밝혀지고 있습니다. 이러한 우리 몸의 진동을 진동으로 치유한다는 것은 아주 놀라운 개념이 아닙니다. 그것은 당연한 진동의 동조-간섭의 원리이기도 합니다. 우리가 질병이라고 부르는 상태는 우리의 몸이 정상적인 범위를 벗어났을 때 나타나게 됩니다. 만약, 그것이 다시 본래의 사이클로 진동하고 있다면 어떨까요? 질병의 상태는 곧 사라지고, 우리 몸이 가졌던 원래의 상태로 존재하게 될 것입니다. 이에 비추어볼때 사실 정상적이지 않은 상태로 벗어난 몸을 다시 정상적인 상태로 돌려놓으면 질병은 자동으로 사라지게 되는 것입니다. 우리의 몸이 우리 고유한 진동을 다시 찾을 수 있게만 해준다면 우리 몸은 다시 원래의 상태로 진동하게 될 것입니다. 그것이 바로 자연치유력이며, 우리 몸 안에 있는 가장 훌륭한 의사인 것입니다.

싱잉볼과 음성, 음악등을 이용한 사운드 힐링은 우리의 고유한 진동을 다시 찾게 해주는 가장 강력하고 효과적인 치유방법입니다.

싱잉볼은 다양한 금속합금으로 만들어지기 때문에 매우 다양하고 깊은 진동을 가지고 있습니다. 그것은 우주가 만들어내는 마법이며, 기계가 만들어내는 획일화된 진동과는 차원이 다른 살아있는 진동 그 자체입니다. 싱잉볼의 진동은 치는 사람의 의식상태와 치는 방법들에 따라 계속해서 진동이 변화합니다. 파동은 의식에 의해 변형되기 때문입니다. 어쩌면 우리가 싱잉볼을 이용하여 힐링을 할 수 있다는 것은 그것이 단순한 도구가 아닌, 우리의 의도와 같이 살아 숨 쉬는 '살아있는 진동'이기 때문일 지도 모르겠습니다.

사운드 힐링은 앞으로의 대체의학에서 중요한, 그리고 가장 근본이 되는 치유법이 될 것입니다. 의료보건은 앞으로도 계속 통합되어 갈 것이며, 그동안 비과학이라 치부했던 대체의학의 영역을 포함해 나갈 것입니다. 소리와 진동이 가진 놀라운 힘들에 대해 느끼는 기회가 이 책을 통해서 한국에서도 펼쳐지길 기대합니다. 우주의 진동에 의해 각자 안에 있는 신성에 이르는 축복이 함께 하길 바랍니다.

젠테라피 네츄럴 힐링센터 대표

천시아

추천사

이 책은 단순히 소리 치유를 소개한 책이 아니라 현대의학적 치료, 영양치료, 소리치유 및 명상치유 모두를 통합하여 암을 치료한 "암의 통합의학적 치료 보고서"입니다. 그런데 이 책은 의학적 치료 보고서를 넘어서 우주의 거대한 서사시를 읊고 있었습니다. 그래서 저는 이 책을 읽으면서 가슴 뛰게 하는 내용을 접하면서 여러 번 마음을 가라앉힐 시간이 필요했습니다. 저는 이 책을 "가슴 뛰게 하는 책"이라고 부르고 싶습니다.

미첼 L. 게이너는 미국의 최고 의과대학에서 철저한 현대 의학 교육을 받았고, 미국의 유명한 대학부속병원에서 고도로 훈련을 받은 내과의사이며 혈액종양학 전문의사임에도 불구하고 직관력을 동원하여 환자를 느낄 줄 아는 너무나 가슴이 따뜻한 의사였습니다. 만약 그가 의사가 아니었더라면 그는 조건없는 사랑을 베풀 줄 아는 종교인이 되었을 것입니다. 그는 암 치료 전문의사로서 수술, 항암제, 방사선치료 등 현대의학적 치료만으로 암을 치료할 수 없다는 사실을 일찍감치 깨달았습니다. 그리고는 현대의학적 치료에 영양치료법, 소리, 음악 및 명상을 추가하여 전인적 치료법을 개발하였으며 수많은 암 환자들을 기적과도 같이 완치시켰습니다. 게이너 박사는 현대 의학의 패러다임에는 뭔가 부족하다는 것을 발견하였습니다. 그것은 인간의 "영성"이었습니다.

즉, 오늘날 현대의학적 치료는 환자의 육체만 치료하는 것인데 그것으로는 암 환자를 절대로 치료할 수 없으며 영성을 회복하여야만 암이 완치된다는 사실이었습니다. 그래서 그가 관심을 갖게 된 것이 소리, 목소리 그리고 음악이었습니다. 이것들이 어떻게 인간의 영성을 회복하는 데 도움이 될까요? 그는 이것을 과학적으로 설명하기 위해서 우주의 거대한 담론을 전개하였습니다.

마음의 부조화를 조화로 전환하고 나아가 세포나 기관의 부조화 즉, 암을 정상 구조로 전환화기 위해서는 에너지적 도구가 필요한데, 여기서 그가 발견한 것은 바로 소리라는 에너지이었습니다. 이 소리 에너지는 그냥 단순한 소리가 아니라 극저주파에 속하는 소리에너지였습니다. 예를 들면, 티베트의 불교 명상가들이 사용하는 띵샤라든지, 금속으로 만든 싱잉볼, 크리스탈로 만든 싱잉볼에서 나는 소리입니다. 여기서 나는 소리는 우주의 본질에서 나는 소리인데, 우주의 본질에 대해서 세계의 많은 문화권에서 서로 다른 이름으로 사용되었지만 최근의 과학자들이 사용하는 용어는 "집합 무의식(칼 융)" 혹은 "비국소적 의식(물리학자 데이비드 보음 및 내과의사 래리 도씨)"입니다. 우주의 본질과 동일한 소리를 암 환자들에게 들려주었을 때, 환자들은 마음 깊은 곳에 묻어 둔 상처가 치유되었고 우주의 본질과 연결되는 길을 열어 주었습니다. 결국 우주의 본질과 연결되지 않고는 암은 쉽게 치유되지 않습니다.

미국의 정통 현대 의학의 의사가 이런 훌륭한 책을 썼다는 점에서 우리나라 의사들도 좀 배워야 할 것으로 생각됩니다. 이 책은 암 환자는 물론이고 난치병을 가진 환자들이 꼭 한 번 읽어보기를 권하고 싶습니다.

영성의 치유 없이는 불치병이나 난치병은 완치할 수 없다는 저자의 강력한 경험이 담겨 있기 때문입니다. 대체의학에 관심이 있는 분들도 이 책이 선택이 아니라 필수적으로 읽어보아야 할 것으로 생각됩니다. 그리고 현대 의학의 의사들도 한 번씩 읽어서 현대 의학의 패러다임을 전환하는데 힘을 모았으면 하는 마음 간절합니다. 저자에게 감사와 더불어 축복을 전합니다.

충남의대 명예교수 강길전

소개

싱잉볼 (Singing Bowl)

　　1991년에, 나는 뉴욕 병원의 다른 담당 의사로부터 집중 치료실에 있는 새로운 환자를 진찰해 달라는 요청을 받았습니다. 나는 오샬을 보는 순간 그에게 마음이 끌렸습니다. 그는 30대 후반의 티베트 승려로, 따뜻하고 부드럽게 말을 하는 남성이었으며, 자신을 철저히 절제하려는 모습에서 그의 따뜻함과 인간미를 더해 주었습니다. 오샬은 심장이 확장되어 보통 울혈성 심부전을 일으키는 심근증이라고 하는 희귀병을 앓고 있었습니다. 이렇게 생명을 위협하는 질병을 앓고 있는 사람들이 보통 그러하듯이, 그는 서서히 빈혈증상이 생겼으며 매우 아팠습니다. 그는 긴급하게 심장 이식이 필요했지만 맞는 심장을 찾지 못하였습니다.

　　혈액검사를 하기 위해 입원한 후, 나는 일련의 검사를 계속 진행하였고 그의 빈혈증을 치료하기 위해서 약물치료를 시작하였습니다. 나는 감정적, 영적인 레벨의 영향력들이 우리 몸의 생리적인 형태로 영향을 미친다는 것을 믿어왔기 때문에 지금껏 정신분석학자들이 해오던 것처럼 오샬에게 그의 현재 상황이 어떤지, 어린 시절은 어땠는지에 대해 말해 달라고 요청했습니다.

　　그가 어린아이였던 1950년에 중국이 티베트를 침략 하기 시작하면서 부모님과 형과 함께 그가 태어났던 티베트를 도망쳐 나왔다고 말했습니다. 그는 인도에서 망명자로서 자신과 가족이 겪어야 했던 혼란과 가난했던 시절의 혹독한 감정을 생생히 회상하였습니다. 그의 가족은 근근이 하루 벌어 하루 먹고 살았었습니다. 늘 간신히 음식을 살 수 있는 돈만 있었을 뿐이었습니다. 그가 세 살이 되자, 부모님은 두 아이가 굶어 죽는 모습을 보는 것보다 차라리 고아원에 보내는 편이 더 낫겠다고 결정했습니다. 이렇게 수년이 흘렀지만, 자신들에게 작별인사를 하며 멀어져가는 어머니와 아버지를 애타게 불러대며 자신들이 버려졌었다고 느꼈었던 감정을 설명할 때 그는 여전히 괴로워 했습니다.

고아원을 운영하던 두 명의 티베트 승려는 그를 승려로 키웠으며, 불교와 티베트 문화를 가르쳤습니다. 그는 또한 뛰어난 예술가였는데, 그들이 그린 만다라의 복잡성과 아름다움은 나에게 깊은 인상을 주었습니다. 하지만 그의 마음은 부모님과 떨어졌다는 슬픔으로 인해 영원히 산산조각이 났습니다. 그의 부모님은 1년에 단 한 번만 그를 방문할 여유가 있었습니다. 매번 부모님이 떠날 때마다, 그는 마치 처음 겪는 일처럼 날카로운 고통을 느꼈다고 말했습니다.

그의 고통은 자신의 나라가 중국의 잔혹한 지배에서 자유로워질 수 없을 거라는 압도적인 자포자기 심정으로 인해 더욱 악화하였습니다. 나는 그의 극기주의는 깊은 절망감에서 생겨난 것이라 보았습니다. 그것은 불자들이 수련하고자 하는 거리를 두는 절제의 극기주의라기보다는 티베트의 미래에 대한 일종의 깊은 비관주의였습니다.

오샬을 만나고 내가 처음 느낀 감정은, 그의 심각한 심장 상태는 그것과 비슷한 정도의 극심한 정신적 고통이 신체적으로 나타나는 것이었습니다. 그의 인생 이야기는 내가 받은 느낌이 맞았음을 증명해 주었습니다. 나는 그의 육체적인 증상을 다루기 시작했는데, 오샬은 약물에 잘 반응하였고 곧 병원을 떠날 수 있을 정도로 아주 강해졌음을 느꼈습니다. 하지만 오샬은 문자 그대로 가슴이 깨어지는 감정적인 경험을 통하여 그의 질병이 좀 더 깊어졌다는 것을 나는 알았습니다. 나의 의학적 치료는, 그 자체로는 유용했을지 몰라도, 그의 근본적인 상처를 치유해 주지는 못했습니다.

그는 평생을 명상으로 보낸 티베트 승려였기 때문에, 다른 환자들에게 진행했던 종류의 치유작업을 그에게 시행하는 것은 주제넘은 행동이라고 생각했습니다. 그럼에도 불구하고, 나는 그의 어린 시절의 경험에 대해 그와 이야기를 나누며 내가 할 수 있는 치료방법을 그에게 설명하는 데 많은 시간을 보냈습니다. 그런 후 내 동료 중 한 명이 오샬에게 나의 근원 유도 심상화(Essence Guided Imagery)에 대해 말해 주었고, 오샬은 내게 그 기법을 가르쳐 달라고 요청했습니다. 비록 평생 명상을 하며 살아온 승려에게 유도 심상기법을 설명하는 데 다소 자신이 없었지만, 마지못해 동의하였습니다. 오샬은 시각화를 좋아했습니다. 그것은 그가 늘 해오던 종류의 명상과는 매우 다른 종류였으며, 나는 그가 어린 시절부터 가지고 왔던 슬픔의 무게를 덜어 준 것 같은 기분이 들었습니다.

그 다음 주에, 그가 다음 치료를 위해 내 사무실에 왔을 때, 그는 종과 비슷하게 생긴 금속 원통 모양인, 티베트의 달(Dahl)을 가져다 주었습니다. 나는 예상치 못했던 그의 애정 어린 선물에 깊은 감명을 받았으며, 달이 만들어 내는 소리에 마음을 빼앗겼습니다. 나는 이미 다양한 동서양의 영적 수행을 공부해 왔기에, 수도원의 아이로서 그가 배웠던 성스러운 티베트의 챤트를 몇 가지 내게 가르쳐 줄 수 있는지 물어보았습니다. 그는 며칠 후 내 아파트를 방문하기로 하였고, 그가 나의 아파트에 왔을 때, 그의 절의 승려들이 챤트와 명상 시에 일반적으로 사용하는 티베트 싱잉볼을 가져온 것을 보았습니다.

우리는 신발을 벗고 거실 바닥에 가부좌를 하고 앉았습니다. 오샬은 작은 나무스틱을 꺼내어, 마치 손가락으로 와인잔의 가장자리를 어루만지는 것과 같은 방법으로 싱잉볼의 가장자리 주변을 나무스틱으로 가볍게 움직였습니다. 내 집 창문 밖에서 들려오는 뉴욕 거리의 떠들썩한 소리가 사라져 가고, 싱잉볼의 괴상하면서도, 초자연적인 음색이 우리 주변의 공간을 가득 채웠습니다. 그 소리는 내가 이전에 결코 들어 보지 못한, 강한 진동이 있는 풍부하고 깊은 음이었는데, 그것이 매우 신나는 소리를 내어 내 눈에서는 기쁨의 눈물이 흘러나왔습니다. 나는 그 진동이 마치 내가 우주와 조화를 이룬 것처럼 내 몸 전체를 공명시키고 내 몸 깊은 곳을 어루만지는 것을 느낄 수 있었습니다. 그 당시에 나는 싱잉볼에 대한 연구를 좀 더 해야겠다는 생각을 하지는 않았지만, 그것은 선택의 여지가 없는 것이었습니다. 왜냐하면, 싱잉볼의 소리를 듣는 순간 나는 싱잉볼을 연주하는 것이 내 삶을, 그리고 수많은 나의 환자들의 삶을 바꿔 놓을 것이라고 직감했기 때문입니다.

의과 대학 너머에 의사의 자각

내가 텍사스 댈러스에서 의과 대학생이었을 당시에, 내가 언젠가 환자들에게 싱잉볼을 사용해 스스로 치유하라고 가르치게 될 것이라 누군가가 내게 말했다면, 나는 그 사람은 미친 게 틀림없다고 생각했을 것입니다. 하지만 단지 15년이 흘렀을 뿐인데, 내가 종양학과 통합

의료 책임자로 일하고 있는, 새로 단장한 스트랑 암 예방 센터에 있는 내 상담실에 눈에 띄게 놓여 있는 것은 바로 아름다운 10인치짜리 크리스탈 싱잉볼입니다. 이 크리스탈 싱잉볼은 종양의 치료와 내과 치료중에 바쁜 내 진료 업무에서 핵심적인 역할을 하고 있습니다. 비록 암과 다른 질병의 치료를 위해 전통적인 치료법을 한 번 처방해 봤을 뿐이지만, 챤팅과 화학 요법 간에, 시각화와 방사선치료 간에 어떠한 모순도 발견하지 못했습니다. 사실, 그 반대입니다. 나는 전인적 치료라고 알려진 침술사와 에너지 치료사를 정기적으로 방문할 뿐 아니라 허브와 해조류를 활용한 영양적 보충제를 포함하는 보완 치료와 대증 요법 치료를 결합한 방법들을 적극적으로 지지합니다. 여러분은 내가 이러한 양상을 대안적이라기보다는 보완적이라고 언급하고 있음을 알아챌 것입니다. 나는 오래전에 비전통적, 전인적 접근법들에 대해 내 환자의 관리와 치료에 통합되어야 할, 가능성 있는 선택이 아니라 필수적인 것으로 받아들였습니다.

치유에 대한 나의 다소 혁신적인 패러다임을 고려해 보면, 어떤 사람들은 나를 다소 독특하게 생각할 수도 있습니다. 나는 반드시 다른 사람들을 따라야 할 필요는 없다고 확신합니다. 나는 미국에서 가장 엄격하고 경쟁이 심한 학교 중 하나인 텍사스 대학교의 사우스웨스턴 의과 대학에 다녔습니다. 이곳에서 학업 순위와 점수 평균은 천분의 1점까지 계산합니다. 학교에서 꽤 열심히 공부해서, 졸업할 때 코넬대 의과 대학의 명망 있는 부속 병원인 뉴욕 병원에서 인턴으로 근무했습니다. 그곳에서 결국 나는 혈액학과 종양학 분야의 임상 연구원이 되었습니다. 그후에, 록펠러 대학의 분자생물학 분야에서 박사 과정 후 연구원으로 1년을 보냈고, 선임 의학 레지던트로서 뉴욕 병원에서 훈련을 마쳤습니다.

달리 말하면, 나는 서양 의학에서 배울 수 있는 최고의 교육코스를 모두 밟았으며, 이는 의학의 20세기의 마지막 10년 동안 알려진 생명을 구하는 가장 최신의 기법들을 모두 탄탄하게 배웠다는 뜻입니다.

하지만 무언가 빠져 있었습니다. 그것은 전체적인 인간으로서 치료할 나의 환자들의 요구에 부응할 수 있는 심리학과 영성의 결합적인 어떠한 부분이었습니다. 먼저 나는 지도 교수가 가르치는 모든 수업을 열렬히 받아들이는 의대생으로서 이러한 공허감을 느꼈습니다. 내가 회진을 돌던 분주한 카운티 병원에서, 환자들은 때때로 의료진의 농담거리가 되곤 했습니다. 아마도 삶과 죽음을 넘나드는 이 직업에 있어 유머는 필수적인 해소 수단이었기 때문입니다. 우리가 학생으로서 모든 감정을 배제하도록 배웠던 그 감각을 늘 되새겼었습니다. 우리는 때때로 환자들과 너무 오래 대화한다는 이유로 질책을 받았습니다. 우리가 "너무 깊게 관여한다는" 이유로 슬픔이나 동정을 느낀다며 비판을 받았습니다. 반면에, 우리는 빠르고 효율적일 때, 가능한 한 환자를 빨리 치료하고 퇴원시킬 때, 우리 스스로에 대해 마음의 벽을 세울 때 병원으로부터 보상을 받았습니다.

이러한 감정의 부재가 의과 대학에서의 경험의 모델이었다면, 인턴 과정이나 레지던트 과정에서는 훨씬 더 심각했었습니다. 오로지 정보와 지식에만 강조를 두었습니다. 얼마나 많은 논문을 인용할 수 있는가? 가장 최신의 사실과 수치를 암기하고 있으며 명령에 따라 행동할 준비가 되었는가? 주어진 연구에 대해 가장 최신의 통계 자료를 인용할 수 있는가?

어떤 누구도 환자와 공감하는 것을 중요시하지 않았습니다. 우리가 치료한 남성과 여성은 인간이라기보다는 그저 의학적인 사례에 불과했습니다. 환자들이 괴로움과 즐거움, 공포와 희망, 과거의 상처와 미래의 포부 등 자신의 생활에서의 전체적인 경험이 있다는 데에 신경 쓰지 않았습니다. 우리는 가족력, 질병의 병원체, 또는 환경적 요인 등의 증명할 수 있는 원인 이외에, 가능성 있는 근본적인 질병의 원인을 고려하지 않도록 강요받았습니다. 우리는 어떠한 질병으로 인해 환자들이 병원 침대에 눕게 되었는지, 어떤 증상이 있는지, 그것에 대한 진단과 의학적 치료에만 관심을 두어야 했습니다.

매일 나는 환자와 거리를 두도록 강요하는 의학계의 문화와 환자와 더 깊이 관계를 맺어야 한다는 나의 성향을 두고 고민했습니다. 어린아이였을 때, 나는 어머니께서 암으로 돌아가시는 것을 보았기 때문에, 아마도 내 관점은 좀 더 감정적으로 왜곡되었을 수 있습니다. 나는 고통과 상실감에 대해 알고 있었습니다. 나는 살고자 하는 의지, 살아남기 위한 투쟁을 하려는 마음도, 모든 것을 포기하고싶은 마음과, 모든 의학적 치료가 실패했을 때의 슬픔을 알고 있었습니다. 나는 내가 치료하고 있는 사람들에 대해 더 많은것을 알고 싶었습니다. 그들에게 중요한 것은 무엇일까? 그들은 어떠한 사람들일까? 암 환자라는 가장 명백한 정체성을 넘어서 그들은 누구일까?

대학에서 나는 세계의 종교와 철학에 대한 관심이 생겨났습니다. 또한, 거의 매일 명상을 하기 시작했습니다. 명상을 통해서, 나는 기말시험 공부를 하거나 논문을 쓸 때, 깊게 숨 쉬는 법을 배웠고 평정을 유지하는 법을 배웠습니다. 또한, 연습을 통해 집중력을 향상할 수 있었습니다. 더 깊은 차원에서, 명상은 나에게 소중한 깨달음의 순간을 주었습니다. 처음으로 집을 떠나서, 어린 시절을 보냈던 텍사스 북서부의 작은 마을인 플레인뷰보다 훨씬 더 큰 도시에서 살고 있는 대학생에게 나는 혼자가 아니라, 우주의 일부라는 깨달음이 아주 편안한 위로가 되었습니다.

··의과 대학과 대학원생 공부로 인한 시간적 제약 때문에 나는 이러한 명상을 포기할 수밖에 없었지만, 이러한 직접적인 체험을 통해서 나는 명상은 적어도 마음을 달래 주고 느긋하게 해 준다는 것을 알고 있었습니다. 하지만 존경하는 나의 의과 대학 교수님께서는 결코 이완과 명상의 활용을 권장하지 않았습니다. 이러한 이완과 명상은 여러 연구를 통해 예기성 구역질과 구토를 포함하여, 화학 요법의 가장 심각한 부작용의 많은 부분을 낮추는 데 도움이 될 수 있는 것으로 증명되었는데도 말입니다.

··내가 레지던트 훈련을 받고 있던 시절, 한 경험이 많은 선임 암 연구자 중 한 명이 환자들에게 매우 차가운 어조로 진단을 내리던 모습을 보고 절망과도 같은 깊은 좌절감을 느끼던 때를 기억합니다. 예를 들어, 폐암의 경우, "당신은 탈모, 구역질, 구토나 피로감을 경험하게 될 가능성이 매우 큽니다. 수혈이 필요할 수도 있을 겁니다. 통계에 따르면 당신과 같은 암 환자들은 보통 3~4개월 정도를 살게 됩니다. 2주 안에 다시 만나서 화학 요법을 시작하도록 하죠."

··이렇게 훌륭하고 매우 숙련된 의사로부터 그러한 무서운 암 진단 통보를 전해 들은 후 환자들이 느끼게 될 당혹한 반응들을 먼저 차단하려는 듯 보이는 것이 내게는 믿을 수 없는 일이었습니다. 암이라고 진단받은 사실만으로도 환자들에게는 충분히 무서운 일입니다. 이제 환자들은 극도로 힘든 부작용과 불확실한 미래들 속에서 치료를 해나가야 합니다. 하지만 환자들의 고통이나 스트레스를 완화하기 위해서 제공받는 것은 아무것도 없었습니다. 환자의 시각에서는, 자신을 치유하고 생명을 줄 모든 힘을 손안에 가진 듯 보이는 의사들에게서 친절함을 기대할 수도 없었습니다. 그때야, 방사선, 화학 요법, 그리고 골수 이식에 관한 그렇게

수많은 논쟁의 중심에, 아마도 말하지 못한, 더 미묘한 단어들이 남겨져 있다는 걸 알게 되었습니다.

내가 의과 대학을 다닐 때 만났던 한 환자를 결코 잊지 못합니다. 그는 전이성 폐암(즉, 종양을 넘어 암이 신체 다른 부위로 퍼지는 암)을 앓고 있던 정형외과 의사였습니다. 독선적이고 고압적이었던 그는 자신의 의학 학위를 통해 자신의 권위를 즐기고 있었습니다. 그런데 갑자기, 상황이 역전되었습니다. 이 근엄하고 고집불통인 남자가 무기력하고 겁먹은 채 병원 침대에 누워 있었고, 필사적으로 의사가 안심과 희망의 신호를 보내주길 원했습니다. 그는 걷잡을 수 없이 눈물을 흘리며, 자신에게 닥친 운명을 받아들이지 못했습니다. "왜 내게 이런 일이 일어나는 거죠?" 그는 계속해서 물었습니다. "내가 이런 일을 당할 만큼 잘못한 건가요?"

그의 고통스러운 질문은 여러 다른 환자들을 통해 내게도 들려왔습니다. 그들의 공통적인 생각은 그들이 벌을 받아 마땅할 만큼 끔찍한 잘못을 저질렀거나 누군가에게 나쁜 상처를 주는 등 그러한 질병에 걸려 마땅하다는 왜곡된 추측이었습니다. 병원에서 환자를 방문하는 치료사와 정신과 의사는 그들에게 도움을 주려 노력했지만, 그들은 보통 더 분명한 문제에 집중했습니다. 누가 내 가족을 돌볼 것인가? 머리카락을 잃고 나면 내가 어떻게 보일 것인지에 대해 그들이 신경 쓰고 있을까? 분명히, 이러한 문제들에 관해 이야기 해 볼 가치가 있지만, 정신 건강 전문의들조차도 마음이나 영혼의 더 깊은 영역을 실제로 연구하기를 회피하고 있었습니다.

나는 내 환자들의 감정적 고통을 낮추기 위해 더 광범위하고 더 열린 접근법을 도입했다고 생각하고 싶습니다. 나는 환자들이 슬픔과 공포에 관해 이야기할 때 귀 기울이려 노력했습니다. 나는 환자들이 그토록

원하던 따뜻함과 세심함을 그들에게 주기 위해 노력했습니다. 하지만 내가 환자들에게 명상과 심상화, 다른 이완 요법들을 가르치도록 결정한 일이 나의 공은 아닙니다. 꽤 반대의 상황이지만, 이러한 방법을 믿고 신뢰하도록 나를 가르친 것은 나의 환자들이었기 때문입니다.

놀라운 회복의 핵심 키

나는 기적과도 같은 회복을 경험하고 있는 듯 보이는 환자에 대해 조사하기 시작했습니다. 처음 개인 병원에 있을 때 내가 치료했던 한 여성은 전이성 유방암을 앓고 있었으며, 죽음이 매우 가까이 다가온 듯 보였습니다. 도나의 얼굴은 창백했고 잿빛이었으며, 몸이 너무 약해서 거의 걸을 수조차 없었습니다. 우리의 초기 상담 몇 주 후에, 그녀는 립스틱을 바르고 아주 멋진 모습으로 내 사무실에 나타났습니다. 안색 또한 상당히 좋아졌으며, 그녀의 정신 역시 마찬가지였습니다. 나는 그러한 그녀의 변화가 너무 놀라워서 그녀에게 그렇게 변하는데 어떠한 노력을 했는지 물어보았습니다. "나는 에너지 치유사를 만나러 갔어요," 라고 그녀가 대답했습니다. 좀 더 자세히 말해 달라고 요청했지만, 그녀는 치유사가 어떤 일을 했는지 내게 설명하지 못했습니다. 그러나 결과는 분명했습니다. 도나는 한 주 한 주가 지날수록 점점 더 좋아졌습니다.

아마도 그녀가 그 치유사를 믿었기 때문이라고 생각했습니다. 아마도 같은 이유로 인해 치유가 일어났을 것입니다.

그 후 얼마 지나지 않아, 전이성 폐암을 앓고 있는 환자를 돌보게 되었습니다. 실버 스타와 퍼플 하트 훈장을 모두 받은 베트남전 참전

조종사였던 찰스는 모든 암 치료의 방법들을 받아 봤지만, 그 어떤 것도 그의 암 전이를 멈추게 할 수 없었습니다. 그는 너무 아파서 침대에만 누워있는 상태가 되었습니다. 나는 그의 아내에게 말기 환자를 위한 호스피스 병원에 입원시킬 준비를 하라고 조언했습니다. 그런데 설명할 수 없는 일이지만, 찰스의 상태가 완전히 역전되는 듯 보였습니다. 점점 쇠약해지지도 않을뿐더러, 전이성 종양의 성장세 또한 멈췄습니다. 곧 찰스는 침상에서 일어나 다시 정상적인 일상으로 돌아갈 수 있을 정도로 건강해지기 시작했습니다. 곧 그는 화학 요법을 다시 시작할 준비가 되었고, 그 후 오래지 않아, 다시 직장으로 돌아갔습니다.

그러한 변화에 다시 한 번 놀란 나는 이러한 분명한 기적에 대한 설명을 찾고자 했습니다. "당신은 믿지 않을지도 모르겠지만," 찰스가 멋쩍게 말했습니다. "내 아내가 치유사를 불렀어요." 나는 찰스가 1~2주보다 훨씬 더 오래 살게 될 거라 기대하지 않았지만, 그는 그 후 4년을 더 살았습니다. 그 기간 동안 그는 자기의 치유사로부터 힐링세션을 받았었습니다.

도나와 찰스는 내 호기심을 자극하였고, 나는 그들을 치료한 사람들을 불러 달라고 요청했습니다. 의과 대학생이었던 시절로 되돌아가면, 나는 아픈 사람들은 자신의 질병을 자신의 삶에 대한 깊은 교훈을 배울 기회로 활용할 수 있을 거라 생각했습니다. 도나와 찰스의 치유사, 그리고 앞으로 내가 이야기하게 될 다른 치유사들이 내 믿음을 증명해 주었습니다. 그들 모두 단단히 고착된 불안감, 자기 연민과 죄의식에서 진정한 자아에 대한 더 완전한 경험을 향해 우리의 관점을 이동하는 일에 관해 이야기했습니다.

그들의 생각에 설득되어, 나는 동양 철학에 대한 관심을 다시 가지게 되었고, 하루에 20분 정도였지만, 다시 명상을 하기 시작했습니다. 그 당시, 또 다른 내 환자를 통해서, 매우 실력 있는 치유사인 마사요시 야마구치를 만나는 행운을 갖게 되었습니다. 그는 기공의 마스터였으며 그 이전에는 음악가였습니다. 유전적 대장암을 앓다가 암이 간으로 전이되었던 일본 여성인 히로코가 나를 그에게 소개해 주었습니다. 그녀는 이전에 두 명의 암 전문의로부터 1~2개월 이상 살 수 없을 거라는 얘기를 들었습니다. 두 의사 모두 현재 그녀에게 제안하는 방법은 그녀의 암을 제거할 때까지 장기의 고통을 완화하기 위해 24시간 모르핀을 처방하는 것뿐이었습니다.

히로코의 남편은 부유한 사업가였는데, 히로코는 나와 상담하기 위해서 일본에서 건너왔습니다. 내가 만일 그녀의 기록에만 의존하여 판단을 내렸다면, 의심할 바 없이 일본인 의사의 의견에 동의했을 것입니다. 하지만 무언가 놀랍고 경이로운 일이 일어나고 있는 듯 보였습니다. 히로코는 느리지만 꾸준하게 건강을 회복하고 있었습니다. 그녀가 내 사무실에 왔을 때, 그녀는 이미 종양의 크기가 줄어들기 시작했고, 고통을 완화하기 위한 화학 요법을 시작할 수 있을 정도로 건강했었습니다.

히로코의 상태가 개선된 이유는 오직 야마구치가 그녀를 치유하고 있었다는 사실 때문이었을 겁니다. 그는 뉴욕에서 그녀와 한 달에 일주일간 함께 보내고 있었습니다. 야마구치와 내가 많은 대화를 나누는 동안, 그는 자신이 주로 호흡과 명상, 태극권, 유도 심상, 그리고 건강과 안녕을 향상하기 위해 몸 전체에 개인의 생명 에너지를 어떻게 집중하는지를 배우는 움직임을 결합한 세션을 한다고 설명했습니다. 나는 곧 이러한 아이디어들을 나의 의료에 포함하기 시작했습니다. 그리고 그 결과는 그저 놀라울 뿐이었습니다.

질병을 앓고 있던 환자들은 그의 가족들과 함께 즐겁게 지내게 되었고 그들의 일상생활로 돌아갈 수 있게 되었습니다. 또한, 의학적 통계에서 예측한 것보다 훨씬 더 오래 살아가는 놀라운 심리적 및 정신적 돌파구를 만들어 내는 환자들도 있었습니다. 히로코가 그런 환자 중 하나였습니다. 야마구치의 도움 덕분에, 그녀는 그가 없었다면 4주 안에 사망할 수도 있었던 암을 앓으면서 3년을 더 살았습니다.

오샬과 싱잉볼

나는 나의 환자들을 이렇게 새로운 삶을 살아갈 수 있게 하기 위한 실체가 있는 확실한 치유 모델을 찾기 시작했습니다. 그러한 노력의 전환점은 오샬을 만났을 때였습니다. 내가 처음으로 싱잉볼의 소리를 접하게 된 경험은 매우 황홀한 것이어서, 싱잉볼에 대해 알 수 있는 모든 것을 배우고 싶었습니다. 오샬은 티베트 물건을 전문적으로 판매하는 가게로 나를 데려갔고 몇 가지 싱잉볼을 고르는 데 도움을 주었습니다. 나는 매일 명상을 하기 위해 매일 아침 그 싱잉볼을 연주하기 시작했습니다. 내가 생각했던 것 보다 더 빨리 나는 이전에 비해서 훨씬 덜 스트레스에 취약하게 되었음을 알게 되었습니다. 한때 나를 화나게 했던 사소한 짜증과 갈등을 더욱 쉽게 피할 수 있었습니다.

나는 오샬로부터 롤 모델로서의 모습과 여러 배울 점들을 발견했는데, 그것은 그가 나눔과 가르침을 절대 멈추지 않고, 언제나 자신의 필요보다 타인의 필요에 더 관심을 기울이며, 심지어 그가 아플 때도, 간호사나 의사, 그리고 그를 방문하는 사람들에게 전문가 수준의 초상화와 그림을 선물하는 일을 기쁨으로 삼았기 때문입니다.

　나는 내 삶 속에 있는 모든 이들에게 더 연민을 느끼게 되었고, 내 환자들의 감정적 요구와 의학적 상태에 더욱 직관적이게 되었습니다. 환자들은 진보된 의료과정으로 공감적 지지에 훨씬 더 관심을 두는 의사와의 감정적 관계를 환영하는 듯 보였습니다. 나는 이미 환자들에게 유도 심상기법, 명상, 깊은 이완 연습, 그리고 건강한 식이 요법을 활용할 것을 강력히 권장하고 있었습니다. 이 모든 방법은 암과 기타 질병에 대한 나의 전인적 접근법의 필수적인 구성 요소였습니다. 그리하여, 싱잉볼은 내가 소리와 음악을 이용한 치유 효과를 만들어 내는 새로운 영역으로 들어가는 문이 되었습니다.

　동양 종교에 관한 독서를 계속하던 중에, 나는 서양 수피교 수장인 피르 빌라야트 이나야트 칸과에 대해 연구해야겠다는 영감을 받았습니다. 그의 아버지인 하자트 이나야트 칸은 신비로운 이슬람교의 메시지를 20세기 초반에 미국에 전파했습니다. 하자트 이나야트 칸은 그의 영적 스승이 서양에 수피교의 가르침을 전파하는 데 그를 선택했을 때 이미 그는 인도에서 널리 알려진 음악가였습니다. "여행을 떠나라. 그리고 사람들의 마음을 신성한 조화 속에 거하게 하라,"라고 그의 스승이 그에게 지시했습니다. 하자트 이나야트 칸은 인간의 영혼과 우주의 연결성, 그리고 우리가 건강을 증진하고 힐링을 하기 위해 소리와 호흡을 어떻게 사용할 수 있는지에 대한 많은 방법의 글들을 계시받은 시의 형태로 남기고 돌아가셨습니다.

　수피교에서는 깊은 호흡과 노래를 매우 중요하게 강조합니다. 실제로, 소리와 음악에 대한 수피식 표현인, 지자-이-루(ghiza-i-ruh)는 "영혼을 위한 음식"이라는 뜻입니다. 우리가 모음이 포함된 소리를 내는 것은 악기로 음을 내거나 칠 때 나는 근음과 딸림음을 넘어서는 음조의 혼합된 톤인 하모닉스를 듣기 위해서인데, 그것은 수피의 영적 의식의 가장 핵심적인 부분입니다. 실제로, 피르 빌라야트는 소리의 진정한 치유의 힘은 하모닉스를 노래하는 데에서 나온다고 말했습니다.

　　러시아의 철학자인 G. I.구르지예프는 우리의 가장 진정한 자아 또는 영혼을 설명하는 데 근원이라는 단어를 사용했습니다. 나는 이 용어가 그 자체로 완전하며, 통합적이고 사회와 우주 안에서 완전한, 무한하고, 변하지 않으며, 경계가 없는 자아를 의미한다는 것을 이해하게 되었습니다.

　　수많은 동양의 종교 학파와 서양의 철학 학파에서 아트만, 브라만, 단일 의식, 규정화할 수 없는 의식, 또는 초월적 자아 등, 유사한 영적인 상태에 관해 이야기하고 있습니다. 그 안에서 우리는 다시는 감정, 마음, 자아 또는 다른 국한된 정신적 또는 물리적 실체를 찾으려 하지 않습니다. 우리는 타인과 함께 있는 존재이며, 우주 또는 순수상태 그리고 나라는 분리된 객체가 사라지는 초자아적인 차원으로 들어갑니다. 이는 우리의 머리가 멍해지거나 특정한 외부 공간으로 흘러들어 가게 된다는 것을 의미하는 게 아닙니다. 실제로, 역설적인 점은 우리는 우리의 본질을 깨닫는 순간 완전히 현실에 머물 수 있다는 점입니다.

　　내가 싱잉볼을 연주하는데 보다 헌신적으로 될수록 나의 본질적인 자아를 더 많이 느끼기 시작하였고, 그것은 내 주변에 스스로 울려 퍼지게 되었고 내 가족, 내가 만나는 사람들과 연결되기 시작했습니다. 내가 수피교에 대한 책과 다른 동양의 문헌에서 본 모음 소리를 챤팅하는 것을 더하게 되자, 그 결과는 훨씬 더 강력하게 나타났습니다.

　　프랑스 의사인 알프레도 토마티스에 관한 유명한 이야기가 있습니다.

그의 치유와 소리 분야에서 혁명적인 연구와 임상 결과들은 프랑스 과학 및 의학 아카데미에서 인정을 받았습니다. 1960년 후반에, 프랑스 남부의 베네딕트 수도원에서, 수많은 수도사들이 진단하기 어려운 희귀병으로 고통 받고 있었습니다. 그들은 말도 할 수 없이 지쳐 있었으며, 정상적인 업무를 수행할 수 없었습니다. 하지만 이전에 상담을 했던 어떤 의사도 이러한 이해하기 힘든 피로감을 주는 질병의 원인을 분명히 설명할 수 없었습니다. 수도자들이 행해 오던 채식을 중단하고 고기를 먹기 시작해야 한다는 제안까지 나오게 되면서, 상황은 더 악화되어갈 뿐이었습니다.

수도원에서는 토마티스를 초청하였고, 그들의 병에 대한 그의 의견을 물었습니다. 그가 설명하기로, "90명의 수도사 중 70명이 마치 젖은 행주처럼 자신의 수도실에 푹 쓰러져 있었습니다." 그들을 살펴보고 병력을 확인한 후에, 그는 문제의 시발점으로 생각하던 것이 이 질병의 원인임을 밝혀내었습니다. 1960년대 후반 가톨릭 교회의 승인을 받은 바티칸 II 개혁이 있은 후에, 수도원에 새로 부임한 젊은 수도원장은 수도사들이 매일 6~8시간 동안 그레고리오 성가를 부르던 기존의 관행을 중단하고, 대신에 더 의미 있는 일을 추구하는 데 시간을 활용할 것을 명하였습니다. 소리의 아인슈타인이라 불리던 토마티스는 노래가 수도사들의 의식 영역을 일깨움으로써 수도사들에게 활력을 주는 방법으로서 작동하고 있었다는 것을 단번에 알아챘습니다. 그는 수도사들이 다시 노래를 시작해야 한다고 주장했습니다. 5개월이 안 되어 수도사들은 무기력에서 완전히 회복되었고 단지 몇 시간의 수면을 취하면서도 정상적인 일상을 되찾았습니다.

토마티스는 그레고리오 성가에 대해 단순한 멜로디의 구성, 쉼이 있는 템포, 그리고 길고 느린 호흡을 강조하는, 환상적인 에너지 음식이라고 설명합니다. 분명히, 이 성가는 검소하고 엄격하며 꾸밈없는 삶을 살던 수도사들에게 감정적, 영적인 양분을 제공했습니다. 토마티스가 자신의 경험을 설명하는 글을 읽으면서, 나는 내 환자들을 떠올렸습니다. 그들은 현대의학의 주류인 그 자체로 매우 권위적이고 엄격한 병원에 자주 입원해야 하며, 힘들고 때로는 고통스러우며, 언제나 불안을 유발하는 상황을 참아 내야만 했습니다. 어떤 정신적인 자양분 없이 암이나 다른 심각한 질병에 직면한 사람들은 때로 고립감, 혼란, 공포 및 스스로를 가두어야만 하는 강요를 느끼게 됩니다. 실제로, 나는 병원 대기실이나 병원 침대에서 냉담하게 늘어져 있는 다수의 환자들을 보았으며, 그들의 상태는 토마티스가 수도사들의 일상적인 식이요법에 감정적 에너지 음식을 추가시키기 전 수도사들의 모습을 떠오르게 합니다.

나는 환자들을 위한 자양분의 원천을 찾고 싶었지만, 환자들이 그레고리오 성가를 부르는 기술을 숙달하기를 기대할 수 없었습니다. 이는 온전히 마음을 다해 헌신하고 훈련하면서 최소 4년의 시간을 요구하는 일이기 때문입니다. 더 현실적인 해결책은 힌두교, 수피교와 여러 동양 철학의 고유한 개념인 신체의 에너지 센터를 일컫는 7개의 차크라에 상응하는 7개의 단음절로 이루어진 산스크리트어인, 비자만트라에 있었습니다.

수피교도들은 모음에 특정한 신성한 속성을 부여합니다. 각각은 아래와 같이, 신체의 에너지 중심인 각 차크라에 대응합니다:

LAM – 뿌리 차크라
VAM – 천골 차크라
RAM – 태양 신경총 차크라

YAM - 가슴 차크라

HAM - 목 차크라

OM - 제3의 눈 차크라

모든 소리(자연계의 모든 소리 주파수를 포함) - 크라운 차크라(수많은 정신적 지도자들은 영혼이 신체를 드나드는 곳이라고 믿는다.)

 이러한 만트라는 보통 고요한 명상을 할 때 사용하며, 정신을 집중하고 고요히 하는 데 도움이 되는 기본적인 소리입니다. 왜냐하면 이러한 소리들은 발음하고 기억하기 쉬우며 싱잉볼과 함께 챤팅을 할 때 매우 쉽게 설명을 할 수 있기 때문입니다. 다음으로 나는 소리를 실험해 보고, 모음과 음절의 가능한 결합을 확장하여 더 긴 만트라 소리의 목록을 만들었습니다. 이 목록으로부터 나의 환자와 나는 우리의 개인적이고 특별한 삶의 노래를 우리 스스로 만들어내기 시작했습니다.

 나만의 방법으로 이러한 소리 기법을 개발해 내고 환자들에게 가르치면서, 나는 환자들이 소리를 포함하지 않는 이완요법으로는 보통 1~2년이 걸려서야 해낼 수 있는 변화를 단지 몇 번의 세션을 통해서 성취해낼 수 있도록 내가 도움을 줄 수 있다는 아주 놀라운 사실을 깨닫게 되었습니다. 혹독한 암 치료를 겪고 있는 사람들이 있었습니다. 그럼에도 불구하고 그들은 끈질긴 육체의 고통과 감정적 괴로움을 떨쳐 버리는 창의적이고 기쁨을 주는 과정에 집중할 수 있었습니다. 그들은 자신 깊숙한 곳의 자아의 모습을 찾고 이를 초월하기 위한 방법을 찾고 있었습니다 그들은 대단히 힘든 의학적 치료 가운데, 암-심리 치료사인 로우렌스 르샨 박사의 문구를 빌리자면 "그들 스스로 부를 수 있는 노래" 를 찾고 있었습니다.

나는 신체 다양한 부위에 만성적인 통증을 가지고 있던 치료하기 힘든 질병인 섬유 근육통을 치료했던 한 여성을 기억합니다. 40대 초반의 회계사였던 아니타는 어깨와 팔에 심한 불편감을 호소했으며, 일반적인 진통제는 거의 효과가 없었습니다. 처음에 내가 고통을 경감하기 위해 챤팅과 싱잉볼을 연주해 볼 것을 제안했을 때 그녀는 주저했습니다. "그건 내 방식이 아니에요," 내 제안을 듣고 그녀는 단호하게 거절했습니다. 게다가, 그녀의 가족들이 언제나 자신에게 음치라고 놀렸다고 말해주었고, 음악적 재능을 요구하는 듯 보이는 모든 것들이 그녀를 불안하게 만든다고 말했습니다.

하지만, 결국 그녀의 회의적인 생각은 절박함 앞에서 무릎을 꿇었습니다. 아니타는 내가 유도 심상기법을 통해 그녀를 안내하는 동안에 최소한 실험 삼아 싱잉볼을 연주하고 챤팅을 해 보기로 했습니다. 연습 과정이 시작되고 수 초 이내에, 아니타의 자의식은 사라져 갔습니다. 그녀는 싱잉볼의 진동에 더욱 맞춰가기 시작하면서, 그녀의 목소리는 더 분명하고 더 강해졌으며, 얼굴은 이전에 내가 보지 못했던 평화로움을 표현하기 시작했습니다. 5~6번의 상담이 진행된 후, 그녀가 자신만의 삶의 노래를 만들어 낼 정도로 충분히 노래하는 데 편안해지는 동안, 아니타는 싱잉볼을 연주할 때면 어깨 통증이 완전히 사라진다는 것을 깨닫게 되었습니다. 때로 그녀는 그 후에도 수 시간 동안 통증을 느끼지 않곤 했습니다.

아니타는 자신의 인생에서 또 다른 변화에 주목했습니다. 직장 상사와의 관계가 많이 개선되었고, 1년이 넘도록 대화를 하지 않고 지내왔던 언니와 화해를 했습니다. 예상치 못했던 유용함 덕분에, 그녀는 자신만의 싱잉볼을 구입하여 집에서도 계속 연습할 수 있게 되었습니다. 그녀는 매일 아침 출근하기 전에 싱잉볼이 만들어 내는 풍부한 음색을 계속해서 들었습니다. 고통은 더 이상 큰 문제가 되지 않았습니다. 아니타의 일상생활은 그녀가 최고로 기대했던 것 이상으로 향상되었습니다. 그 이유는 자신이 마침내 진정한 삶을 살고 있다고 느끼게 되었기 때문입니다.

사운드 힐링의 테크닉

싱잉볼을 사용하는 것은 소리가 치유를 일으킬 수 있다는 한 가지 예시에 불과합니다. 이 책에서는, 나는 노래하기, 음악 듣기, 벨 연주하기, 소형 심벌즈, 풍경, 드럼, 호루라기 등의 악기와 토닝(모음 소리를 이용하여 몸 전체에 진동을 주는 일)이 어떻게 우리의 육체 뿐 아니라 마음에 긍정적인 영향을 줄 수 있는지를 설명합니다. 이러한 모든 양상은 특정한 근본 원리, 자연이 하모니를 만들려는 가장 중요한 경향, 연구자들이 실제로 우주의 규칙이라 확인한 것들에 의해 하나로 통합됩니다.

하나의 방 안에서 서로 다른 리듬을 두드리는 두 개의 메트로놈을 예로 들어 봅시다. 결국, 자연스럽게 두 개의 메트로놈은 서로 연결되어 리듬을 치기 시작할 것입니다. 피르 빌라야트 이나야트 칸은 음성이 어떻게 우리가 우주와 조화를 이루도록 할 수 있는지를 적을 때, 동조라고도 알려진 이 현상을 시적으로 정의했습니다. "만약 목소리가 음악적인 형식으로 우주가 가진 진동의 네트워크에 퍼질 수 있도록 누군가가 만들 수 있다면, 그 이유는 우주의 교향곡과 연결 되었기 때문입니다."

나는 예전에 질병이란 신체 안의 부조화 징후, 심장이나 폐 등의 주어진 기관 또는 세포의 불균형이라고 이해했었습니다. 그래서, 공명하는 음색을 지닌 싱잉볼은 내가 우주의 교향곡에 다가갈 수 있도록 해줄 뿐 아니라, 또한 육체적인 차원 및 정신-심리적인 차원에서도 몸을 회복시키며 조화를 이루게 해줍니다.

챤팅을 하는 일이 깊은 이완 상태를 이루기 위해 뇌파를 동기화할 수 있다는 내 개인적이고 임상적인 경험을 뒷받침하는 연구가 있습니다. 나를 포함하여, 수많은 치유사들은 부조화에 의해 통증이 생긴 신체 부위에 정상적인 진동 주파수로 되돌려서 치유를 할 수 있다고 믿습니다. 우리가 소리가 진동이라는 사실을 받아들이며, 그래서 진동이 우리의 신체의 모든 부위에 닿는다는 것을 알고 있다면, 우리는 소리란 귀를 통해서만이 아니라 우리 몸의 모든 세포를 통해서 들을 수 있음을 이해하게 됩니다. 싱잉볼의 소리와 동조된 우리의 목소리는 우리의 몸 전체 곳곳으로 스며듭니다. 맥박이 느려지며 호흡은 정상적인 리듬으로 이루어집니다. 우리는 더 고요하고 더 명상적인 관점에서 우리의 삶을 바라볼 수 있는 의식 상태로 들어가게 됩니다.

내 과학적 호기심 때문에 나는 이러한 작용의 원리와 이유에 대해 더 잘 이해하고 싶었습니다. 그래서 나는 신체의 세포, 조직과 기관에 소리 간섭을 통해 야기되는 에너지와 생리적 변화에 관한 연구들을 철저히 조사했습니다. 최신 연구 결과는 아래와 같습니다.

- 캘리포니아 샌디에이고의 샤프 카브리오 병원의 신경학과 의료 책임자이자, 쵸프라 웰빙 센터의 의료 책임자인 데이비드 시몬 박사에

따르면, 힐링 챤트와 음악은 측정 가능한 생리적 효과가 있다고 합니다. 시몬은 챤트는 화학적으로 대사 작용하여 내부적으로 고통을 완화하고 신체에 치유 물질을 전달하는 내인성 아편제가 될 수 있다고 언급합니다.

• 서던 메소디스트 대학교에 가입된 연구 심리학바인 마크 리더 박사는 때로 이미지와 결합한 음악이 지닌 강력한 긍정적인 영향과 신체에 침입하는 병원균과 싸우고 손상된 조직을 재생하는 임무를 수행하는 면역 체계의 보호 세포에 대한 일련의 대규모 연구를 하였습니다.

• 캘리포니아 인문 과학 기관에서 강의 하며 자신의 신경 음향 연구 센터를 총괄하고 있는 제프리 톰슨 박사는 싱잉볼과 여러 소리 주파수의 물리적 효과에 관한 선도적인 논문을 발표했습니다. 그는 싱잉볼은 천왕성의 고리가 생성하는 소리에 대한 주파수와 음색과 비슷한 소리를 만들어 냄을 이야기했습니다. 이는 나사(NASA)의 과학자들이 최신 장치로 측정한 결과물 입니다. 톰슨은 자신의 연구를 학습 장애 및 광범위한 신체 질병에 대한 강력한 치료 모델로 옮겨놓았습니다.

• 메릴랜드 정신 의학 협회의 음악 치료사이자 연구원인 헬렌 보니는 자신이 유도 심상 및 음악이라 부르는 과정을 소개했습니다. 이 과정은 환자들이 자신의 느낌, 생각과 감정을 분명히 표현하는 깊은 이완의 상태로 들어가도록 돕는 과정입니다.

앞으로 나올 장에서 나의 임상 영역들에서 소리를 적용했을때의 결과들을 뒷받침해주는 여러 테크닉들에 대해 소개를 하고자 합니다.

환자들과 함께 일하면서 나는 공명과 동조의 원리를 활용하는 치유와 건강에 대한 구체적인 접근법을 개발했습니다. 이러한 테크닉은 심신 분야에서 가장 좋은 결과물들을 만들어냈었습니다. 그것들은 아래 내용을 포함합니다.

• **삶의 노래(Life Songs)** – 각각의 사람들은 만트라와 비슷한 단음절의 현과 리드미컬한 소리를 갖는 스스로가 만들어내는 고유한 삶의 노래를 갖고 있으며, 이는 자신의 근원과 공명합니다. 근원 소리 명상(Essence Sound Meditation)을 하는 동안 자신의 삶의 노래를 부르면 부정적인 생각이 조심스럽게 사라지며, 더 생산적이고, 조화로운 사고와 감정을 위한 공간을 창조합니다.

• **근원 소리 명상(Essence Sound Meditation)** – 목소리와 싱잉볼 또는 일상생활 속의 흔한 걱정거리들 너머의 자각 상태를 만들거나 자가 치유를 위해 영혼을 일깨우기 위한 다른 소리의 원천들을 사용하기 위한 명상 과정입니다.

• **에너지 재창조(Energetic Re-creation)** – 우리의 감정적 갈등의 긍정적이고 부정적인 측면과 내적 이중성에 목소리를 부여하여, 궁극적으로 이러한 양극성을 초월하는 데 도움이 되는 소리의 뒤섞임을 창조해 내는 방법을 배우도록 함으로써 근원 소리 명상을 확장해 나가는 과정. 그 결과는 우리의 근원 안에서 살아가는 능력을 발전시키는 더 깊은 다짐의 상태입니다.

자신만의 삶의 노래를 발견해내면 자신의 근원을 탐구할 수 있으며, 자신만의 타고난 치유능력을 발견할 수 있습니다. 정기적으로 근원 소리 명상을 실천하면 가장 진실한 힘인 자아의 힘을 이용할 수 있으며, 활기찬 재창조 과정은 양극성과 갈등의 부조화를 내적 지혜의 조화로 변경시켜, 이 과정을 더욱 발전시킬 것입니다. 이러한 세 가지 연습의 핵심은 자기 자신의 목소리의 톤과 소리입니다. 아마도 가장 간단한 악기인 싱잉볼은 사람들이 자신의 호흡, 소리, 톤과 공명을 활용하도록 가르치기 위해 내가 발견한 것 중 가장 유용한 도구입니다. 하지만, 여러분께서는 여러분이 가장 편안하다고 느끼는 도구나 소리를 내는 방법을 실험해 볼 것을 권장합니다. 이 책 사운드 힐링 파워를 통해, 여러분은 싱잉볼 또는 여러분이 선택한 도구뿐 아니라, 여러분의 영혼을 자극하는 음악과 이 세 가지 근본적인 기법을 결합하여, 치유와 건강을 위한 소리의 활용에 대한 종합적인 접근법을 구성할 수 있을 것입니다.

우리는 모두 우리 안의 천상의 음악의 리듬과 하모닉스를 발견할 수 있으며, 노력을 통해 평화, 열정, 건강 및 우주와의 일체감으로 가득 찬, 특별한 삶을 살 수 있을 것이라 믿으며, 또한 바랍니다.

제 1 부

우주의 교향곡과 그 치유기전

소리의 본질

소리와 치유의 개요

   마가렛이 내 사무실로 걸어 들어 왔을 때, 그녀의 얼굴은 불안함에 의해 창백하고 피곤해 보였습니다. 그녀는 이제 막 30살이 되었을 뿐이었습니다. 그녀는 생일후 일주일째 되던날, 유방암 진단을 받았으며 유방 절제술을 받았습니다. 생체 조직 검사를 통해 팔 아래 림프절 중 두 개가 암 양성 반응을 보였기 때문에, 그녀를 수술한 의사가 그녀를 내게 보내 화학 요법을 어떻게 진행할지 계획을 세우도록 했습니다. 나는 그녀에게 인사하였고 내 소개를 하자 그녀의 눈에 두려움이 나타나는 것을 보았습니다. "전 이런 일을 겪기에는 너무 젊어요," 그녀는 내 맞은 편에 앉으면서 슬픔에 잠긴 표정으로 말했습니다.

   언제나 그렇듯이, 우리는 앞으로 진행할 화학 요법에 대한 논의를 시작하였고, 그 후에 그녀는 어떤 약을 권장할 것인가, 용량은, 치료는 몇 주 동안 계속될 것인지, 내가 달리 생각하고 있는 치료 전략은 어떤 것인지 등의 여러 가지 질문에 대답 했습니다. 하지만 그녀는 자신이 겪어야 할 과정에 대해 어떠한 결론을 내리기에는 그저 너무나 고통스러워 했을 뿐입니다. 마가렛은 자신이 이러한 사실에 낙담하고 화가 난다는 사실을 감추려 하지 않았습니다. 그녀는 화학 요법으로 인해 나타날 수 있는 탈모, 구역질, 구토와 피로감과 같은 모든 부작용에 대해 알고 있었습니다. "전 너무 무섭고 우울해요" 그녀가 내게 말했습니다. 그녀는 암과 싸우기 위해 어떤 노력을 하든 간에, 결국은 그 싸움에서 패배하고 죽고 말 것이라고 확신하고 있었습니다.

그녀가 느끼고 있는 괴로움은 새로운 것도, 오직 유방암에만 관련된 것도 아니라는 것을 나는 느꼈습니다. "이렇게 두려움을 느꼈던 순간이 당신의 인생에 또 있었습니까?" 나는 그녀에게 물었습니다.

그녀는 의아한 듯이 나를 바라보았습니다. 나는 정신과 의사가 아니라 암 연구자였으니까요. 그녀와 약물치료에 관한 이야기를 하기로 되어 있었는데 왜 그녀의 감정 영역을 탐구하고자 했을까요? 하지만 그녀는 분명히 내 질문에 강한 호기심을 느꼈고, 잠시 망설인 후, 자신이 9살이었을 때 아버지가 돌아가시고 난 후, 어머니가 신경 쇠약으로 고통 받던 당시에 이와 유사한 절망적인 공포감을 느꼈던 경험을 떠올렸습니다. 그녀의 어머니는 그때의 신경 쇠약에서 완전히 회복되지 못하였고, 지금, 마가렛이 자신의 이러한 위기 상황에 대해 어머니의 사랑과 지지를 갈망하고 있음에도 불구하고, 그녀는 어머니의 도움을 받기 위해 연락을 취하는 것을 두려워하고 있었습니다. 마가렛은 어린 시절에 어머니가 자주 그러했던 것처럼, 다시 한 번 대답 없는 어머니한테 실망할 것이라 확신하고 있었습니다.

내가 책장으로 가서 10인치 크기의 크리스탈 싱잉볼(티베트 싱잉볼과 유사하지만, 수정이 금속보다 진동이 덜하기 때문에 작업하기 더 쉽다)을 잡자 마가렛은 호기심 어린 표정과 다소 놀란 표정을 지었습니다. 그녀가 원한다면, 나는 그녀와 함께 몇 분 동안 싱잉볼을 연주해 보고 싶다고 말했습니다. 동시에, 나는 그녀를 간단한 명상의 세계로 인도할 것이며, 명상을 하는 동안, 아버지의 죽음과 어머니의 감정적 쇠약 이후에 그녀가 품어 온 상처를 소리로 표현해 보라고 하였습니다.

아마도 마가렛은 그녀의 외과 의사가 나를 강력히 추천했기 때문에 이미 나를 신뢰하고 있었을 것입니다. 또는 아마도 그녀 자신의 절망과 괴로움이 이 이상해 보이는 내 요청에 동의하도록 이끌었을지도 모릅니다. 그녀가 무엇에 의해 마음을 열었는지는 모르겠지만, 그녀는 내 요청을 따랐습니다.

나는 책상 위에 불투명한 흰색의 싱잉볼을 놓고, 가죽으로 감싼 나무 스틱으로 그 테두리를 부드럽게 두드렸습니다. 그렇게 해서 생성된 순수한 진동들이 우리 사이의 공간을 가득 채우고 우리 둘의 몸을 통해 공명했습니다. 내 제안에 따라, 마가렛은 눈을 감았습니다. 그런 후 나는 그녀가 비자 만트라를 영창할 수 있도록 이끌었습니다. 내가 이 방법을 선택한 이유는 그것은 매우 단순한 소리이며, 보편적인 힘을 지녔기 때문입니다.

만트라를 외운 지 약 5분이 지나자, 나는 스틱을 내려놓고 눈을 떴습니다. 마가렛의 전반적인 태도와 모습은 매우 달라져 있었습니다. 그녀는 이제 미소를 짓고 있었으며, 더이상 의자에 무기력하게 앉아 있지 않았습니다. 턱에 있던 긴장감이 사라졌으며, 그녀는 눈에 띄게 차분해졌습니다. 몇 초간 침묵이 흐른 후, 이제 암 치료 방법에 대한 결정을 내릴 준비가 되었는지 그녀에게 물어 보았습니다. 그녀는 좀 더 암과 싸울 준비와 이길 준비가 이제는 되었다는 표정으로 고개를 끄덕이며 몸을 앞으로 기울였습니다.

   그 후 여러 주에 걸친 과정을 통해, 마가렛과 나는 깊고 복잡한 감정적인 레벨을 끄집어내는 명상 훈련과 싱잉볼을 통한 다양한 소리를 이용한 상담을 계속 진행했습니다. 짧은 기간 내에, 항암요법에 대한 마가렛의 기억은 과거에 받은 상처와 도움을 받을 수 없다는 무력감 및 절망적인 현재 상태를 점차 해결해 나가고자 하는 평화로운 받아들임의 마음 상태로 변해갔습니다. 마가렛은 마침내 어머니에게 의지할 수 없다면 자신 안에서 필요한 자원을 발견할 수 있다는 사실을 받아들일 수 있게 된 듯 보였습니다. 이러한 변화를 통해, 그녀는 편안하며 낙관주의적인 마음으로 항암요법의 스트레스를 극복할 수 있었습니다.

   마가렛의 사례는 나의 임상에서 그다지 특별한 일이 아닙니다. 실제로, 내 환자들 중에는 훨씬 더 드라마틱한 변화를 일으킨 경우도 많이 있습니다. 그러나, 나는 기적을 행하는 사람은 아닙니다. 나는 치유와 건강에 대한 접근법의 필수적인 한 부분으로서 소리를 매개체로 사용하기로 선택한, 주류 의학계에서 고도의 훈련을 받은 의학적 암 연구자입니다.

   나의 의과대학 훈련 시절 때 소리에 대해 유일하게 언급하는 시간은 초음파를 이용해 몸의 내장기관 및 신체의 각 부위에서 질병을 찾아내기 위해 음파를 방출하는 기술적인 측정을 위해 사용될 때 뿐이었습니다. 싱잉볼이나 악기, 또는 목소리를 통해서, 치유의 한 방법으로 소리를 사용할 수 있다는 개념은 마치 마술을 치료에 사용하는 것만큼이나 나의 의사로서 받은 훈련과는 거리가 먼 것이었습니다. 하지만 나는 지난 6년 동안 의료 업무에서 소리를, 특히 크리스탈 싱잉볼이 만들어 내는 소리를 사용해 왔습니다. 이는 내 환자들과 내가 우리 스스로를, 그리고 치유 과정을 바라보는 방법을 변화시켰습니다. 나는 의료업무를 하는데 있어 종양학에 대한 보조용도로 소리, 명상과 심상화를 사용하지 않습니다. 이제 나의 치유 작업은 종양학자로서의 내 일만큼이나 중요해 졌습니다. 나는 이런 것들을 대체의학이라고 폄하하며 그저 취미삼아 조금씩 해보라는 의사라기 보다는, 의사이자 치유사로서 자신을 바라보기 시작했습니다.

명상과 유도 심상기법을 싱잉볼과 목소리 음조맞추기(Toning)와 함께 사용할 때의 시너지 효과가 나의 의료 업무에 혁신을 불러 일으켰다고 해도 과언이 아닙니다. 실제로, 나는 신체 부위 중 충분히 활용되지 않으며, 가장 낮게 평가되는 도구인 소리가 기존의 요법들을 사용하는 의사나 멀리 떨어진 문화권의 전통적인 치유사 이건 간에, 모든 치유사의 의료현장에서 사용해야 한다고 생각합니다. 우리 문화권에서는 시각적 자극을 너무 지향하고 있어서, 때로 청각적 자극의 영향을 신뢰하지 못하고 있습니다. 이것이 아마도 소리가 다양한 치유 도구 중에서 가장 외면받아 온 이유 중 하나일 것입니다. 하지만 나는 소리를 활용한 치유가 곧 수많은 의사와 건강 관리 전문가들의 기본적인 업무가 될 것이라 확신합니다.

태어나기 전부터, 우리는 소리에 몰두합니다. 3주 정도가 되면, 인간의 태아는 귀로 진화하게 되는 구조물을 발달시키기 시작합니다. 자궁 안에서 어머니의 심장 박동 소리에 매우 익숙해지게 되어, 분당 72비트의 심박 수를 녹음한 것에 노출된 유아는 차분해지고 진정되는 반면, 분당 120비트의 심장 소리를 녹음한 것에 노출된 유아는 불안해하고 고통스러워 보입니다. 다른 연구에 의하면 임신 중에 공항 근처에 사는 여성은 그렇지 않은 통제 집단과 비교하여 더 작은 아기를 출산하는 것으로 나타났습니다. 또한, 유아는 분만 후 72시간 이내에 어머니의 목소리를 인식하고 반응하는 것으로 보고됩니다.

소리의 우수성은 그 치유 속성에 대한 하나의 단서일 뿐입니다. 나는 소리가 모든 의학적 질병에 있어 치유적인 요소가 될 수 있다고 생각합니다. 소리는 모든 차원의 생리적 기능의 불균형을 바로잡기 때문입니다. 실제적인 나의 경험들에 의해, 유도 심상기법이 몸과 마음의 이완과 치유에 매우 강력한 도구로써 지난 20년에 걸쳐 증명된 것만큼이 소리도 매우 강력한 도구임을 확신합니다. 게다가, 소리는 감정적, 영적인 레벨을 변형시키며 깊게 건드려주기 때문에 육체의 차원에서도 소리가 작동한다고 생각하는 것이 나의 신념입니다.

우리 대부분은 즐거운 기분이든 슬픔이든 간에 깊은 감정의 순간을 경험해 보았을 것이며, 마음에 감흥을 느끼게 되는 클래식 음악을 들어본 적이 있을 것입니다. 우리는 스스로 기쁨이나 슬픔의 눈물을 흘려본 적이 있을 것이며, 일시적일지라도 고통스럽거나 부담스러운 감정이 씻겨 사라지도록 만드는 카타르시스를 경험해본 적이 있을 것입니다. 우리는 가장 순수한 형태의 소리가 가장 깊은 존재의 차원에서 치유를 일으킬 수 있음을 알게 될 때 새삼스럽게 놀라지 않아야 합니다. 소리의 치유 가능성을 주장한 사람이 내가 처음이 아니기 때문입니다. 이는 고대의 치유개념이 최근에 재발견된 것일 뿐입니다. 실제로, 소리를 신성의 경배와 의학적인 치유의 용도로 사용은 최소 기원전 3천 년 전으로 거슬러 올라갈 수 있습니다.

피타고라스 : 소리 의학의 아버지

피타고라스는 기원전 580년에서 500년에 살았으며, 그리스의 철학자이자 수학자이고 소리 의학의 지적, 영적인 아버지입니다. 피타고라스는 치유 테크닉으로서 음악을 사용하는 조직화한 접근법을 취한 최초의 인물로 인정받고 있습니다. 피타고라스가 일하고 있는 대장간의 소리를 듣고, 음악에 대한 분석적인 시각이 생기기 시작했다는 이야기가 있습니다. 그는 망치를 두드리는 어떤 순서가 다른 순서보다 귀에 더 즐겁다는 사실에 주목했으며, 이에 영감을 받은 피타고라스는 음계를 작곡하는 데 시간을 보냈습니다. 그는 또한 어떤 망치 소리는 서로 잘 어울리는 반면, 또 어떤 망치 소리는 조화롭지 못한 소음을 생성할 뿐이라는 데 주목했으며, 이에 영감을 받아 리라(lyre)의 현을 직접 연주하여 실시한 실험에 기반하여 새로운 조화 이론을 발전시켰습니다. 이러한 이야기가 역사적으로 사실인지는 믿기 어려울 수 있지만, 우리는 피타고라스가 몸과 감정의 치유를 위해 음악을 사용한 최초의 인물임은 확실하게 알 수 있습니다. 피타고라스의 이론에 관한 광범위한 논문을 쓴 14세기 철학자인 이암블리코스는 다음과 같이 언급했습니다.

> 피타고라스는 올바른 방법을 사용할 경우, 음악은 건강에 상당히 도움이 된다고 생각했다. 그는 자신의 방법을 음악 의학이라고 불렀다. 어느 봄날, 그는 노래를 부르고 리라를 연주할 수 있는 자신의 제자들

사이에 앉아 있곤 했다. 그의 추종자들은 특정 노래나 찬가를 조화롭게 부르곤 했다. 그들은 매우 기뻐하는 듯 보였고 그들의 목소리는 감미롭고 리드미컬했다. 또 어떤 때는, 그의 제자들을 위하여 음악을 약처럼 사용했다. 어떤 멜로디는 마음의 격정을 치유하도록 만들어졌으며, 또한 어떤 멜로디는 낙담이나 정신적 고통을 치유하기 위해 만들어졌다. 이러한 의료적 기능뿐이 아니라, 분노와 공격성을 다스리거나 모든 정신적 장애를 위한 멜로디도 존재했다.

피타고라스는 또한 소리가 우주와의 관계에서 어떻게 작용하는지 설명했습니다. "각 천체에서 모든 원자는 각각의 경로, 리듬 또는 진동으로 특정한 소리를 생성한다. 이러한 모든 소리와 진동은 각각의 요소가 자신만의 기능과 특성을 가지면서도 전체에 이바지하는 보편적인 조화를 형성한다."

그가 위에 이야기했던 '천체의 음악'은 그가 미처 알지도 못한 채, 소리의학이 가지고 있는 정신적 차원에 대해 이야기 했습니다. 오늘날 우리는 그의 음악이 어떤 소리를 냈었는지 알 수는 없지만, 나는 그의 음악이 바흐나 모차르트처럼 매우 지적이거나 복잡하지는 않았을 거라 유추해 봅니다. 아마도, 단순하고 반복적인 패턴을 가지는 "원시적인" 형태일 것이지만, 이러한 단순한 유형의 음악은 치유의 양식으로서 전 세계 수많은 문화권에서 사용되고 있습니다.

문화권과 고대의 지혜 속의 소리

　나에게 싱잉볼을 소개해 주었던 티베트의 수도승인 오샬을 통해 처음으로 소리와 치유에 관심을 가진 이후로, 나는 초기의 소리와 음악의 사용에 관해 더 많은 것을 배우고 싶었습니다. 나는 위대한 정신적 신념과 신비주의적 믿음 체계 속에서 소리가 보편적인 주제라는 것을 찾아내는 일에 매혹되었습니다. 동서양을 막론하고 많은 종교와 고대지식 속에서, 수많은 구도자들은 말보다는 노래를 하고 있다는 분명한 현실을 생각해 보십시요. 비록 구어라고 할지라도 자신만의 리듬과 진동을 전달하고 있으며, 또한 기도와 영적 수행에 있어 필수적이라고 할 수 있는 다양한 레퍼토리의 성가와 주문등은 우리가 신성한 힘을 어떻게 정의하고 이름 짓는가와 상관 없이 훌륭한 종교들은 언제나 신성한 힘과의 교감을 강화하는 데 있어 소리와 음악을 사용해 왔다는 사실을 말해줍니다.

　여러분은 영적 신화와 수행에 있어 소리와 노래의 활용이 어떻게 신체적 건강과 치유와 관련이 있는지에 대해 궁금해할 수도 있습니다. 나는 영혼의 깨어남이 건강한 신체를 위한 실제적인 결과를 만들어 내는 불가사의한 현상을 깨닫기 시작했습니다. 동버지니아 약학대의 사회학자인 제프리 레빈 교수는 종교적, 영적 수행이 건강에 대해 갖는 이로운 효과를 증명하는 250가지 이상의 연구자료를 찾아냈습니다. 의사인 래리 도씨가 분류한, 정신, 기도자 및 치유에 관한 최신의 근거자료로 인해 정신은 심신 건강과 동일하게 속한다는 것을 증명하고 있습니다. 그래서, 소리의 정신적 활용은 분명히 소리 의학과 관련이 있으며, 샤머니즘의 의식 속에도 소리는 분명히 신체적 치유뿐 아니라 정신적인 자각에도 사용되고 있습니다.

창조 신화

  우리 조상들은 소리를 생명력의 정수로 받아들였으며, 그들의 창조 신화속으로 포함해 버렸습니다. 모든 문화권에서, 지구 구석구석 모든 지역에서, 조상들은 인류가 어떻게 존재하게 되었는지 설명하기 위해 소리와 노래, 그리고 말의 이야기를 했습니다. 성경의 이야기에 따르면, "하나님이 이르시되 우리의 형상을 따라 우리의 모양대로 우리가 사람을 만들고 ..."(창세기 1장 26절)라고 표현을 합니다. 그런 단순한 말이 가진 힘을 통해 신성한 의지가 표현되었으며, 창조자에 의해 우주가 변화되었습니다.

  힌두교 전통에 따르면, 창조는 구어로 시작됩니다. 베다의 본문에서는 모든 존재의 창조자인 프라자 파티가 우주의 알에서 깨어나 하늘, 천국과 지구를 창조하는 말 "Bhuh, Bhuvah, Svar"라고 말했다고 묘사합니다. 창조자는 말을 하고, 소리가 창조의 시작입니다.

  마야인의 창조신화인 포폴 부(Popul Vuh)는 언어의 힘을 통해 인간이 지구에 도착했다고 설명합니다. "그들은 여성의 몸에서 태어나지 않았으며, 신의 자식도 아니었으며, 선조의 자식도 아니었다. 오직 기억을 통해서, 주문을 이용해서, 그들은 창조되었고 창조자에 의해 만들어졌다."

  북미의 수많은 원주민 부족은 창조의 원천으로서 소리와 노래에 대한 이러한 생각을 공유하고 있습니다. 캐나다 서부의 애서배스카 족은 그들의 신인 아신트마가 지구의 거대한 장막안으로 노래를 엮어 넣었으며, 그렇게 해서 세상을 창조했다고 믿고 있습니다. 호피족에 따르면, 거미 여인이 창조의 노래를 불러서 인류를 포함해 지구 상의 모든 형태의 생명을 창조했으며, 그 안에 숨결을 불어 넣었습니다. 나바호족의 신화에서, "그들에게 최초의 남성과 최초의 여성에게 생명을 주는 것은 바람이다. 우리의 손가락 끝에서, 바람의 흔적을 본다. 이는 우리의 선조가 창조되었을 때 바람이 어디에서 불어왔는지를 우리에게 보여 준다."라고 표현을 합니다. 그리고 숨결의 형태가 아니라면, 바람이 무엇이란 말인가, 소리의 전달자일 뿐일까? 아메리카 원주민들에게 있어, 음악은 생명의 숨결이며 그들의 영적인 삶의 고유한 부분이며, 자연에 내재하는 신화적 힘과 직접 연결해 줍니다.

노래의 개념은 호주 원주민들인 에보리진에게는 음악적 내용을 훨씬 넘어섭니다. 그들의 창조 이야기는 거의 15만년 전으로 거슬러 올라갑니다. 노래는 에버리지니 사람들의 창조 신화의 바로 그 중심에 놓여 있습니다. 부루스 채트윈은 자신이 쓴 매우 훌륭한 책인 노랫길(The Songlines)에서, 아보리지니 사람들은 노래는 형이상학적 풍경뿐 아니라 지리적 풍경을 통해 먼 거리를 떠날 때 안내자가 되는, 지도이자 방향 탐지기라고 생각합니다.

> 각 토템 신앙의 조상은, 나라 전체를 여행하면서, 자신이 지나는 발자취를 따라 말과 음표의 자국을 흩뿌려 놓는다고들 한다. 이러한 꿈길은 가장 멀리 떨어진 부족들 간에 의사소통의 수단으로서 땅 위에

놓여 진다. 그들은 자신이 걷는 길에 있는 모든 것
(새, 동물, 식물, 바위, 물웅덩이)의 이름을 노래하며
꿈의 시대에 대륙 전체를 방랑하며 세상을 존재하게
하는 노래를 불렀다.

힌두교 전통: 진동의 바다

모든 위대한 신앙의 현자들은 그러한 힘이 내부에 있던(우리 자신의 정수), 외부에 있던(신성한 존재)간에 무한한 창조의 힘과 함께 교감하기위해 소리와 노래를 사용하였습니다. 힌두교의 전통은 기원전 3천년 전에 산스크리트어로 적힌 1,000편이 넘는 성가 집합체인 리그 베다에서 그 기원을 찾습니다. 이러한 전통의 핵심적인 계율은 노래는 신성한 처방전이며, 더 깊은 영적 각성을 이루기 위해 정신과 감각을 평온하게 하는 수단이라는 입장을 고수합니다. 옛날부터, 베다의 철학자들과 힌두교 성자들은 우주의 신성한 정수와의 교감에 좋은 의식 상태에 도달하기 위해서 노래와 단순한, 1음절의 소리(우리가 만트라고 알고 있는 것)를 사용하였습니다. 베다의 현자들은 만트라의 힘은 매우 대단하여 그 주기적이고 긴 기도는 궁극적인 진실에 대한 심오한 지식과 이해로 이어질 수 있다고 믿었습니다.

베다 만트라의 대다수는 오늘날에도 여전히 수백만 명의 힌두교도들뿐 아니라, 힌두교도가 아니라도 수많은 요가 수행자들에 의해 적용되고 있습니다. 사실, 만트라 요가라고 알려진 요가 철학 및 수행의 전체 학파에서는 소리는 의식의 여러 차원에 존재한다는 생각에

기반을 둡니다. 만트라 요가를 고수하는 사람들은 청각을 통한 경험은, 우리가 일상에서 들을 수 있는 소리에서부터, 우리가 깊은 명상의 상태로 들어갈 때만 들을 수 있는 청각에 이르기까지, 의식의 전체 스펙트럼에 놓여 있다고 믿고 있습니다.

고대 인도의 성자들은 현대 사회가 지금까지 증명해 온 것, 전체 우주는 진동의 바다. 즉, 모든 표현의 근원임을 이해하고 있었습니다. 우리가 인식하고 있는 세상뿐 아니라, 우리의 정상적인 의식 상태를 넘어서서 존재하는 신과 절대자의 영역은 음파 진동의 파도로 가득 차 있으며, 이를 통해 구별됩니다. 만트라 요가의 수행자들은 우주의 미스터리를 헤아리기 위해 이러한 음파 진동을 이용하며, 그래서 분리되지 않은 자아로 하나가 되는 의식의 차원에 도달합니다.

가장 기본적이고 가장 쉽게 기억할 수 있는 만트라는 비자, 또는 근원 만트라입니다. 이들은 우리가 더 높은 의식 또는 정수로 이동할 수 있는 근원적인 소리이기 때문입니다. 근원 만트라 중 가장 신성한 옴(OM) 소리는 종교에 상관 없이 명상을 하는 많은 사람들이 오늘날에도 여전히 사용하고 있습니다. 나는 때로 내 환자들에게 모든 생명의 맥박을 담고 있는 것으로 알려진 옴을 노래하면서 명상을 시작해 볼 것을 제안합니다. 그래서, 우리가 만트라를 말할 때, 우리는 우리의 우주가 구성되는 무한한 진동의 흐름과 연결됩니다.

"말과 소리의 본질은 옴 입니다," 가장 존경 받는 베다 서적 중 하나인 우파니샤드는 우리에게 말합니다. 옴은 불교 경전의 다른 곳에서 가장 강력한 것. 그 힘만으로 깨우침을 줄 수 있다고 설명되고 있습니다.

소리의 의식(Ritual)

　우리가 옴을 영창하던지 단순한 기쁨, 분노 또는 슬픔의 노래를 부르던 간에, 우리는 우리와 가장 먼 조상을 연결해 주는 연결 고리, 인류의 세대를 통해 버려진 연결 고리를 찬양하게 됩니다. 명성 있는 바이올리니스트이자 지휘자인 예후디 메뉴인에 따르면, 노래하는 일은 언어보다 선행하는 의사소통의 형태입니다. 그는 인간의 뼈 구조에서 그 증거를 찾을 수 있다고 말합니다. "우리의 발성 메커니즘은 복잡합니다. 노래하기 위해서는, 폐와 성대만 있으면 충분합니다. 우리가 말을 할 때, 입과 혀가 작용을 합니다. 초기 인류의 골격 유해는 말을 생성하기 위한 음성의 사용은 약 8,000년 전으로 거슬러 올라간다는 흔적을 드러내며, 또한 노래하는 일은 아마도 그보다 500년 전에 시작되었을 것이라는 증거를 제시합니다.

　우리는 어린아이가 말을 하는 법을 배우기 훨씬 전에 우리가 노래로 자신을 표현하는 것을 인식한다는 것을 알 수 있습니다. 부모의 모국어가 무엇인지와 관계없이, 전 세계 어린아이들은 말을 하기 위한 길을 찾는 과정에서 비슷한 소리, "음, 멤, 멈, 무, 메"를 내게 됩니다. 이처럼 노래의 기본적인 요소는 물리적 경계와 문화적 경계에 걸쳐있습니다. 이는 노래가 언어에 선행한다는 예후디 메뉴인의 주장에서 증명되고 있습니다. 그 몇 가지 예시를 아래에서 이야기할 것입니다.

- 동부 그린란드의 에스키모인들은 북과 노래로 분쟁을 해결하며,

적들에 대한 강렬한 분노를 배출하는 데도 사용합니다.

• 뉴기니의 부족 여성들은 사랑하는 사람의 죽음을 애도하기 위해 슬픔의 노래를 부릅니다.

• 고대 그리스, 로마와 이집트에서, 사원의 사제들은 고통받는 사람들을 치유할 때 노래를 불렀습니다.

• 알류산 열도에는 어린 소녀가 노래를 불러 죽은 사람을 되살렸다는 이야기가 전해집니다.

• 아파치 족은 노래를 불러 여성이 어린 소녀에서 어머니가 되는 삶의 길을 축하합니다.

• 핀란드 여성들은 분만할 때 고통을 완화하기 위해서 영혼고통의 노래를 부릅니다.

• 뉴멕시코의 푸에블로 족은 출생 의식의 일부로서, 여성은 아이를 출산하면 노래로 아이에게 인사합니다.

• 동부 아프리카에서, 노래는 아이의 세례명을 짓는 의식에서 가장 중요한 역할을 합니다.

• 삶에 일어나는 여러 일을 기리기 위해 여러 문화권에 걸쳐 노래를

사용한 이야기들을 보았을 때, 나는 암과 다른 질병의 치료를 위해 매일 내게 오는 사람들에 대해 생각했습니다. 내 환자들 중 대다수의 사람들이 공통적으로 가지고 있는 것은 자신의 질병에 관한 자세한 내용이 아니라, 각자의 삶의 노래를 들을 수 없다는 무능력함입니다. 이는 마치 어린 시절부터 그들이 받아 온 부정적인 메시지와 경험했던 트라우마가 자기 영혼의 진정하고 홀가분한 목소리를 들을 수 없게 된 것과 마찬가지입니다. 이상하게 들릴 수 있지만, 우리 중 대다수는 무의식적으로 가장 내면적인 근원의 요청을 무시하는 경향이 있습니다. 우리는 감정적으로 자신의 질병을 인정하기를 거부하며, 치유를 받아들이는 것이 어렵다고 생각합니다.

로니는 38세의 사업가로, 바레트 식도라고 알려진, 암 발병 전의 상태로 나에게 왔습니다. 이 병의 가장 빈번한 병증은 소화 불량입니다. 로니는 두 아이 또는, 자신이 무능력한 바보들이라 부르는 직원들 때문에 짜증이 나면, 자신의 질병이 확 나빠진다는 걸 알아차렸습니다.

"저는 제조 회사를 경영하고 있습니다. 업무를 완료하지 못해서 고객을 잃게 되면, 저는 폐업하게 될 겁니다," 그는 마치 내가 싸워야 할 무능력한 바보라도 되는 듯 나를 노려보면서 말했습니다. "내가 사업을 못하게 되면, 청구서 대금을 지불할 수 없게 됩니다. 내 아내와 아이들은 고급 취향을 갖고 있어요. 분명히 그들은 날 떠날 거예요."

자신이 곧 파산할 것이고, 그러면 가족이 떠날 거라고 걱정하는 만성적인 스트레스가 로니의 질병의 원인이 된다고 나는 확신했습니다. 나는 그가 갈등의 중심에 있는 믿음을 시험해 보길 원했고, 방금 나에게 말한 것과 관계된 감정을 떠올려보는 것이 어떠냐고 권했습니다.

그는 머리를 저었습니다. "아니오, 괜찮습니다, 의사 선생님. 나는 바레트 식도가 더 나빠지고 있지 않은지 내시경을 하러 왔습니다. 변하지 않을 상황에 관해 이야기하면서 선생님이나 내 시간을 소비할 때가 아닙니다."

그 날 로니가 내 사무실을 떠난 이후로 나는 그를 걱정했습니다. 우리가 현재의 상황을 받아들이고, 진정하고 홀가분한 자아를 발견하기 위해 그 경계를 넘어 대담하게 나아가지 못한다면, 몸의 회복이 이루어지지 않는다고 확신했기 때문입니다. 결국 나는 다음 장에서 설명할 방법을 사용하여, 로니가 그러한 변화를 이루는 데 도움을 줄 수 있었습니다.

어린아이였을 때, 우리는 생존을 위한 프로그램이 짜여 있습니다. 우리는 세상에서 편안하게 있기 위해 무엇이 필요한지 학습합니다. 대부분의 사람들은 경험하고, 확장하고, 성장하기 위해서 이 삶에 왔다는 것을 잊고 있습니다. 로니가 그러했듯이 우리의 삶이 한정되고 제한적이 되면, 우리는 무의식적으로 우리에게 익숙한 안도감의 패턴에 지장을 주게 되고, 스스로 역경이라고 생각하는 사건 또는 상태를 만들게 됩니다. 우리는 스스로를 속여서 우리의 본질을 발견하게 하는 방법으로서 자신도 모르게 그러한 위기의 순간을 시작합니다. 그러한 사건들은 우리가 스스로에게 질문하도록 강요합니다. 이게 내 인생의 전부인가? 스트레스를 주는 업무, 가족과의 불화, 중독적인 행동, 재정적인 문제에서 더 나아질 수 없을까?

음악, 노래와 춤과 관련된 신성한 의식은 아프거나 불행하다고 느끼는 마음을 초월하도록 유도하는 데 유용합니다. 내 의료 업무에서, 나는 사람들의 정신적 방어기재를 우회하고 그들이 자신의 질병과 회복 과정에 감정적, 영적으로 돕도록 하는 치유에 있어 소리와 음악을 이용한 접근법을 개발하기 위해서, 과거와 현재, 서양과 동양에 존재하는 의식들에서 많은 것을 얻었습니다. 내 업무에 영향력을 미친 가장 강력한 전통 중 하나는 바로 샤머니즘 전통입니다.

샤머니즘, 소리, 그리고 전통적인 치유법

수많은 미국인은 샤머니즘에 대해 알고 있는 것이 거의 없어서 샤먼들을 돌팔이 의사와 혼동합니다. 그러나, 자연계와 영적 세계 간의 중재자로서 인식되는 주술사는 치유를 위해 소리를 이용한 의식을 하던 사람들이었습니다. 샤머니즘 신앙 체계는 2만년에서 5만년전 사이에 시작되었으며, 시베리아에서 아프리카, 그리고 남아메리카에 이르기까지, 전 세계에서 행해져 왔습니다. 주술사는 환자를 다시 건강하게 되돌릴 수 있는 정신적 여행으로 자신과 환자들을 인도하는 의식 세계로 들어가기 위해서 북과 딸랑이를 꾸준히, 반복적으로 연주합니다. 내 환자들은 소리 명상과 싱잉볼을 사용합니다. 나와 같은 의학 종양학자들에게는 어쨌든 샤머니즘과 관련되는 것은 이단인 듯 보일 수 있지만, 나는 치유의 여정에 환자들을 승선시키는 것과 유사한 과정에 관여하고 있다는 느낌을 받습니다.

샤머니즘에 관한 한, 세계적인 샤머니즘 전문가인 마이클 하너는 에콰도르의 안데스에서 히바로 인디언의 주술사 장로를 통해 배울 수 있었습니다. 그의 독창적인 저서인 〈주술사의 길〉에서, 하너는 다음과 같이 설명하고 있습니다. "단조롭게 계속되는 북소리는 마치 메아리처럼 작용하여, 먼저 주술사의 의식이 주술적 상태에 들어가도록 하며, 그 후 주술사가 자신의 여정을 계속할 수 있도록 한다." 시베리아에서, 투바족의 주술사는 때때로 내세로의 가수면 상태로 자신을 데려갈 북소리를 묘사하기 위해서, 말이나 카누의 이미지를 사용합니다. 투바족의 시에서 이러한 구절을 예로 들 수 있습니다.

- 오, 앞쪽 코너에 있는 채색된 북이여!
- 나의 말이여 – 수컷과 암컷의 사슴이여.
- 내 소망을 이루어다오.
- 떠도는 구름처럼, 나를 보내다오.
- 황혼의 땅을 지나
- 납빛의 하늘 아래로,
- 바람결처럼 날려
- 산 정상 너머로 이끌어 주시오.

주술사가 황혼의 땅을 지나도록 하는 북소리는 단순히 시적 은유만은 아닙니다. 이는 또한 생리적인 변화 효과가 있습니다. 1960년대 초반에, 연구자인 엔드류 네어는 중추 신경계에 주술적인 북소리의 효과를 연구하였고, 규칙적인 리듬은 뇌의 수많은 감각 영역 및 운동 영역에서의 활동을 변화시킨다는 사실을 알아냈습니다. 네어는 일정한 북소리 안에 있는 수많은 주파수가 뇌의 수많은 신경 경로를 자극할 수 있기 때문에 이러한 일이 일어난다고 이론화하였습니다. 또한, 귀의 저주파 수용기는 섬세한 고주파 수용기보다 손상에 대해 더 큰 내성을 가지고 있으며 고통을 느끼기까지 더 큰 소리의 진폭을 수용할 수 있기 때문에 보통 북이 만들어 내는 저주파 자극의 많은 부분을 수용할 수 있습니다.

아메리카 북서부 살리시 부족의 주술적 춤에 대해 울프강 질렉이 실시한 연구가 네어의 가설을 증명합니다. 질렉은 가장 일반적으로 관여하는 주파수 범위인 세타파 범위는 가수면 상태의 생성에 가장 효과적인 것으로 예상한 범위라는 사실을 알게 되었습니다.

일상적인 의식 상태에서 주술적인 의식 상태로의 흐름은 주술사가 부르는 힘의 노래로 더욱 촉진됩니다. 대부분 간단한 멜로디와 반복적인 비트로 구성되는 이 노래는 사람들이 가수면 상태로 이동할 때, 깊은 요가 호흡이 심장 박동과 맥박을 느리게 할 수 있는 것과 매우 유사한 방법으로 중추 신경계에 영향을 줄 수 있습니다.

부족의 각 구성원이 필수적인 역할을 하는 세상에서, 질병은 전체 집단의 안전과 안녕에 심각한 위험을 초래합니다. 주술사와 환자 모두가 치유를 촉진하는 데 있어 중요한 몫을 담당합니다. 주술적 의식의 핵심적인 요소 중 하나는 치유를 이루기 위해 필수적인, 상호 간의 믿음입니다. 환자는 주술사의 능력을 신뢰해야 했으며, 주술사는 기꺼이 회복에 완전히 참여할 수 있을 때만 환자와 함께 일할 수 있었습니다. 주술사가 쿵쿵거리는 북소리와 함께 의식이 바뀌면, 환자 또한 고통, 공포와 불안의 인식을 떠나 꾸준히 진행되는 고요하고 낙천적인 감각의 상태로 들어갔습니다. 이러한 측면에서, 현대의 의사들, 특히 삶과 죽음의 위기에 직면하고 있는 환자와 함께 일하는 종양 전문의와 심장병 전문의들은 전통적인 주술에서 많은 것을 배울 수 있을 것입니다.

아직까지 오늘날의 서양 의사들은, 정신과 육체, 그리고 영혼과 반응하는 홀리스틱한 회복 과정을 이루기 위해, 소리 그 자체, 또는 명상과 소리를 함께 사용하는 개념이나, 치유 과정의 동반자적인 고대의 모델에도 거의 관심을 두지 않습니다. 주술사들은 음악과 노래, 춤이 필연적으로 연결되어 있으며, 이들 각각 정신과 육체의 유연성을 필요로 한다는 사실을 이해하고 있었습니다. 나는 음악을 만드는 데 있어서도 신경계, 내분비계와 면역 체계 간의 하모니나 건강한 몸의 면역체계처럼 상호 작용과 균형성이 필요함을 알게 되었습니다. 독일의 교육자이자 철학가인 루돌프 스타이너는 질병을 조율하지 않은 피아노에 비유했습니다. 그러나 자신이 치유사이자 치유 받는 사람이 될 수 있도록 하는 조율 장치를 만들어 내기 위해 싱잉볼, 목소리, 피리, 북 등 어떠한 소리를 사용하여 그 힘을 얻을지 상상해 봅시다. 주술사들은 수 세기 동안 이러한 힘에 대해 알고 있었습니다. 우리는 이제 막 그 교훈을 배우고 있을 뿐입니다.

카발라: 신비주의와 소리

아마도 유대교의 신비주의 전통인 카발라에 대해 들어본 적이 있을 겁니다. 이는 마돈나와 바브라 스트라이샌드와 같은 할리우드 유명 인사를 포함하여, 최근에 수많은 영적 세계 탐구자들의 상상력을 사로잡고 있습니다. 최근의 이런 유행은 제쳐 두고, 카발라는 실제로 서기 1세기로 거슬러 올라가는 유대인의 신비주의 문헌의 풍부하고 복잡한 집합체이며, 이는 소리의 영적 중요성에 대한 이야기로 가득 차 있습니다. 카발라 주의자들에 따르면, 소리를 적절히 이해하고 사용할 때, 소리는 우리가 가장 높은 차원의 더없는 행복으로 차오를 수 있도록 합니다.

유대교의 신비주의자들은 모든 소리는 특정한 방법으로 우리의 신체에 영향을 준다고 오랫동안 믿어 왔습니다. 베다의 현자와 주술사들과 마찬가지로, 이들은 의식의 변화된 상태로 가는 관문으로서 고요한 사색의 상태를 이루기 위해서 명상과 시각화에 있어 특정한 찬송가와 노래를 포함하였습니다. 수많은 찬송가들은 우주는 천국의 노래로 울려 퍼진다는 더 위대한 카발라의 믿음을 반영합니다. 다음의 카발라 찬송가는 이러한 철학을 아름답게 표현합니다:

- 신성한 자의 입을 통해 흘러나오는 말에서
- 산더미 같은 불과 수많은 화염에서
- 하루하루가 축적되고 감추어지며 쏟아져 나온다

- 카발라에서, 내가 여기서 설명한 다른 정신적 전통과 마찬가지로, 소리와 음악은 우주의 기원과 본질적으로 관련이 있습니다. 약 1175년전으로 거슬러 올라가는 카발라의 문헌 중 하나인 광명의 서는 창조의 활동에서 필수적인 역할을 하는 것으로서 소리를 자주 언급하고 있습니다. 영성에 깊은 관심을 보이는 〈영광의 길: 유대교의 신비주의와 현대 심리학〉의 저자인 에드워드 호프만은 아래와 같이 광명의 서를 설명하고 있습니다.

> 이 흥미로운 연구의 알려지지 않은 저자는 우주의 신비는 7가지 음성을 통해 구도자들에게 알려진다고 주장한다. 이러한 각각의 울림은 우주의 광활하고 숨겨진 균형의 매우 압도적인 감각을 전달하는 것으로 설명된다. 은유적인 용어로, 광명의 서에서는 다음과 같이 설명하고 있다. "왕은 흰색 예복을 입은 채 자신의 하인 앞에 서 있다. 그가 멀리 있을지라도,

하인들은 여전히 그의 목소리를 들을 수 있다. 그가 말할 때 하인들이 그의 목을 볼 수 없을 경우라도 여전히 사실이다." 자연의 가장 내밀한 비밀을 찾기 힘든 경우라도, 광명의 서는, 우리가 이러한 일상적으로는 들을 수 없는 소리의 의미를 이해할 경우, 우리는 겹겹이 싸인 신비로움을 뚫고 들어갈 수 있음을 암시하고 있다.

보통은 이 소리를 들을 수는 없지만, 우리가 싱잉볼을 연주할때는, 배음(overtone)을 노래하고 멜로디를 연습하거나 소리나 음악을 사용해 자유롭지 않고 고달픈 자아의 상태를 넘어 무한한 사랑, 동정심과 유대감의 영역으로 이동할 때 들을 수 있게 됩니다. 광명의 서의 가르침에 따르면, 신비의 베일을 뚫고 들어갈 때 우리의 본질을 발견할 수 있으며, 이는 우리를 우주의 본질과 연결해 준다고 합니다. 내 환자들의 영적 탐색뿐 아니라, 나 자신의 영적 탐색을 통해서, 나는 암 진단 또는 생명을 위협하는 다른 위기에 직면할 때, 우리는 우리 자신보다 더 위대한 힘 또는 신의 메시지를 받기 위해서, 멀리 떨어진 왕의 목소리를 듣고자 한다는 사실을 알게 되었습니다.

하지만 카발리스트들은 단순히 신비주의 철학을 옹호하지 않았습니다. 그들은 또한 더 높은 땅에 도달하기 위해 소리를 사용하는 상세한 방법을 제시하였습니다. 13세기 스페인을 순회하던 유대인인 아브라함 아불라피아는 카발리스트 중 가장 영향력 있는 사람 중 하나였습니다. 아불라피아는 명상에 관해 26권의 책을 집필하였고, 구도자들을 초자연적인 상태로 이동시키기 위한 구체적인 소리 기반

기법을 만들어 내었습니다. 그는 또한 구체적인 음과 음조를 노래하기 위한 정확한 지침을 만들어 내었으며, 자신의 학생들이 영적 에너지를 강화하기 위해 하타 요가와 같은 자세와 결합하여 이러한 소리를 실천하도록 장려하였습니다.

13세기의 영광의 서에는 소리에 대한 수많은 암시와 우주에서 소리가 얼마나 중요한지에 대한 수많은 사례가 담겨 있습니다. 영광의 서에 대해 호프만은 이렇게 이야기합니다.

> 우주는 창조의 모든 측면에 대한 노래로 불타는 듯 환하다. 더 고결한 천상의 창조물들이 노래 할 뿐 아니라, 별, 행성, 나무 그리고 동물들이 모두 최고의 존재 앞에서 자신의 멜로디를 노래한다. 우리 중에 영광의 서가 강조하고 있는 이 광대한 하모니의 가장 기본적인 반향을 알아차릴 수 있을 정도로 매우 재능이 있는 사람은 매우 드물다. 그러나 내적인 몰두, 명상, 그리고 선한 행동의 함으로서, 우리는 우리의 삶 속에서 잠깐동안의 선율을 포착할 만큼 충분히 운이 좋을 수도 있다.

영광의 서에는 또한 우리에게 다비드 왕과 솔로몬 왕은 모두 우주의 노래를 들을 수 있었으며, 구약 성경의 찬송가 모음 및 솔로몬의 노래에 수집된 아름다운 찬송가와 시를 쓰도록 영감을 받았다는 이야기를 들려줍니다.

나는 특히 15세기에 아이작 아라마가 집필한 아이작의 결속과 같은 작품 등, 카발라 안에서 나의 믿음과 내가 익히는 수행법들과 동조하는 많은 것을 발견하고 있습니다. 이러한 카발라의 논문들은 우리가 인간으로서 우주의 조화에 어떻게 연결되고 어떠한 영향을 주는지에 대한 의문에 대해 탐구합니다. 아라마가 알아낸 것처럼, 우리가 자신의 내적 본질과 감정적, 물리적으로 조화를 이룰 때, 우리는 우주의 진동과 조화할 수 있게 됩니다. 나 역시도 우리 인간은 소리를 사용하여 가장 내밀한 자아에 다가갈 때, 우주와 공명 한다고 생각합니다.

수피교: "영혼의 양식"으로서 소리

최근 몇 년 동안 영성에 대한 내 관심이 깊어지면서, 나는 수피교도들이 사용해온, 신체적 및 정신적 안녕을 위한 소리의 풍부하고 복잡한 적용에 깜짝 놀랐습니다. 나는 그들의 문헌을 닥치는 대로 읽어 보았으며, 미국에 있는 수피 센터를 개인적으로 방문하여, 이 고대의, 초자연적인 이슬람 종파에 대해 더 많은 것을 알아보았습니다. 이 종파는 그 종교적 관용으로 유명하며, 소리와 음악의 힘에 대한 깊은 관심을 유지하고 있습니다. 내 의학계 동료들이 수피 철학과 수행에 대한 나의 열정적인 관심을 알게 된다면 아마 의심쩍게 눈썹을 찌푸릴 수 있겠지만, 나는 내가 종양학에서 성취하고자 노력하는 것과 영적 전통으로부터 내가 배워온 것, 나의 환자들에게 전달해 주는 것 사이에 어떠한 모순도 발견할 수 없습니다.

  웰빙, 질병 및 치유에 관한 나의 생각은 질병은 신체적인 부조화이거나 정신적인 부조화이며, 한 가지는 다른 한 가지에 영향을 미친다는 수피교의 관점과 밀접합니다. 동양과 서양은 여기서 공통

영역을 가집니다. 투쟁 도주(ight-or-flight) 스트레스 반응을 발견한 유명한 하버드의 생리학자인 월터 B. 캐넌은 세기의 전환점에 정신과 신체는 상호 연결되어 있으며, 하나의 시스템에서의 부조화는 다른 하나에 반영된다는 것을 증명해 보였습니다. 의학박사인 스티븐 로크가 자신의 책 내면의 치유사에서 요약해 보여주듯이, 캐넌은 "살면서 일반적으로 경험하는 가난, 피로, 힘든 일, 그날 그날의 걱정거리들은 모두 몸에 물리적인 영향을 준다고 생각했습니다. 실제로, 캐넌은 인간의 질병 전체를 이러한 관점에서 연구할 수 있다는 것을 알게 되었습니다.

카발라 주의자들과 마찬가지로, 수피교도들은 소리와 음악이 신체와 정신에 어떻게 영향을 미치는가를 연구하는 데 깊이 몰두했습니다. 그들의 초기 명상 기법중 하나는 단조의 노래를 부르는 기간이었으며, 그 이후에 그들은 자신의 신체 반응을 살펴보아 신체에 어떠한 영향이 있었는지를 확인하였습니다. 그래서, 수피교도들은 소리와 음악에 특별한 관심을 두고, 정신과 신체의 연결에 있어 물리적인 기반을 연구한 최초의 사람들이었습니다.

광대하고 진동하는 매체로서 우주를 인지한 수피교도들에게 있어, 소리는 다름 아닌 바로 영혼의 양식(Ghiza-I-ruh)입니다. 서양에서 수피교단을 창시하였으며, 위대한 음악가이자 저명한 작품인 〈삶의 음악〉의 저자인 하즈랏 이나야트 칸의 말 중에, "우리의 물리적 신체의 존재뿐 아니라, 우리의 사고와 감정의 존재는 진동의 법칙에 의존한다."라는 말이 있습니다. 그의 말에 따르면 전체 우주가 추상적인 소리로 가득 차 있으며, 물질적인 귀나 눈으로는 듣거나 볼 수 없을 정도로 미세한 진동이라고 합니다.

그는 마호메트, 모세, 그리고 예수가 신과의 가장 강렬한 대화의 경지에서 들은 것은 이러한 절대적인 소리라고 결론 내립니다. 우리 역시도 크리스탈 싱잉볼을 연주하거나 만트라, 간단한 기도문 및 명상을 노래하여 추상의 소리(saut-e sarmad)에 다가가기를 희망할 수 있습니다. 이렇게 들을 수 있는 소리는, 마음에 두고 환기하면, 절대적인 소리를 향해, 비물리적이며 무한한 우리 자아의 경험을 향해 우리를 인도합니다. 이것이 신체적 또는 정신적인 치유에 있어 어떤 도움을 줄 수 있을까요? 그 과정은 우리의 신체적 고통과 감정적 고뇌에 대한 경험을 넘어서도록 하였으며, 내가 이해한 영성의 적절한 정의로서, 우리 자신보다 더 위대한 실체와 대면하도록 합니다.

이나야트 칸은 이러한 생각을 다음과 같이 유창하게 설명하였습니다:

> 추상의 소리를 들을 수 있고 그에 따른 명상을 할 수 있는 자들은 모든 걱정, 불안, 슬픔, 공포와 질병으로부터 해소될 수 있다. 그리고 그 영혼은 감각 및 물리적 신체의 억류 상태에서 자유로워질 수 있다. 요가 수행자와 금욕주의자들은 뿔 또는 고둥을 불며, 이는 그들 안에서 이러한 내적인 음색을 각성시킨다. 데르비시(극도의 금욕 생활을 서약하는 이슬람교 집단의 일원 - 역주)는 같은 목적을 위해 피리나 더블 플루트를 연주한다. 교회와 사원의 종과 징은 동일한 신성한 소리를 신자들에게 제공하며, 그들이 내적인 삶으로 인도됨을 의미한다.

나는 내 환자들이 소리와 명상을 통해 평온함과 영적인 안락함을 얻기 위해 소리와 명상을 사용할 때, 자신의 몸을 건강하게 할 수 있으며, 이를 통해 그들이 받는 의학적 치료가 무엇이든 간에 부작용을 줄일 수 있으며, 내가 환자들에게 제공하는 약물 또는 치료법과 마찬가지로 질병의 회복에 필수적인, 감정적인 면과 면역력에 대한 치유 과정을 진전시킬 수 있다고 확신합니다.

조화로운 찬팅:
전 세계의 신성한 음악

나는 최근에 히키스가 전 세계적인 신성한 음악이라고 묘사한, 발성의 화성학이라고 알려진 고유한 창법을 서양식으로 해석해 공연한, 하모닉 합창단(The Harmonic Choir)과 데이비스 히키스의 연주회에 참석하는 기쁨을 누렸습니다. 나는 그 기법에 대한 설명을 읽어 보았습니다. 이는 규메와 규토 수도원에서 특별히 훈련을 받은 수도사들에 의해, 티베트에서 5천 년 이상의 기간에 걸쳐 발전하였습니다. 하지만 나는 히키스가 주최하는 워크숍에 참석한 후에야 그 힘에 대해 이해할 수 있었습니다. 그것은 또 한 번의 변화 체험이었습니다. 마치 내가 처음으로 싱잉볼을 만나게 되었을 때와 비슷한 "아하!"를 외치게 된 순간 중 하나였습니다. 그것은 여러 악기들로 구성된 오케스트라가 만들어내는 소리가 아니라, 마치 동시에 일어나기 불가능한 듯 보이는 단 한 사람의 목소리에서 두 가지 이상의 음계가 흘러나오는 비현실적인 소리를 들으며 나는 경이로움에 사로잡혔습니다. 연주회 후에, 나는 히키스의 테이프 중 하나를 구입해 새벽 두 시까지 잠들지 못하고 그의 연주를 반복적으로 들었습니다. 그 경험은 나로 하여금 그러한 조화로운 배음의 주인공에 대해 더 깊이 탐구하도록 하였습니다. 이 노래는 오늘날에도 여전히 인도에 추방되어 살고 있는 티베트의 승려들뿐 아니라, 남부 시베리아의 투바에서 목싱어(throat-singers)라 불리는 사람들이 부르고 있습니다.

　화성학이라는 것은 정확하게 무엇입니까? 이 현상을 이해하기 시작하려면, C 장도에 조율되 있는 바이올린 현이나 피아노 건반을 상상해 봐야 합니다. 그러한 현이나 건반이 진동하도록 설정해 놓으면, 기본적인 음조, 즉, 훈련을 받지 않은 우리의 귀로 가장 쉽게 들을 수 있는 음조를 손쉽게 연주할 수 있을 겁니다. 그러나, 우리가 듣는 소리는 실제로 기본적이거나 가장 낮은 음조이며, 이러한 음조는 더 높거나 부분적인 음조의 배열과 결합하여 그 특징적인 음색에 특정한 악기 또는 음성을 더합니다. 화성학, 또는 배음은 단순히 우리 대부분은 들을 줄 모르기 때문에 인식하지 못하는 그러한 부분적인 음조를 말할 때 사용하는 용어입니다.

　1950년에 중국이 티베트를 침략한 후에, 수많은 티베트 승려들이 인도로 망명하여 달라이 라마가 추방되어 살고 있는 다람살라에 합류하였습니다. 서양인들은 마침내, 무엇보다도 더 깊은 음색의 으르렁거리는 소리와 닮은, 독특한 낮은 주파수의 양식으로 두세 가지의 음을 동시에 부를 수 있는, 음성 화성학의 위대한 마스터인 탄트라 승려들의 소리를 들을 수 있게 되었습니다. 세계의 종교 분야에서 유명한 전문가이자 티베트 문화를 오랫동안 연구하고 있는 허스턴 스미스 박사는 자신의 다큐멘터리 영화인 믿음의 진혼곡에서 승려들의 뛰어난 능력과 음성 화성학에 대한 영향을 다음과 같이 분석하였습니다.

그들은 스스로 뚜렷한 음조로서 배음이 들릴 수 있는 지점에서 배음을 공명하기 위해 자신의 성대를 조절하는 방법을 발견하였다. 그래서 훈련을 받은 각 승려는 혼자서 화음을 노래할 수 있다. 이 기적에 대한 종교적 의미는, 이 배음들을 구분해서 듣지 않고 감각으로 느끼며 수많은 부분을 깨어나게 한다는 사실에서 도출된다. 그들은 우리의 일상적인 삶에 대한 신성한 관계와 동일하게, 우리의 청각에 대해 정확하게 같은 관계에 있다. 숭배의 대상은 성자를 부차적인 의식에서 중심적인 의식으로 이동시키기 때문에, 잠재적인 의식에서 중심적인 의식으로 배음을 상승시키는 성대는 상징적인 힘을 가진다. 결국, 영적 탐색의 목표는 볼 수 없지만 느낄 수 있는, 말할 수 없지만 느낄 수 있는, 들을 수 있지만 분명하지 않은 현실의 이야기를 들려주는 배음으로 삶을 가득 채우며 삶을 경험하는 것입니다.

데이비스 히키스와 합창단의 무대를 보고 나서, 나는 내 의식이 부차적인 인식에서 내 깊은곳으로부터의 인식을 하게 되는것을 느꼈습니다. 나는 배음을 내는 법을 배우고 싶었고, 그래서 나의 명상법에, 그리고 가능하다면 내 환자들과의 명상에 그 기법을 포함할 수 있길 원했습니다. 그 후에 나는 히키스가 주도하는 워크숍에 참석하였고, 점차 그 방법의 기본 원리에 더 능숙해지기 시작하면서, 배음이란 신체와 정신에 대해 다차원적인 영향을 갖고 있음을 깨닫게 되었습니다. 감각 차원에서, 배음은 강력한 감정적 공명을 생성하는 풍부한 청각적 경험을 나타냅니다. 영적인 차원에서, 배음은 우리 자신보다 더 위대하고 무한한 무형의 힘이며, 허스턴 스미스가 노래했듯이, 느낄 수 있지만 볼 수는 없는 현실의 존재를 확인합니다.

소리, 진동, 그리고 철학

의사로서, 나는 환자의 질병을 치료하는 치료 과정을 처방할 때 매우 보람을 느낍니다. 하지만 나는 또한 내 환자들이 감정적 및 정신적 관점을 변화하도록 도울 수 있을 때 매우 기쁨을 느낍니다. 그러한 환자 중 한 명이 바네사였습니다. 그녀는 흉선에 종양이 있다는 진단을 받은 후에 나를 만나러 왔습니다. 두 명의 어린 아들이 있는 워킹맘인 바네사는 암 치료뿐 아니라, 그녀의 삶에 있어 고통스러운 스트레스 요인을 치유하기 위한 방법을 절실히 찾고 있는 듯 보였습니다.

바네사는 뉴욕의 매우 경쟁적인 패션의 중심지에서 섬유 디자인 사업을 운영하고 있었습니다. 그녀는 코네티컷주에서 출퇴근하고 있었으며, 아이들과 떨어져 직장에서 오랜 시간을 보내고 있었습니다. "저는 너무 지쳐 있어요, 그리고 내가 하고 있는 일이 너무 싫어요," 내가 그녀에게 직업에 대해 묻자 그녀는 불쑥 이렇게 말했습니다. "마치 가라앉고 있는 배에 타고 있는 기분이에요." 그녀는 자신의 입에서 그러한 말이 나오자마자 놀라움에 나를 바라보았습니다. 분명히 그녀는 이전에는 자신의 직업에 대해 얼마나 불만족스러운지 말해본 적이 없었을 겁니다.

우리가 대화를 나누는 동안, 나는 바네사 안에 질병과 싸우는 동안 의지할 수 있는, 아직 발견하지 못한 힘의 원천이 있다는 것을 느꼈습니다. "난 내 자신이 가엾지 않아요," 그녀는 강하고, 굳건한 목소리로 말했습니다. "암을 제외하고는 나는 매우 건강한 사람이에요. 하지만 내 몸에 있으면 안 되는 게 지금 내 안에 있는 거죠, 그걸 내보내야 해요."

자신의 질병에 대한 확신과 결의는 자신의 사업 상황에 대해 그녀가 표현한 분노와 무기력함과는 분명히 대조적인 것이었습니다. 그녀는 직장에 대한 불만족이 그녀에게 얼마나 깊은 영향을 주고 있는지 모르고 있는 듯 보였습니다. 나는 그녀의 치유를 위해서는 그녀의 삶에 있어 중대한 변화를 해야 할 것이라고 생각했습니다. 그녀의 의사로서 내가 해야 할 일 중 하나는 그녀가 그러한 변화를 이루기 위해 사용할 수 있는 도구를 제시하는 것이었습니다. 나는 그녀에게 심각한 질병이 있는 환자들을 전문으로 하는 심리 치료사와 치료를 시작할 것을 제안하였습니다. 나는 또한 그녀에게 몇 분간 크리스탈 싱잉볼의 진동을 들어 보고 그녀의 공포의 근원과 실체를 눈으로 확인할 것을 요청했습니다. 그녀는 이러한 정신-신체 기법에 익숙하지 않았지만, 기꺼이 수락하였습니다. 그녀는 눈을 감았고, 싱잉볼의 반향이 내 사무실을 가득 채우자, 그녀의 호흡은 점차 차분해졌으며, 얼굴 근육이 편안해 지기 시작했습니다.

간단한 심상화 기법들을 사용하여, 나는 그녀가 그녀의 공포심이 목안에 공의 모습으로 걸려있는 그녀를 숨 막히게 하던 지점으로 데려갔습니다. 싱잉볼의 진동이 그녀를 더 집중된 의식의 차원으로 데려가자, 그녀는 자신의 공포가 다가올 화학 요법 치료에 대한 것일 뿐만 아니라, 자신의 직장 생활에 대해 내려야 하는 어려운 결정에 대한 것임을 이해하도록 하는 희미한 실마리를 얻게 되었습니다.

우리의 첫 만남 이후에, 바네사는 시각화, 개인적 확신, 그리고 거의 매일 자신의 크리스탈 싱잉볼을 연주하는 일을 포함하는 영적 행위를 계속해서 해나갔습니다. 그녀는 또한 내가 그녀에게 추천한 치료사를 계속해서 만나고 있으며, 그리하여 명상하는 동안 종종 마주하게 되는 문제를 더욱 자세히 탐구할 수 있게 되었습니다. 진단을 받은 후 2년이 지나자, 그녀의 암은 사라졌으며, 그녀는 브로드웨이 연극의 예술 감독으로서 완전히 새로운 직업을 갖게 되었습니다. "전 정말 그 일이 좋아요!" 우리가 마지막으로 이야기를 나누었을 때 그녀가 말했습니다. "전 완전히 다른 사람이 된 것 같은 기분이 들어요. 이전 직장은 내게 스트레스를 주는 곳이었어요. 난 건강한 사람이었지만, 내 몸 안에 무언가 막혀 있었어요. 그리고 지금은 그걸 완전히 없애 버렸죠.

바네사의 이야기는 특별한 것이 아닙니다. 정말 많은 사람들이 한 가지 의무가 끝나면 바로 다음 의무에 시달리게 되어, 자기 자신과, 그리고 세상과 더 큰 조화를 느낄 수 있도록 하는 데 중요한 것이 무엇인지, 놓치고 있는 것이 무엇인지 생각해 볼 시간을 거의 갖지 못합니다. 이들은 자기 자신, 그리고 세상과의 부조화 상태에 갇혀 있으며, 때로는 암과 같은 위기를 맞이하여 자신의 생활 패턴을 변화시키거나 우선순위를 다시 정하도록 강요를 받습니다. 나중에 한 얘기지만, 바네사는 그녀가 무언가 대안적인 것이라고 설명한 데 관심을 둔 적이 없었지만, 그녀가 처해 있던 부정적 성향으로부터 분리될 가능성에 마음과 정신을 열 수 있도록, 소리로 유도하는 인식의 변화에 그저 한 번 마음을 열면 되는 것이었습니다. 그녀는 이제 이렇게 말합니다. "저는 싱잉볼의 소리, 명상과 시각화를 경험하는 게 정말 좋아요. 40대가 되면서 끔찍하게 판에 박힌 일상 속에 있었고, 내 삶에 있어 전혀 행복하지 않았어요. 무언가 더 많은 것이 있어야 한다고 생각했죠, 이젠 그런 게 있다는 걸 전 알고 있어요."

　　바네사의 사례는 영혼의 깨어남이 소리를 치유기전으로 하여 일어나는 수많은 사례 중 하나입니다. 내 자신의 경험뿐 아니라, 환자들과의 임상업무에서도 나는 명상, 바이오 피드백, 그리고 기타 정신-신체기법만을 홀로 사용하면 부족할 수도 있는 치유를 소리가 더욱 촉진하게 되는 여러 사례를 반복적으로 관찰해 왔습니다. 소리의 비밀은 무엇인가요? 앞서 언급했던 신비주의 전통은 모두 호흡, 진동, 리듬과 조화를 사용하는데, 이들은 이러한 대단히 흥미로운 수수께끼에 대한 단서를 제시합니다. 하지만 내 안의 영적 신도가 영혼을 자극하는 싱잉볼, 화성학, 그리고 여러 형태의 소리에 감동을 받았다 할 지라도, 나의 과학자적인 마인드 때문에, 나는 세포 기능, 기관계, 혈액의 흐름, 내분비 요소 및 면역 세포 산물의 조화, 그리고 기타 신체 작용에 소리가 줄 수 있는 영향을 구체적으로 알아내고 싶었습니다.

　　이 주제에 대한 정보를 검색하면서, 나는 매우 흥미로운 물리학의 법칙을 발견하게 되었습니다. 우주는 계속적인 진동의 상태에 있다는 것입니다. 〈물리학의 도〉의 저자인 프리조프 카프라는 이 진동에 대해 "아주 작은 것에서부터 매우 큰 것에 이르기까지, 전 우주에 걸쳐 리드미컬한 패턴이 나타난다. 원자는 확률 파동의 패턴이며, 분자는 진동 구조이며, 살아 있는 유기체는 다수의 상호 의존적인 변동의 패턴을 나타낸다. 식물, 동물, 그리고 인간은 활동과 휴식의 주기를 겪으며, 그들의 모든 생리적 기능은 다양한 주기성의 리듬 안에서 진동한다."라고 말합니다.

　　과학자들은 또한 동조라고 알려진, 조화를 위해 우주 안에 존재하는 어떠한 경향이 있음을 확인하였습니다. 17세기 네덜란드 과학자인 크리스티앙 호이겐스는 나란히 걸려 있는 두 개의 시계의 추는 저절로 같은 리듬으로 흔들리게 된다는 데에 주목했습니다. 동조가 일어나는 이유는 한 가지 사물의 더 강력한 리듬의 진동이 유사한 주파수를 갖는 두 번째 사물에 투사되면, 두 번째 사물이 첫 번째 사물과의 공명을 통해 진동하도록 만들기 때문입니다. 우리 인간들 또한 우리 주변의 진동과 공명하여 반응하며, 그래서 우리의 생리적 기능은 우리 자신의 목소리에 의해 또는 환경의 사물 또는 도구에 의해 생성되든 간에, 음파의 영향에 따라 변화하게 됩니다.

다음장에서 설명할 내용의 기반이 되는 동조의 개념은 티베트 사람들과 크리스탈 싱잉볼의 치유효과에 대해 설명하고 더 나아가, 치유기술 및 치유과학에 있어 소리가 가진 무한한 잠재력의 비밀을 드러내고 있습니다.

바네사의 사례에서, 싱잉볼의 두드러진 음조를 경험하는 대부분의 사람들처럼, 그 영향력은 물리적 회복의 차원을 넘어섭니다. 내 사무실에서 오후 시간을 보낸 이후에, 바네사는 영적이고 감정적 치유를 위한 첫 단계를 밟은 것입니다. 이미 그녀를 위대한 자의식과 내적인 평화로 인도했던 그 길을 계속 따라감으로써, 그녀는 자신의 신성한 본질을 더 직접적으로 발견하게 되었습니다. 그녀 스스로 그러한 것들을 발견을 하게 되면서, 그녀는 그곳에 있는 무한한 가능성을 인식하게 되었습니다.

나는 우리의 삶의 에너지가 우리의 본질로부터 자유롭게 흘러 나올 때 나타나는 무한한 가능성을 마음가득 담는것보다 더 좋은 방법은 없다고 생각합니다. 나는 생리적, 분자 또는 유전적 차원에서 부조화의 형태로서 모든 질병을 생각하기 때문에, 나는 몸 안에서 질병을 제거한다는 가장 분명한 형태의 치유를 넘어서서, 치유의 목적은 부조화 상태에서 조화를 다시 창조하는 것이라고 믿습니다. 하지만 치유는 또한 우리의 가장 깊은 곳에 있는 정수와 연결해 주는 수단이 될 수 있으며, 그래서 우리는 한계가 없고, 에고(ego)에 기반을 둔 자아의 정의를 넘어서서 우리의 정체성을 확장하게 됩니다.

"우리 자신은 리듬입니다"라고 하즈랏 이나야트 칸은 말합니다. "우리 심장의 박동 소리, 손목이나 머리에서 고동치는 맥박, 순환, 우리 신체 전체의 메커니즘의 활동은 리드미컬합니다." 나는 의사로서, 이 말이 사실이라고 생각합니다. 치유사로서의 나는 우리의 신체는 자신의 음성이 만들어 내는 소리에 공명한다고 믿습니다. 아마도 이 소리는 우리가 싱잉볼의 소리와 조화를 이룰 때 가장 강력할 것입니다. 그리고 우리가 세포 차원에서 공명할 때, 우리는 신체적, 영적, 그리고 감정적으로 치유를 시작하게 됩니다.

아름다움으로 떠오르기

항상성, 조화, 그리고 동조

주류 의학계의 관점에서는 소리가 치유과정에 영향을 미친다는 개념은 받아들여질 수 없으며, 과학적인 근거가 뒷받침되지 않는 뜬구름을 잡는것 같은 이야기로 여겨질 것입니다. 현대 의학은 소리를 초음파의 형태로 진단을 위한 한 가지의 용도를 위해 사용하고 있습니다. 실제로, 초음파는 모든 의학의 전공과목에서 우리 몸의 장기들을 자세히 들여다보기 위해 사용하는 아주 흔한 도구입니다. X 레이로 장기들을 비추어 보면, 여러 기관이 그림자처럼 나타납니다. 하지만 산모의 몸안에 있는 태아의 몸안으로 침투해 심장, 방광의 상태를 판독가능한 영상으로 전환하는 이런 소리의 성질은 소리의 진동파가 치유도구로 사용하기 위한 방법에 대한 실마리를 가지고 있습니다.

의학계에서는 왜 이러한 소리의 잠재력을 도외시해 왔을까요? 그 이유는 놀라운 것이 아닙니다. 치유기전으로서의 소리의 개념은 주류의학의 것에 비해서, 인간의 신체에 관해 근본적으로 다른 생각으로 접근하기 때문입니다. 첨단의학은 놀라운 수준의 기술과 최고의 결과물을 얻기 위해 인간의 심신을 다루는데 있어 그들만의 편협한 접근법을 가지고 있습니다. 분자 생물학은 세포핵 속으로 침투하여 우리 세포의 유전적 구성의 내적 과정을 밝혀 내었습니다. 하지만 세포에 대한 분자레벨의 움직임을 분석하고 유전적인 매커니즘을 이해하기 위한 연구가 분야별로 세분화되어 진행되면서 과학자들은 인간의 생체로직을 이해하기 위해 지나치게 구분을 나눠버리고 있습니다. 이로인해 건강과 치유에 영향을 미치는 요소들이 모두 세포작용에 영향을 미치는 생화학적인 부분으로 설명하게 됩니다.

하지만 현재는 다양한 의료적 세계관이 나타나고 있습니다. 그 중 하나는 우리의 몸이 이원론적이라기 보다는 전체적이라는 것입니다. 이러한 새로운 의료적 세계관의 모든 생물학적 작용은 유전자, 단백질, 그리고 세포 표면 수용기가 지배하는 세포 활동을 동반한다는 사실을 받아들입니다. 여기서 주목해야 할 부분은 '동반한다는' 부분입니다. 우리의 생명 활동은 간단하게 켰다 끌 수 있는 유전적 스위치로 국한될 수 없습니다. 사실상 모든 신체 작용은 생각, 감정, 호르몬 변화, 면역 체계의 변화, 신경 전달 물질과 신경 펩타이드의 방출, 세포 수용기의 변화, 생물 에너지의 변동, 그리고 기타 수많은 변화가 동시에 일어나기 때문입니다. 게다가, 이러한 변화는 매우 조직화되어 있으며, 한때 별개인 것으로 생각되었던 기관계들이 끊임없이 상호작용 하고 있으며, 유전자는 특정 기능을 조절하지만, 사고, 감정과 사회적 경험이 실제로 유전자 구조를 변경할 수 있다는 사실이 밝혀지고 있습니다.

이러한 관점은 여러 가지 이름을 갖고 있습니다. 전체론, 심신 의학, 대체 의학, 정신-신체 상호 작용, 그리고 아마도 가장 강력한 것은, 발음하기 어려운 정신 신체 면역학 등의 이름이 있습니다.(마지막 용어는 정신-뇌, 신경계와 면역계의 지속적인 상호 작용을 의미합니다.) 하지만, 첨단 과학자들이 분자 생물학을 이해하기 위해서 사용해 온 도구들이 정신-신체의 의사소통이 세포 기능의 가장 깊은 차원에서 발생한다는 사실을 밝혀내고 있기 때문에 이러한 개념이 통용되기 시작하고 있습니다. 이렇게 급성장하는 연구에 대한 검토에 기반하여, 나는 정신과 신체는 단순히 연결되어 있는 것이 아니라, 통합되어 있다고 생각하게 되었습니다. 나는 또한 인간의 정신과 신체의 유기적인 관계에 대한 이해를 높여가는 것이 세포와 장기에 진동을 주고, 뇌에 감정적으로 영향을 미치며, 과학적으로 밝혀지지 않은 영적인 차원을 건드리는것이 가능한 이 소리가 홀리스틱 치유법에 있어 새로운 분야로 인지하는데 있어 필수적인 부분이 될것이라고 생각합니다.

정신-신체의 통합: 새로운 패러다임

기원전 4세기경에 나온 이야기지만 의학계에서는 여전히 급진적인 것으로 간주되는 정신과 신체를 통합적인것으로 보는 관점의 기원은 그 시대 그리스의 의사였던 히포크라테스에게서 나온것입니다. 그는 이렇게 말했습니다. "질병의 진정한 의사는 우리 안의 자연적인 힘 이다." 200년 후에, 피타고라스는 그 당시에 널리 인정받고 있던 '인간은 복잡한 신체 부위의 합일체로서, 완전하고 분할되지 않은 유기체로서 스스로를 인지할 때 가장 성공적으로 치료될 수 있다'는 이론을 지지하였습니다. 인간의 심신에 대한 이런 전인적인 인식은 17세기 중반까지 보편적인 것이었습니다. 17세기 중반에 르네 데카르트는 현재 데카르트 이원론이라고 알려진 철학을 분명히 설명하였습니다. 이 철학은 정신과 신체는 두 개의 뚜렷한 독립체로서, 하나는 다른 것에 절대적으로 어떠한 영향력도 행사하지 않는다는 입장을 고수하였습니다.

그의 이론은 19세기까지 패권을 장악했으며, 19세기에 들어서자 소수의 의사들만이 정신-신체의 관점으로 돌아서기 시작했습니다. 가장 주목할 만한 사람들 중에 프랑스의 생리학자인 끌로드 베냐는 신체 모든 시스템 간의 조화의 필요성에 대해 말하고 집필했습니다. 베냐는 우리의 내적 환경, 또는 그가 일컬었듯이, 세포 환경은 우리 신체의 모든 시스템이 미세하게 조율된 균형 상태에 있을 때 가장 효율적으로 기능한다는 가설을 세웠습니다. 이러한 조화의 상태에서, 우리의 세포, 장기, 호르몬과 기타 생화학 요소들은 함께 작용하여 질병에 대해 건강한 방어 상태를 유지하고 심혈관, 내분비, 림프액, 그리고 면역 등, 모든 생물 시스템의 적절한 기능을 유지한다는 것입니다. 그 당시에는 면역학에 대해 거의 알려진 것이 없었음에도 말입니다.

1930년대와 1940년대들어 하버드의 생리학자인 월터 B. 캐논은 베냐의 연구를 더욱 발전시켰습니다. 그는 인간은 혈압, 심장박동, 체온, 그리고 혈당 수치를 포함하여, 우리 내부 환경을 안정화하는 균형의 자기 조절 시스템, 또는 항상성을 통해서 건강을 유지한다는 결론을 내렸습니다. 캐논은 감염과 질병에 저항하는 신체의 고유한 생화학적 보호 기제로서 면역 시스템을 인식했습니다. 앞서 언급했듯이, 그는 스트레스가 있거나 위협적인 상황에 직면할 때, 신경계의 동정적 분기가 어떻게 반응하는지를 설명하기 위해서 "투쟁 도주 반응(fight-or-flight response:싸우거나 도망쳐야 하는 진퇴양난의 스트레스 상황)"이라는 용어를 고안해 내었습니다. 이 반응은 스트레스는 불안, 피로감 및 아이에서 성인이 되는 어려운 과정을 포함하여, 광범위한 삶의 경험속에서 일어날 수 있다고 그는 이야기 합니다. 이 모든 조건들은 인체에 영향을 줄 수 있으며, 인간의 질병 전체를 이러한 관점에서 연구할 수 있습니다.

그 후 1970년대와 1980년대에 뇌와 면역 체계 간의 실제적인 해부학적 연결에 대한 발견을 통해서 정신, 신경계와 면역계 사이의 연결을 밝혀내는 데 전념하는 연구 분야인, 정신 신경 면역학이라는 분야가 탄생했습니다. 내가 이미 주목했듯이, 연구자들은 그 이후로 우리의 다양한 생물학적 시스템은 모두 복잡하고, 서로 맞물려 있는 네트워크 안에서 연결되어 있다는 이론을 뒷받침하기 위한 상당한 과학적인 데이터를 연구해 왔습니다. 건강 관련 작가인 헨리 드레허는 이를 "우리의 시스템이 신체의 완결성을 유지하기 위해 작용하도록 하는 신경계, 내분비계, 그리고 면역 체계 간의 지속적인 변화"라고 설명합니다.

정신 신경 면역학 연구에 있어 한 가지 특별한 돌파구를 마련한 것은, 1980년대 초, 의학 박사이자 신경 과학자인 캐더스 퍼트였습니다. 퍼트는 특정한 뇌의 화학 물질, 보통 신경 펩타이드라고 불리는 이 물질이 정신 및 면역 체계 사이의 운반책으로서 작용한다는 것을 알게 되었습니다. 뇌와 인체 간의 관계에 대한 그녀의 새로운 이해를 통해 우리는 한편으로는 우리의 사고와 감정 사이에 어떠한 장벽도 존재하지 않는다는 사실을 알게 되었고, 다른 한편으로 우리의 생물학적 치유 체계 간에도 장벽이 존재하지 않는다는 사실을 알게 되었습니다. 이러한 상호 작용은 구체적으로 어떻게 일어나는 것일까요? 퍼트는 자신의 "감정 화학물질"이라고 부르는 신경 펩타이드가 마치 세포의 표면에 분자의 열쇠구멍과 같은 역할을 하며 특정한 일을 하기 위해 기다리고 있는 수용기에 열쇠처럼 작용한다는 것을 발견하였습니다. 그래서, 뇌의 화학물질은 신체 전체로 순환할 수 있게 되며, 면역 세포들에게 특정한 기능을 수행할 것을 알리는 메시지를 전달하고, 궁극적으로 우리가 건강을 유지하고 부상이나 질병에서 치유되도록 우리몸의 여러가지 시스템들이 잘 운영되도록 합니다. 하지만 퍼트에 따르면, 정신과 신체가 어떻게 밀접히 관계를 맺고 있는지를 보여 주는 상호 작용은 신경 펩타이드와 세포 표면 수용기 사이에서 발생합니다.

퍼트는 이렇게 말했습니다. "신경 펩타이드와 그에 상응하는 세포 수영기의 형태로, 우리몸은 문자 그대로 우리가 인지하는 것들과 그에대한 감정들로 넘쳐난다. 게다가 우리의 정신은 이미 몸과 작용했던 리간드(신경 펩타이드 및 이와 관련된 뇌 화학물질들)와 수용기의 상호작용에 의해 매 순간 새롭게 창조된다."

캐더스 퍼트는 우리는 이제는 정신-신체의 연결에 관해 이야기해서는 안 되며, 단지 정신-신체의 통합에 관해 이야기해야 한다고 말합니다. 그녀는 정신과 신체는 몇 가지 생물학적 연결 고리를 통해 단순히 연결된 것이 아니라, 완전히 불가분의 관계에 있는 것이라는 이론을 강력하게 과학적으로 옹호해 왔습니다. 그녀가 "감정 분자"라고 부르는 것은 우리의 혈류 전체를 통해 이동하며, 신체 구석구석에 있는 세포의 수용기에 연결됩니다.(실제로, 퍼트는 인간의 창자는 신경 펩타이드 수용기로 가득하다고 지적합니다. 그래서 "직감"이라는 개념은 단순히 은유가 아니라, 실제적인 생물학적 현실이라는 것입니다.)

이런 퍼트의 연구는 인간이 모든 트라우마와 부정적인 생각, 또는 감정들을 받아들일지 말지를 선택하는 기전이 몸안에 있다는 나의 믿음을 확신하게 해주었습니다. 에너지와 관련된 용어로 이러한 사고 방식을 해석한다면, 해로운 정신 상태가 신체를 지배할 때, 우리는 우리의 본질과 "조화를 이루지 않게" 된다는 것입니다. 하지만 나는 우리는 각각이 자신의 본질과 조화를 이루어 진동할 수 있는 고유한 능력을 갖고 있다는 데에도 역시 동일하게 동의합니다. 실제로, 치유에 대한 나의 전적인 접근법은 "우리의 신체와 우리의 세상은 소리이다"라는 고대 베다인들의 지혜에 기반합니다. 부정적인 감정과 감정의 형태로 우리 자신 안에 있는 부조화의 소리를 들으려고 귀 기울임으로써 우리는 그러한 감정을 변화시킬 가능성을 갖게 되는 것입니다. 하즈랏 이나야트 칸이 말했듯이, "소리는 모든 것들의 근원입니다. 소리의 신비를 아는 이들은 우주 전체의 신비를 이해하게 됩니다."

  소리가 실제로 어떻게 생화학 물질과 세포 수용기의 지속적인 상호 작용에 영향을 미칠까요? 우리는 소리는 에너지의 한 형태라는 것을 알고 있습니다. 정신-신체 네트워크는 세포 기능에 뿌리를 내리고 있다는 퍼트의 관점에서는 에너지가 차지하는 자리가 없다고 생각할 수 있습니다. 그러나 이제 모든 학파에서는 분자 차원에서 생물학적 에너지가 우리의 생화학 및 세포에 어떠한 영향을 줄 수 있는지를 살펴보고 있습니다. 에너지 의학의 선도적인 전문가인 베벌리 루빅에 따르면, 신체 내부와 외부의 에너지장은 우리 신체 전체의 세포를 변화시키고 심지어 조절할 수 있는 정보를 전달합니다. 스탠퍼드 대학의 생물 물리학자인 쟝 발레첵의 연구를 통해, 루빅은 전자기 에너지를 포함하여, 다양한 종류의 에너지는 세포 수용기가 정보를 받아들이는 방법에 직접적으로 영향을 미칠 수 있다고 생각하게 되었습니다. 음파 역시 신경 펩타이드와 그 세포 수용기에 영향을 줄 수 있는 것으로 여겨지는 또 다른 형태의 에너지입니다. 그리고 우리 자신의 생물학적 치유 체계가 에너지장의 영향을 받는다는 사실을 인지한다면, 우리는 소리와 진동이 치유를 위한 중요한 새로운 도구가 되는 이유를 이해할 수 있게 될 것입니다.

깊은 숨 쉬기:
신체-정신의 항상성 보존

소리는 호흡의 표현이며, 호흡은 삶의 가장 근본적인 요소입니다. 호흡은 단순히 산소를 들이마시고 이산화탄소를 뱉는 기계적인 일 이상의 것입니다. 호흡은 우리의 세포기능과 활기넘치는 생활, 감정적인 건강에 이르기까지 모든것들의 기반이 되어주는 것입니다. 하지만 대부분의 의과 대학생들은 호흡의 복잡성과 미묘함에 대해 거의 또는 전혀 배우지 않습니다. 이들은 건강과 치유의 지표로서 호흡을 평가하는 법을 배우지 않습니다. 신입생들은 인체를 처음 접하게 되는 기초 해부학 수업에서 호흡의 역학에 대해 아무것도 배우지 않습니다. 만일 내가 의과 대학의 교과 과정을 구성한다면, 나는 미래의 의사들에게 호흡하는 법을 가르치는 것으로 수업을 시작할 것입니다. 임상의로서, 나는 종종 환자들과 대화를 나누는 것만큼이나, 환자들의 호흡 패턴을 관찰함으로써 많은 것을 알게 됩니다. 최근에, 나는 소리가 호흡의 표현이자 또한 호흡에 새로운 활력을 주는 수단임을 깨닫게 되었고, 이러한 호흡은 사람들의 안녕과 회복에 폭넓은 긍정적인 영향을 준다는 것을 알게 되었습니다.

내가 호흡의 과학을 도입하게 된 것은 내가 의사가 되기 전, 대학생으로서 명상을 시작하던 시기였습니다. 처음으로 명상을 위해 자리를 잡고 앉았던 그 순간까지, 나는 호흡에 대해 그다지 많은 생각을 했던 적이 없었습니다. 호흡은 그저 내가 깨어 있거나 잠자고 있는 순간에 하고 있는 어떤 것, 내뱉은 후 다시 들이마시는 것, 아침에 일어나 커피 한 잔을 마시거나 밤에 잠자리에 들기 전 불을 끄는 것처럼 자연스럽게 자동적으로 일어나고 있는 일이었습니다. 그러다 어느 날, 나는 요가와 명상에 관한 책 한 권을 발견하게 되었습니다. 전혀 새로운 정보의 세상이 갑자기 내게 펼쳐졌고, 그와 함께 내가 평소에 당연한 것으로만 여겼던 호흡의 반사 작용에 대해 완전히 새로운 방식의 사고를 하게 되었습니다.

내가 읽은 바에 따르면, 요가는 정신, 신체와 영혼을 통합하여 우주와의 합일하는 느낌을 느끼는 것을 목표로 하는, 3천 년의 역사를 가진 수련법입니다. 요가라는 단어의 의미는 "결합"이라는 뜻이며, 자세, 호흡법과 명상의 세 부분으로 구성된 연습은 덧없는 걱정과 쾌락 자아를 넘어 우리의 가장 고귀한 자아의 발견과 인식으로 안내하도록 설계되어 있습니다. 요가 수행자들은 우리 신체의 모든 세포 안에 흐르며 영양분을 공급하는 우주 에너지의 생명력인 프라나에 대해 이야기합니다. 프라나야마는 프라나를 안내하여 신체와 정신의 균형을 세우기 위해 호흡을 제어하는 베다인들의 과학입니다. 과장되게 복잡한 자세로 몸을 뒤틀어야 하는 것처럼 보이는 요가에는 그다지 큰 관심을 두지 않았습니다. (하지만 나는 생각을 바꾸어 지금은 정기적으로 요가를 합니다.) 하지만 명상에 대해 더 많은 것을 배울수록, 명상이 기반을 두고 있는 실천과 철학에 더욱 끌리게 되었습니다.

나만의 명상 수련을 시작하게 되면서, 나는 사실, 조용히 앉아 있는 일이 그렇게 쉬운 일이 아님을 알게 되었습니다. 내 머릿속에는 이런저런 생각들이 떠다니고, 등에 통증이 왔으며, 다리는 뻣뻣해지고 경련이 나는 듯했습니다. 여러 책에서 권장하듯이, 만트라를 반복하려 노력했고, 내 호흡을 따라가는 법을 연습했습니다. 이러한 과정을 단지 10분 유지하는 것조차도 억겁의 시간처럼 느껴졌습니다. 요기들이나 티베트인들이 수 시간 동안 조용히 앉아 있는데 익숙하다는 이야기를 책에서 읽었지만, 나는 수 시간 동안 그런 자세로 앉아 있다는 것을 상상조차 할 수 없었습니다. 처음에 내가 간신히 해낼 수 있었던 최장 시간은 단지 15분이었습니다. 컨디션이 좋은 날은 20분 정도였구요. 하지만 신체적인 불편함에도 불구하고, 그리고 극성스럽게 흐르는 생각을 멈출 수 없음에도 불구하고, 결국 나는 평온함을 느끼게 되었고, 더 집중하게 되었고, 다가올 내일의 문제에 직면할 준비를 더 잘할 수 있게 되었습니다. (그 이후로 내 연습을 많이 도와준 텐진 샬파 린포체와 함께 티벳의 족첸명상(Dzogchen Meditation: 티벳불교의 명상법)을 연구해 왔습니다.)

이제 나는 연습을 계속하기로 굳게 다짐했습니다. 명상의 효과를 이해하기 시작했던 것입니다. 명상은 깊은 호흡, 알아차림, 고요, 평정 등 수많은 요소와 관련이 있습니다. 하지만 호흡의 힘은 특히 중요합니다. 요가의 가르침에 따르면, 호흡은 프라나의 외적인 표현이며, 이는 정신과 신체를 연결해 줍니다. 그러므로 깊은 요가 호흡은 우리가 폐로 들이마시는 산소의 양을 조절해 줄 뿐 아니라, 프라나의 흐름과 우리의 감정 및 정신 상태에도 영향을 미칩니다. 그러므로 나는 수년간 앓고 있는 병, 스트레스, 트라우마와 나쁜 습관의 결과인 얕은 흉식 호흡과 요가 및 다른 전통적인 수행법들에서 가르치고 연습하는 깊은 복식 호흡의 매우 중요한 차이를 이해해야만 했습니다.

얕은 호흡에서는 복강과 흉강을 분리해 주는 근육 다발인 횡격막이 충분히 아래로 움직이지 않기 때문에 폐는 복부로 완전히 팽창하지 않게 됩니다. 그 결과, 세포로 산소를 운반하는 작은 혈관으로 가득한 폐의 아래 부분은 거의 산소를 받아들이지 못하게 됩니다. 이러한 부적절한 산소 흡입을 다시 채우려는 몸의 반응으로 심박동수와 혈압이 증가하게 되며, 결국 심혈관계가 더 오랜 시간 일을 하게 되는 것입니다. 대조적으로, 깊은 복식 호흡에서, 횡격막은 아래쪽으로 자유롭고 강하게 움직여서, 폐의 아래 부분이 산소를 가득 채울 충분한 공간을 가질 수 있도록 합니다. 그 결과는 충분한 산소 교환 이상의 것입니다. 우리는 숨을 들이 마시는 동안 상당한 양의 산소를 들이 마시게 되며, 숨을 내뱉는 동안 이산화탄소를 충분히 배출하게 됩니다.

또한 얕은 호흡은 신체가 스트레스와 같은 외부의 위험 또는 불안감을 유발하는 사건에 반응하는, 끊임없이 계속되는 투쟁 도주 상태에 있다는 증거입니다. 스트레스에 대한 자연스러운 정신과 신체의 반응인 투쟁 도주 반응 동안, 교감 신경계는 혹사당하게 되며, 부신에서는 아드레날린과 같은 스트레스 호르몬을 방출하며, 근골격계는 팽팽한 준비 상태로 들어가며, 심장박동과 혈압은 상승하게 됩니다.

우리가 계속적으로 스트레스를 받게 되면, 우리의 정신과 신체는 만성적인 투쟁 도주 상태로 굳어지게 됩니다. 선사시대로부터 우리의 조상들로부터 이어져온 진화의 유산으로, 마치 한무리의 야생동물들에게 둘러쌓인 듯 반응하게 됩니다. 몸이 마치 산소가 고갈된 것처럼 반응하기 때문에, 얕은 호흡은 신체에 악순환을 만들어 내는 것으로 알려져 있습니다. 훨씬 더 많은 스트레스 호르몬을 쏟아 내는, 산소 결핍에 대한 신체의 반응은 불안감을 더할 뿐이며, 그러한 악순환이 더 악화됩니다. 이러한 현상은 호르몬, 신경 전달 물질, 신경 펩타이드와 면역 세포 및 조절에 도움을 주는 물질을 포함하여, 우리의 나머지 생리 체계가 균형을 잃게 만듭니다.

　　기억하세요. 화가난 직장 상사의 위협이든 또는 시립 경찰관 사이렌 소리에 의한 위협이든 간에, 실제적인 위협에 노출되었을 때 투쟁 도주 반응은 반드시 필요합니다. 정상적인 상황에서, 일단 위험이 지나가고 나면, 우리의 시스템은 상대적으로 짧은 시간 내에 정상 상태로 돌아옵니다. 심장 박동수는 느려지고, 혈압이 정상화되며, 근골격계는 완화되고, 전체 신체-정신은 상대적으로 균형 잡힌 상태로 돌아옵니다. 하지만 우리가 사소한 일에도 상당히 불안한 상태에 계속해서 놓여있을 경우 심장이 빨리 뛰고, 손바닥에 땀이 나며 혈압이 상승하고, 이에 힘을 주고 있는 것이 일반적인 현상일 것입니다. 우리는 맹렬히 투쟁 도주 반응을 시작하게 되고 우리의 시스템은 제대로 돌아가지 않게 됩니다.

　　깊은 호흡은 투쟁 도주 반응의 해로운 순환을 끊어 내는 데 핵심 키입니다. 우리가 얕은 흉식 호흡에서 깊은 복식 호흡으로 변화하자마자, 우리는 위험이 지나갔다는 신호를 몸에 보내게 되는 것입니다. 전체적인 투쟁 도주 반응을 관리하는 교감 신경계는 수반되는 모든 스트레스 호르몬과 함께, 고요해집니다. 심혈관, 호르몬, 면역 및 근육 등, 신체의 모든 스트레스의 징후가 정상화되기 시작합니다.

완전한 횡격막 호흡

] 등을 대고 평평히 눕습니다. 침대 위 또는 바닥 매트를 깔고 누워도 좋습니다. 눈을 감고 코로 깊게 숨을 들이쉬어 쇄골까지 호흡이 이동하는 것을 느끼도록 하세요. 입을 통해 짧게 숨을 내쉬면서 깊은 한숨을 쉽니다. 몸의 긴장감과 함께 공기를 내보낼 때 소리를 내는 걸 주저하지 마세요. 한쪽 손바닥을 가슴 중간에 놓고, 다른 손을 흉곽 아래에 놓습니다. 코를 통해 숨을 들이쉴 때, 복부와 흉곽이 상승하며 공기로 팽창하는지 느껴 보세요. 가능한 한 복부가 많이 팽창하도록 하세요. 마치 풍선을 불듯이 말입니다. 손은 여전히 그 자리에 두고, 숨을 완전히 내쉽니다. 이번에는 복부와 흉곽이 납작해지고 수축하는 것을 느껴 봅니다.

공기를 끌어 들이는 모습을 상상해 봅니다. 숨을 내쉴 때, 복부가 납작하게 수축할 때까지 모든 공기를 쥐어 짜 보세요. 날숨이 들숨보다 더 길어지도록 하고, 호흡이 순환하도록 노력하여, 들숨과 날숨 사이에 공백이 없도록 합니다.

한 번에 최대 5분 동안 횡격막 호흡을 연습합니다. 이 방법으로 편안함을 느끼게 되면 명상을 위한 준비로, 책상 다리를 하고 앉아서 연습을 하도록 합니다.

나는 이 책에서 설명하는 모든 소리 중심의 명상 및 유도 심상을 환자들에게 준비시키기 위해 복식 호흡의 기본을 가르치고 있습니다. 앞의 상자 안의 연습 방법은 얕은 호흡에서 깊은 호흡으로 변화시키는 연습에 대한 두 가지 간단한 방법을 설명합니다.

> ### 번갈아 가며 코로 숨쉬기
>
>   등받이가 곧은 의자에 편안히 앉거나 바닥에 책상다리를 하고 앉습니다. (베개나 명상 쿠션을 사용하여 머리와 척추가 곧은 자세를 유지하도록 할 수 있습니다). 오른손을 코에 갖다 대고, 깊게 숨을 내쉽니다. 엄지손가락으로 오른쪽 콧구멍을 막은 후 왼쪽 콧구멍으로 숨을 들이쉽니다. 왼쪽 콧구멍으로 숨을 내쉰 후, 검지손가락으로 왼쪽 콧구멍을 막습니다. 이제 오른쪽 콧구멍으로 숨을 들이쉬고, 내쉬고, 다시 엄지손가락으로 오른쪽 콧구멍을 막습니다. 1-2분동안 이렇게 반복합니다.
>
>   들숨과 날숨이 모두 가능한 한 조용하게 리듬을 타도록 노력합니다. 한쪽 또는 양쪽 콧구멍이 막혔다 해도 상관 없습니다. 꽤 일반적인 일이며, 특히 겨울에는 더욱 그러합니다. 날숨으로 오래 유지시켜 날숨이 들숨보다 2배 가량 더 길게 지속되도록 합니다. 숨을 들이쉴 때 속으로 3까지 세고, 6을 셀 때까지 날숨을 유지할 수 있는지 확인합니다.
>
>   번갈아 가며 코로 숨쉬기는 특히 긴장을 진정시킬 때 효과적입니다. 중요한 발표를 해야 하거나 어려운 전화를 해야 하기 전에 초조함을 느낄 때, 또는 업무 중에 신경이 곤두서거나 집중하지 못할 때 몇 분간 이 방법을 시도해 보세요.

   항상성의 본질은 실제적이거나 인지된 위험에 마주한 후, 신체의 균형을 다시 되돌리는 것입니다. 우리의 신경계와 심혈관계는 더 빨리 움직이기 시작하지만, 기준선으로 돌아와야 합니다. 그렇지 않으면, 우리는 불안 장애, 고혈압, 만성적인 근육 긴장, 그리고 심장병에 걸리기 쉽습니다. 면역 체계에 대해서도 같은 현상이 나타납니다. 박테리아,

바이러스 또는 암세포 등 이질적인 개체와 마주치게 되면, 면역 체계는 침입자를 파괴하기 위해 모든 힘을 동원해야 합니다. 하지만 역시, 기준선으로 돌아와야 합니다. 면역 체계가 자기 스스로를 조절하지 못하면, 우리는 류머티스성 관절염, 낭창, 다발성 경화증, 심지어는 당뇨병 등, 만성 염증 및 자기 면역 질환에 걸리게 됩니다. 이러한 상태는 우리 자신의 조직을 공격하기 시작하는 부적절하게 과민한 면역 체계에서 발생합니다. 면역 체계의 항상성 반응을 어렵게 방해하는 것은 이제 우리가 알고 있듯이, 스트레스에 대한 반응성입니다. 그러므로 면역 체계의 균형 또한 건강하고 긍정적인 방법으로 스트레스를 관리하고 부정적인 감정을 다루는 능력에 달려 있습니다.

호흡과 건강 간의 연관성은 이론적인 것 이상입니다. 여러 연구에서 호흡량과 장수를 직접적으로 연결시키고 있습니다. 부정적인 측면에서, 유명한 프라밍햄 심장병에 관한 연구에서는 20년에 걸쳐 수천 명의 사람들을 추적 연구하였는데, 호흡량이 적으면 심장병으로 인한 더 높은 사망률과 관련이 있다는 사실을 알아냈습니다. 게다가, 호주에서 실시한 13년에 걸친 연구에서는 사람의 장수를 결정하는 데 있어 호흡량은 흡연, 콜레스테롤 수치, 그리고 인슐린 대사보다 더 중요한 인자임을 증명했습니다. 산소 흡수량 또한 암의 원인이 됩니다. 노벨상 수상자인 오토 바르부르크는 1960년대에 산소가 부족한 환경에서 암세포가 잘 자란다는 획기적인 논문을 출판하였습니다.

신체와 정신을 항상성으로 되돌리는 데 있어 호흡은 어떠한 규칙을 주게 되는데, 깊은 호흡이 모든 위대한 영적 전통적인 수행법에서부터 현대의 마음-몸 수행 뿐만 아니라 거의 모든 명상 수행에서 사용한다는 사실은 그리 놀라운 일이 아닙니다. 힌두교도, 선승(zen), 티베트 승려,

수피들, 중국의 의학자들, 아메리카 원주민, 그리고 현대의 서양의 치유사 및 몸 치유사들 모두 몸의 건강함과 영적 활성화에 대한 호흡의 중요성을 알고 있습니다.

우리가 호흡의 과학을 연구할 때 이나야트 칸은 이렇게 말합니다, "우리가 주목하는 첫 번째 사실은 호흡은 들을 수 있다는 것입니다(호흡에서도 소리가 나기 때문에)." 우리는 신체의 균형을 유지하기 위해서 호흡을 사용합니다. 인체는 베토벤이나 모차르트가 작곡한 가장 정교한 교향곡보다 훨씬 더 복잡하지만, "전체"로서 공명과 의미와 함께 수행하기 위해서 다양한 구성 요소들 간의 조화로운 상호 작용에 분명히 달려 있습니다. 아마도 호흡이 신체의 건강을 위한 기반이 되는 것만큼이나, 소리를 포함하여, 수많은 악기를 연주하는 데 기본이 된다는 것은 놀라운 일이 아닙니다. 실제로, 우리는 악기를 적절히 연주하는 데 필수적인 깊은 복식 호흡의 형태로, "장애물 호흡법(빨대를 통하여 호흡하는 연습)"을 연습하는 윈드(wind)을 부는 음악가들의 훈련에서 배울 수 있습니다. 우리 역시 장애물 호흡법을 통해 호흡량을 늘릴 수 있습니다. 호흡 패턴을 변화시키는데 감정적 및 신체적으로 가장 효과적인 방법 중 하나는 가락을 맞추고 노래를 하는 일입니다.

신체적 영역이든 정신적 영역이든 간에, 질병은 부조화의 형태라고 나는 생각합니다. 하지만 동조의 메커니즘을 통해서, 우리는 싱잉볼이나 익숙한 다른 악기를 연주하거나 가락을 맞추기, 배음을 내기, 노래를 하는 등의 다양한 기법을 사용하여 호흡을 열고 깊이 할 수 있으며 신체를 조화의 상태로 회복할 수 있고, 우리의 정신을 우리의 근원과 재결합할 수 있습니다.

샤워하는 동안, 콘서트에서 또는 산 정상에 홀로 서서, 여러분이

폐 깊은 곳에서부터 가장 좋아하는 노래를 불렀던 마지막 순간을 떠올려 보세요. 아마도 인식하지 못한 채, 평소보다 훨씬 더 큰 힘으로 온몸에 산소와 에너지가 차오르는 것을 느꼈을 것입니다. 형용할 수 없는 기쁨과 흥분을 느끼는 경험이지 않습니까? 그러한 기억과 경험은 소리, 진동, 호흡과 감정 및 영적인 안녕 간의 직접적인 연결성에 대한 강력한 암시입니다. 이들은 음악 치료사와 사운드 힐러가 환자들에게 혜택을 주고, 환자들이 소리와 악기를 사용하여 감정적 상태와 호흡을 변화시키도록 하기 위해 사용하는 상호 연결성입니다.

동조: 감정 및 에너지의 평형을 위한 소리의 사용

동조에 대한 정의로 돌아가 봅시다. 동조는 한 가지 사물의 강력한 리듬의 진동을 유사한 주파수를 갖는 두 번째 사물에 투사하여, 해당 사물이 첫 번째 사물과 공명하여 진동하도록 만드는 과정입니다. 소리와 치유에 관하여, 음파는 인간을 동조시켜, 다양한 상호 연결적인 방법으로 우리가 그러한 음파와 공명하여 진동하도록 할 수 있습니다. 한 가지 차원에서, 소리의 동조는 우리의 에너지 상태를 변화시켜 때로는 매우 미묘한 생리적 변화를 일으킵니다. 또 다른 차원에서, 소리의 동조는 우리에게 감정적으로 영향을 미쳐, 세포 차원에서 우리에게 영향을 줄 수 있습니다. 수많은 연구에서 스트레스, 비관적인 생각, 그리고 무력감이 우리의 면역 체계의 모든 측면을 어느 정도 침체시키는지 연구했습니다. 동조의 과정을 통해 소리는 부정적이고 억압된 감정을 우리의 몸에 직접적이고 즉각적인 영향을 미치는 생리적 평정의 상태로 변화시킬 수 있습니다. 소리의 동조는 또한 가장 안쪽에 있는 자아인 우리의 근원과 우주 사이의 조화를 회복하여, 우리의 영적 의식을 다시 일깨울 수 있습니다.

때로 소리의 동조는 순수하게 생리적인 차원에서 치유를 촉진합니다. 이런 세 가지 차원 모두에서 협력적으로 작용하는 경우가 많습니다. 나는 아직도 2년 전 나를 만나러 왔던 한 환자를 또렷하게 기억합니다. 그는 식도암이 재발하여 고통받고 있었으며, 나는 그 전에 거의 4년 동안 그를 치료했었습니다. 폴은 40대 후반의 성공한 홍보회사의 경영진이었지만, 내 사무실에 들어왔을 때, 그의 자세, 표정과 자신에 대해 이야기하는 방법을 보고 있자면 세상에 대한 끔찍할 정도의 거부반응을 참고 있는 작은 소년처럼 보였습니다.

나는 큰 종양 덩어리가 혈관 다발 주변을 둘러싸고 있기 때문에, 수술은 선택이 아니라고 폴에게 설명하였고, 화학 요법을 하면서 상황이 돌아가는 것을 살펴보자고 제안했고, 즉시 방사선 치료를 시작할 것을 제안했습니다. 그런 후 나는 주제를 바꾸었습니다. "당신은 다른 데 정신이 팔려 있는 듯 보이네요," 내가 말했습니다. "마지막으로 저를 만난 후, 당신의 삶에 어떤 일이 일어난 건가요?"

"아마도 당신은 내가 입양아라는 걸 모를 테지요," 폴이 말했습니다. 그는 계속해서 말을 이어갔습니다. 그는 자신을 전적으로 사랑하고 받아들여 준 훌륭한 양부모 밑에서 정말 좋은 어린 시절을 보냈다고 했습니다. 그러나 최근에 그는 자신의 생모를 만나고 싶은 마음이 커졌을 때 쯤 입양기관과 연락이 닿았다고 했습니다. 몇 개월 후에, 그 기관에서 전화를 해서 친어머니를 찾았지만, 그의 어머니가 그를 보고 싶어하지 않는다는 말을 들었습니다.

의연하게, 폴은 친어머니에게 편지를 쓰며, 자신에 관한 이야기를 해 주며, 친어머니를 만나고 싶은 자신의 마음을 그녀에게 다시 알려 주었습니다. 하지만 편지는 개봉되지 않은 채 그에게 반송되었습니다. 그는 여전히 어머니와 대화를 하고자 하는 의지가 확고하여, 그는 자신의 사진을 담은 또 다른 편지를 보냈습니다. 다시 한 번, 편지는 반송되었고, 뜯어 본 흔적은 없었습니다. "다시 건강이 나빠졌다는 생각이 든 건 그 일이 있는 후입니다," 그는 말했습니다. "그때 암이 재발한 것이죠."

그 시기에 대해 나는 놀라지 않았습니다. 치유를 위한 폴의 욕구는 자신의 종양보다 훨씬 더 깊었던 것이 분명했습니다. 폴은 자신을 낳아 준 여성이 자신을 보고 싶어하지 않는다는 것을 알게 된 괴로움을 안고 계속 살아가느니 차라리 죽는 게 더 낫다고 생각한 듯 보였습니다. 폴이 그러한 현실을 피하기 위해 내가 도울 수 있는 일은 아무것도 없었습니다. 하지만 내가 생각하기에 더 큰 문제는 그의 마음과 영혼에 깃든 깊은 괴로움이었습니다. 그가 회복될 가능성은 자신의 영혼에 대한 극심한 상처를 치료할 수 있느냐 없느냐에 달려 있다고 생각했습니다. 그에게 권장할 식이요법에 대해 설명한 후에, 그에게 몇 분을 투자하여 다소 특이한 어떤 것을 해 보지 않겠느냐고 물어 보았습니다. 그는 어깨를 으쓱 하더니 "물론이죠, 더 잃을게 무엇이 있겠습니까?" 라고 중얼거렸습니다.

나는 그에게 내가 책상에서 크리스탈 싱잉볼로 소리를 내는 동안 눈을 감고 깊은 호흡을 쉬라고 말했습니다. 나는 또한 그의 몸에 각인되어 있는 그를 낳아 준 어머니로부터 거부당한 감정을 가능한 한 상세하게 시각화해 볼 것을 제안하였습니다. 폴은 회의적으로 눈썹을 치켜 올렸지만, 곧 내 지시를 따랐습니다. 내가 반복적으로 싱잉볼의 가장자리를 스틱으로 치는 동안, 그의 호흡은 느려졌고, 표정은 부드러워졌으며, 조용히 앉아서, 방안을 가득 채우는 울림 소리에 귀를 기울였습니다.

"거부당했을 때 느낌이 어땠는지 말해 주세요," 라고 내가 말했습니다.

속삭이는 소리와 다름없는 머뭇거리는 목소리로, 그는 자신을 낳아준 어머니의 말과 자신을 강력하게 부인한 것이 마치 자신을 통째로 태워 버리는 듯한 불타는 에너지와 같았다고 대답했습니다. 그 에너지를 말로 표현해 볼 것을 요청했습니다. 그는 잠시 주저한 후, 깊은 숨을 들이마시고, 고개를 끄덕였습니다. 그의 입에서 흘러 나온 것은 가까스로 알아 들을 수 있는 훌쩍거림이었습니다. 마치 죽고 싶어하는 사람의 소리 같았습니다. 자신의 괴로움을 계속해서 터뜨리면서 그의 얼굴은 고통으로 일그러졌습니다. 마치 싱잉볼의 소리가 그의 무의식적인 고통을 표면 위로 끌어 올린 것 같았습니다. 시간이 지남에 따라 이러한 방출을 통해 그는 감정적인 면과 에너지 면에서 더 큰 조화상태로 나아갔습니다. 그는 입양에 관한 자신의 문제를 더 깊이 탐구하기 위해서 치료사를 만나기 시작했습니다. 폴은 소리의 동조에 대한 완벽한 사례라고 할 수 있는 싱잉볼이 만들어내는 강력한 진동에 스스로 공명하지 못하도록 하고, 인정하지 못하게 했던 거부감과 수년동안 싸워왔던 것으로 알고 있습니다.

내가 폴을 위해 처음으로 크리스탈 싱잉볼을 연주한 후 3년이 지났습니다. 이제 그는 자신만의 싱잉볼을 갖고 있으며, 명상 활동과 함께 매 주 여러 번 싱잉볼을 연주하고 있습니다. 그는 또한 내가 그에게 처방해 준 식이요법 프로그램을 성실히 따르고 있으며, 정기적으로 에너지 치유사와 심리 치료사를 방문하고 있습니다. 그의 암은 안정적인 상태를 유지하고 있으며, 종양은 변화하지 않고 있고, 아무런 증상도 나타나지 않고 있습니다. 폴의 식도 종양이 2년 동안 전혀 커지지 않았다는 사실은,

의학 종양학의 관점에서 놀라운 결과로 볼 수 있습니다. 현재 그는 화학 요법 치료가 필요하지 않으며 종양이 진행을 시작하지 않는 한, 앞으로도 화학 요법 치료가 필요하지 않을 것입니다. 그가 정신과 신체, 감정과 영혼 모두를 아우르는 관점에서 치유에 접근했기 때문에 매우 잘 해낼 수 있었다고 나는 믿습니다.

폴의 경험은 소리의 동조가 생리적 차원뿐 아니라, 감정적 차원에서 치유를 어떻게 발전시킬 수 있는지를 정확하게 보여 줍니다. 폴과 그의 종양은 일종의 긴장 완화 상태에 도달했습니다. 이는 그가 자신의 근원 및 우주와의 조화로운 공명의 상태를 유지하기 위해서 해내었던 정신-심리적인 작업 덕분에 그의 신체-정신 체계가 최상의 균형 상태를 유지할 수 있었던 때문이라고 나는 확신합니다.

동조의 과학

물론, 이러한 증거들이 있음에도 불구하고, 환자에 대한 나의 사례들은 입증되지 않은 일화일 뿐입니다. 하지만 또한 소리치유의 가능성에 대한 핵심으로서 이러한 원리를 뒷받침하는 증거로, 동조의 역동성에 관한 풍부한 과학적인 정보가 있습니다. 동일하게 진동하는 두 개의 추 시계에 대한 호이겐의 관찰을 떠올려 봅시다. "그들은 상호간의 맥박을 유지하고 있습니다, 사실, 기계적인 정확성에 일치시키는 그들의 능력을 훨씬 넘어서는 것입니다," 〈고요한 맥박〉의 저자인 조지 레오나드는 "마치 그들은 같은 시간을 유지하길 원하는 것 같다."라고 말합니다.

물리학자들은 호이겐의 발견을 재실험해보았으며, 매우 근사하게 고동치는 유사한 리듬의 두 개의 진동자가 조화롭게 진동을 해서 그 맥박이 동시에 발생하게 한다는 것을 확인할 수 있었습니다. 우리는 동물의 세계에서 동조의 증거를 찾아 볼 수 있습니다. 동물 행동 전문가인 의학 박사 브라이언 L. 패드리지는 새, 물고기와 동물의 거대 집단이 미리 결정된 지도자를 따른다는 일반적인 오해와 대조적으로, "특정한 의미로, 전체 집단이 지도자이며, 각각이 추종자의 일부가 된다. 그래서 그 집단은 개인의 집합이 아니라 단일한 유기체가 되며 모든 가능성에서, 마치 집단의 각 구성원이 다른 구성원들이 어디로 이동할지를 알고 있는 듯 보이며 그들이 결코 서로 충돌하지 않는다는 사실이 이 가설에 들어 맞는다"고 하였습니다.

실제로, 원자, 행성의 궤도, 동물의 무리, 인간 생리학의 모든 측면 등 모든 창조물들은 조화로움을 지향하는 경향이 있습니다. 이러한 현상을 인간에게 적용하여 독일의 생리학자인 군터 하이델브란트는 "인간은 조화의 원리에 따라 구성될 뿐 아니라, 그 안에서 기능한다."라고 말했습니다.

생리학적인 부분에서 이러한 조화로운 원리에 대한 한 예로, 인크레더블 머신이라는 영화에서는 레오나드가 설명하듯이 다음과 같이 묘사하고 있습니다.

"심장에 있는 두 개의 개별 근육 세포를 현미경을 통해 본다. 각각은 자신만의 리듬으로 고동치고 있다. 그런 후 두 세포는 서로 가까이로 이동한다. 둘이 서로 닿기도 전에 리듬의 갑작스런 변화가 생기고, 곧 두 세포는 함께 고동치며, 완벽하게 동조된다."

우리 신체의 근육, 신경, 호흡 그리고 순환계등의 모든 체계는 설정된 리듬에 따라 작동하도록 되어 있습니다. 우리의 심장과 맥박은 건강과 활력의 척도인 것으로 여겨지는 일정한 리듬의 소리로 고동칩니다. 우리의 호흡은 느려지고 리드미컬해지며, 혈류는 심장 박동에 따라 리드미컬한 맥박으로 흐릅니다. 음악이 정신과 신체에 어떠한 영향을 미치는지를 저술한 독일의 음악 연구가인 루돌프 하쎄는 음악가의 관점에서 이러한 현상을 설명합니다. "인간의 음률학 즉, 맥박, 호흡, 혈액 순환 및 이들의 결합된 활동은 완전히 조화롭게 기능한다."

인간 관계에서의 동조:
"끌림(Click)"의 기원

인체 내에서 작용하는 조화와 동조의 원리는 또한 인간이 다른 사람과 대화할 때 더욱 분명해집니다. 대부분의 사람들은 처음 만나는 순간부터 친밀감이 느껴졌던 사람에 대한 기억을 해냅니다. 이러한 관계가 어떻게 일어나게 되는지에 대해 우리는 이렇게 설명합니다. "우리는 우리가 만나는 순간 끌렸어요." 아마도 우리는 그렇게 "끌림"을 동조가 막 일어난 순간으로 무의식적으로 인식하는 것이라 이해할 수 있습니다. 대학 기숙사 등 합동생활을 하는 여성들은 종종 생리 주기가 일치하게 되는 경험을 하게 됩니다. 어떤 여성들은 심지어 거의 매일 대화를 나누는, 매우 가까운 친구들과도 생리 주기가 일치한 적이 있다고 이야기합니다.

보스턴 의과 대학의 과학자인 윌리엄 컨돈을 포함하여 여러 연구자들은 인간의 상호 작용 중에 다른 형태의 동조를 더욱 엄밀히 관찰하였고 연구하였습니다. 컨돈은 강의를 듣는 학생들의 뇌파가 교수의 뇌파와 같은 속도로 진동한다는 것을 보임으로써, 사람이 대화 하는 정상적인 과정에서도 동조가 일어난다는 것을 알게 되었습니다. 그는 또한 대화를 나누는 두 사람 사이에 동일하게 놀랍도록 동조된 속도를 증명해 보였습니다. 흥미롭게도, 이러한 연구 피험자들은 그들의 대화가 "좋았던" 것으로 설명할 때에만 뇌파의 동조를 이루었습니다. 이는 아마도 어떤 상호적인 이해와 유쾌한 대화가 있었던 때문일 것입니다.

컨돈은 여러 사람들의 대화를 녹화하였고, 1/48초의 느린 속도로 녹화된 대화를 분석하였습니다. 그는 듣는 사람의 신체 움직임을 말하는 사람의 소리와 비교하였고, 이 두 가지가 완벽하게 동조하고 있다는 것을 발견하였습니다. "이야기를 듣는 사람들은 말하고 있는 사람의 말의 흐름과 비슷한 움직임을 보이는것이 관찰되었다." 라고 컨돈은 말합니다. "1/48초의 속도에서 구별할 수 있는 지연은 없기 때문에, 이는 '동조'의 한 형태인 듯 보입니다. 이는 또한 인간의 대화의 보편적인 특성인 듯 보입니다. 심지어 완전히 낯선 사람들과도 이러한 동기화가 나타납니다."

마틴 루터 킹 등의 유명한 연설가의 연설을 생각해 봅시다. 그의 시적인 문장과 억양으로 우리 시대의 이 위대한 설교사는 청중을 깨울 수 있었습니다. 킹의 마법은 그의 음성이 가진 힘과 확고한 신념에서 나왔습니다. 하지만 조지 레오나르가 지적했듯이, 집회 참가자들의 반응에 맞추어 영감에 가득차 리드미컬한 답변을 하는 킹의 웅변조의 목소리는 진정한 형태의 동조였습니다. 화자와 청자들은 서로의 소리와 리듬에 매우 조율되어, 말이 원문을 넘어서는 의미를 전달하도록 한 것입니다.

많은 사람들이 마틴 루터 킹을 위대한 치유사라고 생각할 것입니다.

더 온건한 의미에서, 다른 치유사들 또한 자신이 치유의 노력을 기울이는 대상과의 에너지 넘치는 동시성을 발전시킬 수 있습니다. 콜롬비아 대학의 심리학자인 폴 브라이어는 다음과 같이 말했습니다. "심리 치료사와 환자 간에 맥박이 동기화된 사례가 보고되었습니다." 이러한 매우 흥미로운 발견은 치료 상황에서 치유를 증진하는 것 중 일부가 치료사와 환자 간에 발생하는 에너지의 동기화, 환자를 더욱 완화되고 수용적인 의식 상태로 인도하는 치료사의 목소리인 것임을 보여 줍니다.

지난 20년 동안의 연구를 통해 인간의 생리가 동조의 과정을 통해서 소리와 음악적 자극에 반응하는 다양한 사례들이 밝혀졌습니다:

- 음악 감상회에서 22명의 대학생들이 베토벤의 5번 교향곡을 연주했을 때, 음악의 첫 번째 부분의 템포에서의 변화와 직접적으로 연관이 있는 심장 박동에서의 뚜렷한 변화가 기록되었습니다.

- 연구자인 요하네스 누트겐은 자장가를 들으며 잠이 든 아기들은 음악의 리듬에 맞추어 호흡한다는 것을 증명해 보였습니다.

- 음악이 혈압, 맥박, 호흡과 기타 자율 신경계의 여러 측면에 어떠한 영향을 미치는지를 조사한 연구에서, 참가자들의 심장 박동은 음악의 볼륨과 리듬 모두에 반응하는 것으로 나타났습니다. 그리고 몇 가지 사례에서, 심장 박동 또는 호흡의 리듬은 실제로 음악의 비트와 동기화되었습니다.

신뢰와 치유:
의사와 환자의 동시성

인간의 생리적 리듬은 우리가 진동체로 구성된 시스템이기 때문에, 인간은 우주의 다른 물체와 그다지 다르지 않다는 사실을 증명합니다. 그래서, 우리가 동시성에서 벗어났거나 다른 누군가와 같은 파장에 있지 않다고 느낄 경우 이 느낌이 실제 의미하는 것은 우리가 그 사람과 동조하고 있지 않다는 것입니다. 이때 우리는 쉽고 편안하게 무언가가 오고가게 할 수 있는 리듬을 찾을 수 없습니다. 비록 나는 치료사가 아니라 암치료사이지만, 나는 환자들의 치유를 도울 수 있는 방법 중 하나는 개방적인 자세와 그들에게 안심을 주는 방법으로 환자들과 대화를 나누는 것이라고 믿습니다. 그들에게 통계적인 생존 확률을 알려 주고, 그런 후 객관적으로 그들의 치료 과정을 설명해 주는 것으로는 충분하지 않습니다. 우리 의사들은 의학박사인 버니 시겔이 "치유 파트너십"이라고 부르는 것을 환자들과 함께 만들어 나가야 합니다. 시겔은 존스 홉킨스 대학의 정신과 의사인 제롬 프랭크가 실시한 한 연구를 인용합니다. 프랭크는 환자들의 독립심, 낙관적 성격, 그리고 의사에 대한 믿음을 알아보기 위해서, 망막 박리 수술을 앞두고 있는 98명의 환자들을 연구하였습니다. 시겔에 따르면, 프랭크는 신뢰감 수준이 높은 환자들은 다른 사람들보다 더 빨리 치유되었다는 것을 알게 되었습니다.

나는 이러한 결과에 크게 놀라지 않았습니다. 두사람 사이에 일종의 공명이 아니라면 신뢰란 어떤 것일까요? 환자가 나를 만나러 오면, 나는 그들이 가지고 있는 병에 대한 공포를 키우지 않도록 하고 혼란스러운 부분들을 정리할 수 있는 방향으로 환자들과 이야기를 나눕니다. 나는 치유의 파트너십이 잘 생겨날 수 있는 분위기를 만들어 내기 위해 일하며, 그렇기 때문에 나는 보통 환자들이 처음 방문했을 때 싱잉볼을 소개해 주어, 그들이 내 목소리뿐 아니라, 싱잉볼의 소리에 동조할 수 있도록 합니다.

데이비드는 40세에 왼쪽 신장에 암 진단을 받았으며, 진단을 받았을 당시에 이미 폐로 암이 전이되어 있었습니다. 세 자녀를 두고 행복한 결혼 생활을 하고 있던 데이비드는 성공한 음악가였으며, 나와의 첫 번째 상담을 하는 동안, 암에 대한 분명한 스트레스는 제쳐 두고, 자신의 삶에 어떠한 불만도 없다고 장담했습니다. 데이비드의 말은 내게 진실되게 들리지 않았습니다. 그의 손톱은 심하게 물어뜯은 자국이 있었으며, 대화하는 내내 다리를 신경질적으로 떨고 있는 것을 보았습니다. 음악가로서, 그는 내 방 책장에 늘어서 있는 싱잉볼에 특별한 관심을 보였으며, 그 소리를 매우 들어보고 싶어 했습니다. 그가 사무실을 걸어 나갈 때까지, 나는 치료 과정에서 그를 도울 수 있는 유대감의 시초를 만들어 냈다고 생각했습니다.

그 다음 상담의 중반 즈음에, 데이비드는 무심결에 이렇게 말했습니다, "어젯밤에 이상한 꿈을 꾸었어요." 다음 환자와의 약속 시간이 다가오고 있었지만, 그가 꿈, 또는 나와 공유하고 싶어하는 다른 어떤 것에 대해 이야기하는 것이 중요하다는 느낌이 들었습니다. 계속하라고 그에게 고개를 끄덕여 보이자, 그는 말했습니다, "꿈을 통해서 나는 내가 열 살 때쯤 되던 때를 기억해 내었습니다. 그때는 종종 침대에 소변을 보곤 했지요." 그는 잠시 말을 멈추고, 내가 무슨 말이든 해 주기를 걱정스럽게 기다렸습니다.

"참 힘든 일이었겠군요," 나는 조용히 대답해 주고 오늘 우리는 침대에 소변을 보는 일에 대해 훨씬 더 많은 것을 알고 있다고 계속 설명하였습니다. 이는 보통 수면 중에 소변 기능을 제어하는 화학 물질을 생성하는 데 있어 둔화된 뇌를 가진 사춘기 이전 아이들에게 일상적으로 발생하는 일이었습니다.

그는 고개를 끄덕였습니다. "형제들은 그 일로 나를 끔찍하게 놀려대곤 했어요," 그는 말했습니다. 그의 목소리는 감정으로 짙어졌습니다. "내 중간 이름은 에디(Eddie)예요. 형제들은 나를 웨티(Wettie:오줌싸개)라고 불렀어요."

그는 다시 한 번 말을 멈추었습니다. 그의 형제들이 30년 전에 그렇게 했듯이, 내가 웃음을 터뜨리기를 기다리는 듯 보였습니다. "아이들은 때로 너무 잔인해질 수 있죠," 내가 말했습니다.

데이비드의 문제를 바로잡으려는 잘못된 노력으로서, 그의 부모님은 시트가 젖으면 경보가 울리는 장치를 사 침대 시트 밑에 놓았습니다. "그 빌어먹을 장치가 울려댈 때마다 내가 얼마나 당황했는지 상상도 못 하실 겁니다," 데이비드가 비통하게 말했습니다. "전 너무 무기력했습니다. 나 자신을 통제하려 더 노력할수록, 전 더 실패할 뿐이었어요. 때로 나는 그 소리를 다시 듣느니 차라리 죽는 게 더 낫다고 생각했습니다." 그는 나를 올려다보며 고개를 저었습니다. "이 이야기는 다른 누구에게도 말해본 적이 없어요."

나는 나에게 그 이야기를 털어놓은 데 대해 데이비드에게 감사를 표했고, 그가 그렇게 하는 것이 회복에 도움이 될 것으로 생각한다고 말했습니다. 내 기분은 차분해졌으며, 마음을 끄는 내 목소리와 첫 번째 만남에서 발전된 신뢰감을 통해서, 데이비드는 내게 마음을 열 수 있었습니다. 내 목소리의 톤과 서로의 존재감을 확인하는 이런 방법을 통해 동조한 후에, 그는 싱잉볼의 소리를 받아들였으며, 결국 그는 자신의 일부로서 자신의 일상생활 속에 함께하게 되었습니다. 나는 싱잉볼의 소리가 데이비드의 마음속의 끔찍한 경보음을 대체해서, 그가 생존을 위한 투쟁을 하는동안 그에게 도움이 된다는 것을 보여주는, 자신을 위한 삶을 받아들이도록 하는 공명을 창조해내는 것에 대한 뚜렷한 이미지를 갖게 되었습니다. 싱잉볼을 이용한 "소리 약"을 사용하는 것과 더불어, 그는 엄격한 영양 치료와 면역 강화 치료를 병행하였습니다. 2년이 지난 지금, 데이비드는 암에서 완전한 차도를 보였으며, 어린 시절부터 안고 있었던 수치심은 마침내 적절히 사라진 듯 보입니다.

동조의 "허밍 (Hum)":
종, 호루라기, 그리고 싱잉볼

치유를 위해 소리의 동조를 사용한다는 것은 거의 태고부터 이어져 내려온 개념입니다. 이전 장에서, 나는 리드미컬한 북소리를 통해 유도되는 주술적 치유와 변화된 의식 상태에 대해 이야기했습니다. 분명히, 고대 문화의 주술사와 의료인들은 치유의 목적으로 동조를 사용했습니다. 최근에, 과학자들은 우리의 생리가 이러한 소리의 주술적 의식으로 인해 변경될 수 있다는 것을 확인하였습니다. 자신의 책 *치유의 이미지*에서, 진 악터버그는 리드미컬한 비트는 초당 0.8에서 5.0 주기의 주파수 범위를 포함한다는 것을 보여 주는, 주술적 북소리의 분석을 인용하였습니다.

이는 그녀가 "세타 구동 용량(theta driving capacity)"을 갖는 것이라 언급하고 있습니다. 악터버그는 불교 명상의 마스터들이 깊은 명상상태에서 활성화된 의식중에서 세타파가 가장 뚜렷이 활성화 되고 있다는 것을 발견했습니다. 이 연구는, 주술적 의식의 맥락에서 소리는 의식의 변화된 상태와 치유 모두에 대해 임상적으로 유의미한 방법으로 뇌파를 동조할 수 있음을 말해줍니다. 세타상태는 깊은 자아성찰 및 신체의 재생으로 통하는 평소에는 거의 사용하지 않는 의식과 무의식 사이를 연결해주는 통로처럼 여겨집니다.

티베트의 불교 명상가들은 띵샤라고 부르는, 작은 심벌즈같이 생긴 두 개의 작은 종을 사용합니다. 명상 의식에서, 띵샤를 함께 울리며, 각각은 미묘하게 다른 음조를 냅니다. 더 깊은 연구를 통해서 이러한 음조의 차이로 인해 두 개의 종은 초당 4-8 주기의 극저주파를 방출한다는 것이 밝혀졌습니다. 이는 명상 중에 발생하는 뇌파의 범위이며, 그러므로 이 종은 이러한 동일한 주파수로 뇌파와 동조합니다. 수 세기 동안 명상을 시작하는 데 띵샤를 사용해 왔다는 것은 놀라운 일이 아닙니다. 그들은 연습의 시작을 알리며, 실제로 종종 명상에 동반하는 심오한 휴식의 상태를 유도하는 데 도움이 될 수 있습니다. 고대 잉카와 마야 문화권에서 사용한 또 하나의 치유 도구는 보통 페루인의 호루라기라고 알려진 복잡한 호루라기로 이 도구는 파이프같이 생긴 용기로, 7개가 한 세트를 이루어 특이한 공명하는 소리를 만들어 냅니다. 연구자인 스테판 개럿과 다니엘 스타네코프는 페루인의 호루라기가 만들어 내는 음조의 범위를 실험하기 위해서 민감한 주파수 측정기와 스펙트럼 분석기를 사용했습니다. 1988년에 뉴욕 타임스에 실린 논문의 보고에 따르면, 그들은 이 호루라기가 테이프로는 녹음할 수 없으며 오직 인간의 귀로만 들을 수 있는 깊고 낮은 음, 낮은 주파수의 소리를 낸다는 것을 발견하였습니다. "이러한 낮은 주파수의 소리가 의식 상태를 변화시키는 데 중요한 종교적 예식이라는 것이 우리의 생각이다"라고 개럿박사는 말했습니다.

제4장에서, 나는 내가 임상 업무에서 사용하고 있는 티베트의 싱잉볼은 인간의 생리에 다양한 "동조" 효과를 준다는 과학적인 증거를 설명할 것입니다. 여기서는 싱잉볼, 주술적 북소리의 전통, 띵샤와 페루인의 호루라기는 건강과 치유에 좋은 효과를 정신과 뇌, 신체에 전해준다고 말해두는 거로 충분합니다. 나는 의식과 같은 주술적 북소리가 가진 측면을 나의 현대적인 종양학 업무에 통합하려 노력하였습니다. 이는 이상한 조합으로 보일 수 있는 결합입니다. 하지만 치유의 의식에서 소리의 사용은 미신 이상의 것에 뿌리를 두고 있습니다. 이는 현재에 이미 여러 문헌에 기록되어 있는 현상인, 소리의 동조의 기초에 토대를 두고 있습니다.

"세계를 갖는 우리의 능력은 세계와 동조하는 능력에 달려 있다,"고 조지 레오나드는 말하고 있습니다. 우리 주변에 있는 세상의 진동과 동조하거나 그것의 하모니를 경험하는 능력을 통해 우리는 세상과의 연결성을 느낄 수 있습니다. 모든 대화의 기본이 되는 동조가 없다면, 우리는 우주와의 조화가 아닌, 고립되어 존재하게 될 것입니다. 그런 다음에 치유는 근본적으로 부조화에서 조화로의 회복이 되며, 이는 우리가 우리 자신의 삶의 에너지 또는 본질에 다시 연결될 수 있도록 할 것입니다.

소리 의학에 대한 내 연구에서, 나는 가벼워 보이는, 또는 달리 말하자면 근거가 없어 보일 수 있는 이 일들에 대해 과학적이고 논리적인 배경지식들을 인식하기 시작했습니다. 물리학과 생물학 간의 상호작용인 동조의 개념은 내가 소리야말로 생리적 결과를 갖는 힘이라는 것을 깨닫는 데 도움을 주었습니다. 적절하게 사용하게 되면, 소리는 부상이나 질병 후에 활기를 유지하고 재생에 필요한 더 위대한 조화와 항상성을 위해 인간을 동조시킬 수 있습니다. 소리와 호흡은 하나이며, 조율, 찬송과 노래의 연습은 호흡에 새로운 활력을 줍니다. 이는 그 자체로 조화와 항상성의 핵심이 됩니다. 소리 의학의 이러한 속성. 즉, 동조, 조화와 항상성은 치유의 기술과 과학에 있어 새로운 움직임을 위한 합리적이고 영적인 토대를 의미합니다.

음악과 음성의 힘

음조, 리듬과 노래를 통한 치유

성서시대에서는 음악은 치유의 도구로 이해되었습니다. 사무엘상에 따르면, 사울 왕이 "하나님의 사악한 영혼"으로 고통 받았을 때, 그의 하인들은 그에게 상처받은 그의 영혼을 고칠 수 있는 연주를 하는 하프 연주자를 찾을 것을 조언하였습니다. 능력 있는 음악가로 명성을 얻고 있던 다윗이라는 이름의 젊은 양치기가 빠르게 불려들어졌습니다. 성경에는 이 내용이 다음과 같이 적혀져 있습니다. "다윗이 하프를 들고 와서 손으로 연주를 한 즉, 사울 왕이 낫고 악령이 그에게서 떠났더라." (사무엘 상. 16장 23절)

다윗의 연주는 치료 요법으로서 음악을 사용한 사례로서 처음 기록된 것일 겁니다. 하지만 음악 치료사이자 주술 및 기타 고대 치유 문화에 대해 오랫동안 공부한 조세프 모레노는 현대적인 음악 치료는, 그 광범위한 정의 및 적용법에 있어, 치유의 도구로서 3만 년 전의 주술적 전통에서 뻗어 나오는 것이라고 주장하였습니다.

치유사로서 음악 치료의 기원은 제2차 세계 대전 때로 거슬러 올라갑니다. 그 당시 음악가들은 상처받은 군인들의 동조를 위해 곡을 연주하였습니다. 그들은 결국 병원에서의 생활의 지루함과 판에 박힌 일상을 전환시켜 주고자 했던 초기의 목표를 훨씬 넘어서는 결과를 보게 되었습니다. 정기적으로 연주를 들려 준 결과로 얻은 효과로는 우울증의 경감, 환자들 간에 더 많은 사교, 사기와 의욕의 고취, 감정 표현의 증가, 그리고 현실 인식의 개선 등이었습니다. 그때 이후로, 음악 치료는 광범위한 신체, 감정 및 정신 상태를 위해 실용적이고 생산적인 적용 방법으로서 점점 더 인식되기 시작했습니다.

인간의 발달과 행동에 대한 음악의 심리적, 생리적 이점을 측정하고 입증하려는 연구가 현재 상당수 존재하고 있습니다. 하지만 우리는 주술적 모델을 잊지 말아야 합니다. 음성, 악기 또는 두 가지를 모두 사용하여 만들어지는 음악은 우리의 의식적인 인식을 넘어서는 범위로서 우리의 근원과의 연결을 회복해 주며 우주와의 연결을 회복시켜 줍니다. 작곡가인 스티븐 핼펀은 1970년대 이래로 소리와 치유 분야에서 선도적인 연구자였습니다. "자기 자신, 그리고 우주와의 조화를 이루는 일은 시적인 개념 이상일 것입니다," 라고 핼펀은 말합니다. 그는 뇌파를 알파에서 세타 상태로 변화시키고, 그래서 치유에 매우 좋다고 스스로 생각했던 휴식의 상태를 이루기 위해서 크리스탈 싱잉볼과 심상 유도화를 처음으로 사용한 사람들 중 한 명입니다.

신화와 원형의 탐구를 통해 영성을 심리 치료에 적용한 선구적인 정신 분석가인 칼 융은 음악 치료사이자 콘서트 피아니스트인 마가렛 틸리를 만난 덕에, 음악의 치료적 장점을 발견하게 되었습니다. 1956년에 틸리가 그의 스위스의 고향 집에 방문을 할 때였습니다. 그는 성급하게 그녀에게 말했습니다, "나는 모든 이야기를 들었고, 위대한 모든 연주자들에 대해 들었습니다. 하지만 나는 더 이상 음악을 듣지 않습니다. 음악은 소모적이고 나를 화나게 할 뿐입니다."

틸리는 그의 격렬함에 놀랐습니다. 특히 그의 크고, 어둡지만 아늑한 거실에 백슈타인의 그랜드 피아노의 뚜껑이 열린 채 놓여 있는 것을 보고 더욱 놀랐습니다. 왜 음악을 포기하게 되었는지 그녀가 그에게 묻자, 그는 대답했습니다, "음악은 그저 한없이 전형적인 주제만을 다루기 때문입니다. 음악을 연주하는 사람들은 그걸 깨닫지 못하고 있어요."

그럼에도 불구하고, 그는 그녀의 직업에 대해 상당한 호기심을 보였으며, 티타임을 끝내자마자, 그는 말했습니다, "내가 당신의 환자인 것처럼 나를 치료해 주길 바랍니다. 피아노로 갑시다."

"내가 꿈 속에 있는 듯한 기분이 살짝 드네요, 연주를 시작할게요," 틸리는 이렇게 회상합니다. "그는 분명히 감동을 받은 듯 했어요 "나는 내가 어떤 일이 일어나고 있는지 몰랐습니다" 라고 그가 말했죠, "무엇을 한 겁니까?'"

그는 내게 연달아 질문을 던졌습니다. "그렇고 그런 경우에 당신은 무엇을 얻으려 하는 건가요? 무엇을 할 거죠? 말로 하지 말고, 내게 보여주세요" 나는 그에게 여러 가지 사례를 말해 주었습니다. 우리는 두 시간 이상 이야기했어요. 마침내 그가 버럭 소리를 질렀죠, "이건 내가 결코 꿈도 꾼 적이 없는, 완전히 새로운 길을 열어 버렸어요. 당신이 내게 한 말 때문이 아니라, 실제로 내가 느끼고 경험한 것 때문입니다. 이제부터 나는 음악은 모든 분석의 필수적인 부분이어야 한다고 생각합니다. 이는 모든 환자의 치료에 적용할 수 있겠네요."

융의 이런 예언은 아직 실현되지는 않았지만, 치료 과정에서 음악의 역할은 계속적으로 점점 더 받아 들여지고 있습니다. 예를 들어, 아래에서 다시 논의할 테지만, 철학 박사인 헬렌 보니의 획기적인 연구는 치유와 성장의 괄목할만한 성과를 이루기 위해서, 고전 음악, 심상, 꿈의 해석, 그리고 융의 이야기에서 많은 아이디어를 받고 있습니다. 그래서, 내가 음악 치료에 대해 이야기할 때, 나는 융, 모레노, 그리고 다른 여러 의사와 연구자들의, 모든 것을 아우르는 비전에서 정보를 얻습니다. 그러한 사람 중 하나는 홀리스틱 간호학 분야의 선구자이자, "영혼의 음악 간호"를 지지하는, 간호사이자 철학 박사인 케이시 E. 구제타입니다. 구제타는 진동하는 소리를 들어서 그 효과를 성취하고자하는 과정으로서 음악 치료의 개념을 연구했습니다.

그녀는, "음악의 진동은 이론적으로 조화에서 벗어난 (즉, 스트레스와 질병에 시달리는 동안) 신체에 대한 조절 기능을 회복하는 데 도움을 줄 수 있으며, 조화 상태에 있는 신체에 조절 기능을 유지하고 강화하는 데 도움을 줄 수 있다. 음악의 치료적 매력은 그 진동하는 언어에 있으며, 또한 좌뇌가 작용하도록 하지 않고도 신체-정신-영혼의 근본적인 주파수와 일치하도록 하는 데 도움을 주는 능력에 기반을 둔다."라고 말합니다.

치유의 도구로서 소리와 음악에 대한 나의 믿음은 어려운 과학적 증거에 기반하기보다는 내 자신의 경험에서 나온 것이었습니다. 하지만 의사로서, 나는 사물이 어떻게, 그리고 왜 작용하는지 알고 싶어하기에, 나는 내가 직관적으로 사실이라고 알고 있는 것을 증명하는 연구를 찾기 시작했습니다. 나는 내가 약식으로 기록해 두었던 내용에 대한 근거를 입증하는 매혹적인 연구를 발견하게 되어 무척 기뻤습니다.

음악은 몸의 생리를 변화시킬 수 있다

음악이 치유의 힘이 있다는 증거의 첫 번째 카테고리는 다양한 생리적 기능 및 변수에 대한 음악의 효과와 관련이 있습니다.

- **불안, 심장 박동수와 호흡률의 감소:** 최근에 심장 마비로 고통을 받았던 40명의 환자들에게 "휴식을 주는 음악"을 들려준 후, 심장 박동수, 호흡률과 측정 가능한 불안 상태를 평가하였다. 그 결과는 세 가지 척도 모두에서 통계적으로 유의미한 감소를 보여 주었으며, 이는 연구자들에게 음악의 사용이 심장병 환자들에게 높은 불안 수준을 감소시키는 효과적인 방법이 될 수 있음을 제시하였다.

- **심장 합병증의 감소:** 케이시 구제타는 최근에 심장 마비를 겪은 후 관상 동맥 치료 병동에 입원한 환자들 중에, 2일간 음악을 들려준 환자들은 그렇지 않은 환자들보다 더 적은 합병증을 겪었다고 보고하였다.

- **혈압 감소:** 1989년의 연구는 평균적으로 55 헤르츠(음파가 진동하는 초당 주기 수) 미만의 평균 비트를 갖는 두 장의 앨범: 돈 캠벨이 작곡한 피아노와 신디사이저 앨범인 근원: 크리스탈 명상과 다니엘 코비알카의 변치 않는 자장가를 들은 9명의 피험자들에게 수축기 혈압이 상당히 감소되었음을 보고하였다.

- **혈압과 심장 박동수의 감소:** 다양한 음악 스타일 기록물을 사용한 다른 실험에서 음악을 들은 횟수 당 최대 5점(mm/Hg)만큼 수축기 혈압과 확장기 혈압 모두가 낮아질 수 있음을 보여 주었다. 심장 박동수는 분당 4-5비트 정도 감소될 수 있습니다.

- **혈압 및 과도한 소음:** 역으로, 투쟁 도주 반응을 일으킬 수 있는 지나친 소음은 최대 10% 혈압을 증가시킬 수 있습니다.

- **심장 수술 환자들에게 있어 혈압, 심장 박동수와 소음 민감도의 감소:** 연구자들은 시끄러운 집중 치료 병동에서 심장 수술을 받은 환자들에게 음악을 들려주면 신경계를 진정시켜서 회복을 촉진할 수 있는지 연구하였다. 소음에 매우 민감함을 보인 환자들과 덜 민감함을 보인 환자들 총 40명을 심장 수술 후 하루 동안 실험하였고, 병동에서 15분간 음악을 들려준 후 동맥 혈압을 검사하였다. 1997년에 진행된 이 연구의 결과는 "수술 후 첫날에 심장 수술 환자들에게 음악치료를 하였더니 피험자의 소음 민감도와 관계없이, 소음에 대한 짜증, 심장 박동수, 그리고 수축기 혈압을 감소시켰다"는 것이었다.

- **면역 세포 전달물질 증가:** 미시간 주립 대학의 과학자들은 1993년에, 피험자들이 15분 동안 음악을 들으면 인터류킨(interleukin)-1 (다른 면역 세포의 활성을 조절하는 데 도움이 되는 면역 세포 전달물질 분자) 수준이 12.5-14 퍼센트 증가했음을 보고하였다. 모차르트, 가벼운 재즈, 뉴 에이지 또는 라벨과 같은 인상파의 음악들 중 자신이 좋아하는 곡을 들은 참가자들에게서 과도하게 생성될 경우 면역 체계를 파괴할

수 있는 스트레스 호르몬인 코티솔이 최대 25%까지 감소됨을 보였다. 이러한 결과로 인해 연구자들은 개인이 선택한 음악은 질병의 일으키는 요인들을 경감하는데 기여할 수 있는 호르몬의 방출을 촉발할 수 있는 매우 중요한 긍정적인 경험을 끌어낼 수 있다고 결론을 내렸다.

- **의료 검진 시 스트레스 호르몬의 감소:** 몇몇 독일의 의사들은 음악이 힘든 진단 및 수술 과정에서 과도한 코티솔 분비를 예방할 수 있는지 알아보는 연구를 진행했다. 세 집단의 환자들이 입을 통해 위로 탐침을 삽입하는 위내시경 검사를 받았고, 코티솔 및 부신 피질 자극 호르몬(ACTH) 수치 검사를 했다. 수술 중에 자신이 선택한 음악을 들은 환자들은 스트레스와 관련된 두 가지 호르몬에서 유의미하게 낮은 수준을 보였다.

- **천연적인 아편제의 사용:** 캘리포니아 스탠퍼드의 중독 연구 센터에서 실시한 실험에서, 피험자들은 행진곡, 찬송가, 그리고 영화의 사운드트랙을 포함하여 다양한 종류의 음악을 들었다. 피험자의 절반은 음악을 듣는 동안 극도의 행복감을 느꼈다고 보고하였고, 이를 통해 연구자들은 음악의 즐거움이 뇌의 천연적인 진통제인 엔도르핀이라고 알려져 있는 아편성 화학 물질의 영향을 받는다고 추측하게 되었다. 이 이론을 검증하기 위해서, 연구자들은 아편제의 수용체를 차단하는 날락손을 환자들에게 주입하였다. 환자들은 기쁨의 감정이 감소함을 경험하였고, 이는 특정한 음악의 유형이 엔도르핀을 증가시켜, 더 강한 면역 체계가 생기는것과 같이 건강에 좋다는 것을 보여 준다.

병원 환경에서 음악

　이곳 미국뿐 아니라 전 세계적으로, 의료인들은 다양한 질병으로 고통받는 입원 환자들을 위한 치료의 한 형태로서 음악을 사용하는 방법의 효능을 점점 더 알려지고 있습니다. 실제로, 매리랜드의 볼티모어에 있는 성 아그네스 병원의 관상 동맥 치료 책임자인 의학 박사 레이먼드 바는 다음과 같이 명백히 말했습니다, "의심의 여지 없이, 음악 치료는 중환자를 관리하는 방법들 중 우선 순위가 높은 방법입니다. 안식을 주는 음악의 속성은 환자들이 과도한 불안감 없이 자신의 상태와 치료를 받아들이도록 하여, 환자들이 더 빨리 회복될 수 있도록 한다."

　나의 임상 경험에 비추어볼 때, 병원에서 음악 치료의 역할에 대한 바의 솔직한 평가들과, "음악을 30분 동안 들으면 바륨(신경 안정제) 10그램의 효과와 같은 효과를 생성한다"는 그의 주장을 발견하게 되어 나는 희망을 얻었습니다. 나는 입원 환자뿐 아니라 외래 환자에 대해서도 가능한 한 광범위한 보조적 치유방법들을 사용하는것에 전적으로 찬성합니다. 그러므로 나는 다른 효과들은 제쳐놓고라도, 이미 검증되어 널리 알려져 있는 불안완화 효과를 위해서 음악치료를 제안하는 것이 모든 병원의 의무사항으로 삼아야 된다고 생각합니다. 수많은 의료 기관에서 이미 존재하는 부서 내에서 그러한 프로그램을 도입하는 것을 여전히 반대하고 있지만, 그러한 프로그램을 현재 활용하는 병원 리스트어는 이미 미국 전역의 병원들뿐 아니라, 캐나다, 영국, 중국과 일본의 병원들 또한 포함되어 있습니다.

의학 분야에서 음악의 사용에 있어 세계적으로 주도적인 연구자 중 하나인 마취과 의사 랄프 스핀티지는 의학 치료에서 음악의 생리적 영향에 대해 다음과 같이 설명하였습니다:

> 심장 박동수, 동맥 혈압, 타액의 분비, 피부 습도, 부신 피질 자극 호르몬(ACTH) 등의 혈액 내 스트레스 호르몬 수치, 프로락틴, 인간의 성장 호르몬(HGH), 코티솔, 베타 엔도르핀 등의 생리적 척도는 일상적인 약의 투약과 비교하여, 불안을 완화하는 음악을 들을 때 유의미한 감소를 보인다. 뇌전도(EEG) 연구는 수술 전 단계에서 음악을 통한 수면 유도를 증명해 보였다. 환자들의 주관적인 반응은(59,000)명 중 약 97 퍼센트에서 가장 긍정적이었다. 이러한 환자들은 음악이 수술 전, 그리고 국소 마취를 하는 수술 중에 긴장을 완화하는 데 실제적으로 도움이 된다고 말하고 있다.

임상 연구뿐 아니라, 수많은 일화들이 의학으로서 음악에 대한 스핀티지의 이러한 평가가 사실임을 증명합니다. 건강 관리에 있어 음악의 활용에 대한 특별한 전문 지식을 보유하고 있는 음악 교수인 아서 하비는 행동 의학에서의 음악이라는 제목의 논문에서 그러한 이야기를 설명하고 있습니다. 이 이야기는 현대 의학에서 음악의 역할을 구체적으로 설명합니다. 하비는 병원에 입원하여 자신의 C.A.T. 스캔 결과를 초조하게 기다리고 있는 한 중년 여성을 방문하였습니다. 그녀의 불안감을 가라앉히고자, 그는 바로크 시대 음악의 테이프가 꽂혀 있는 자신의 워크맨을 그녀에게 빌려 주었습니다. 잠시 후에 그는 말했습니다, "그녀의 호흡이 느려졌으며, 얼굴에 화색이 돌아왔고, 두려움과 공포에 떨던 그녀의 태도는 평화로운 모습으로 변화하였습니다."

임상 사회 복지사인 린다 로저스 또한 유사한 시각을 제시합니다. 뉴욕시의 시나이산 병원에서 임상 사회 복지사로서 그녀의 첫 번째 업무는 음악과 의학의 융합에 대한 자신의 장기적인 비전에 대한 구체적인 방안을 만드는 것이었습니다. 로저스는 오클라호마와 사운드 오브 뮤직으로 브로드웨이에서 큰 히트를 친 작곡가인 리처드 로저스의 딸이며, 그녀 자신도 아이들을 위한 음악을 작곡하고 있습니다. 1982년에 시나이산 병원에 처음 도착하여, 그녀는 심장 절개술을 지켜볼 수 있는 허가를 받았습니다. "그것은 전혀 뜻밖의 경험이었어요," 그녀는 10년 후에 이렇게 회상했습니다. "무엇보다도, 소리의 불협화음에 놀랐어요. 금속의 도구가 금속 팬을 때리는 날카로운 소리, 탕탕 치는 소리, 다음 수술을 위한 장비와 도구를 준비하는 달가닥거리는 소리, 수술실 안 모든 기계의 고동치는 거대한 비트, 각각이 뚜렷한 리듬의 청각적인 강렬함을 갖고 있는 소리, 날카롭게 울리는 알람 소리, 그리고 여러 개의 모니터에서 나오는 귀에 거슬리는 소리, 그리고 외과 전문의가 좋아하는 프랭크 시나트라의 음악 소리가 두 개의 스피커에서 흘러나왔어요."

로저스는 마취 상태에 있는 사람들이 수술에 대해 얼마나 기억하는지를 연구한 의학 문헌을 조사하기 시작했습니다. 자료를 통해서 그녀는 환자들이 그녀에게 말하는 것이 무엇인지 확인하였습니다. 다른 모든 감각 체계와 달리 청각은 추가적인 중계 경로를 갖고 있습니다. 청각 섬유는 마취의 영향을 받지 않기 때문에 계속해서 소리를 전달합니다.

간단히 말하면 우리는 결코 듣는 일을 멈추지 않습니다!

    그녀가 발견한 것을 바탕으로 로저스는 오디오 처방 재단(Audio Prescriptives Foundation)을 설립하였습니다. 이 재단은 수술 전, 수술하는 동안, 수술이 끝난 후에 사용할 환자들을 안심을 시키는 유도 심상과 불안을 완화하는 음악을 결합하는 테이프를 만들어 냅니다. 최근에 로저스는 전립선암 수술을 받은 남성들에게 있어 음악이 불안 수준에 영향을 미치는지 알아보기 위해 뉴욕 병원에서 실시한 아직 발표되지 않은 3년간의 연구에 참여했습니다. 자신이 선택한 음악 테이프를 들은 환자들은 전혀 음악을 듣지 않은 환자들에 반해 불안 경감의 지표인 손가락 온도가 증가하는 것으로 나타났습니다. 또한, 로저스는 이렇게 말합니다, "내 테이프를 들은 환자들의 95 퍼센트는 그러한 혜택을 받은 데 대해 만족하였고, 다시 테이프를 들을 것이며, 다른 환자들에게도 추천할 것이라 말했습니다."

    최근 한 임상 실험은 수술 전과 수술 도중에 환자를 위한 멋진 뮤지컬 반주가 있는 유도 심상 오디오 테이프의 놀라운 효과를 증명해 보였습니다. 심상 유도학의 선구자이자 심리 치료사인 밸루스 내퍼스터크는 수술 환자들을 위한 심상 테이프를 개발하였고, 이 테이프는 긍정적인 수술 결과를 암시하는 이미지를 사용해 환자들이 안전한 장소에 있는 듯한 기분을 줍니다. 빠른 치유를 위해 뼈와 피부를 접합하는 신체, 필요한 영양분을 필요한 곳에 전달하는 혈액 등. 따뜻하고, 동정적인 어조로, 내퍼스터크는 청자로 하여금 수술실에서 함께 있고 싶은, 사랑하는 사람들, 천사, 떠나 보낸 소중한 사람들 등 힘이 되어 주는 대상을 시각화하도록 권장합니다. 영적인 연결성을 증진할 목적인 이 테이프는 특별하게 작곡된 음악과 함께 이러한 이미지를 환기시키며 진정시키는 효과를 제시합니다.

이 연구는 수술을 위한 정신-신체 간섭분야의 선구자인, 의학박사이자 마취과 의사 헨리 버네트가 실시하였습니다. 버네트는 335명의 수술 환자들을 무작위로 5개 집단 중 하나에 배정하였고, 이중 4개 집단의 환자들은 수술 전 며칠 동안, 그리고 수술 중에 정신-신체 테이프를 들었고, 하나의 통제 집단 환자들은 오직 쉭- 하는 소음만을 들었습니다. 4개 집단의 환자들은 각각 매우 다양한 테이프를 들었습니다. (1) 긍정적인 수술 결과를 상상하라는 버네트의 지시. (2) 마음을 진정시키는 음악을 들으며 이완. (3) 뇌파를 느리게 하고 이완을 유도하도록 설계된, 양쪽 귀에 서로 다른 주파수로 서로 다른 음조를 전달하는 "반 동기화" 이완 테이프. 그리고 (4) 내퍼스터크의 정교한 심상-음악 테이프.

버네트 박사는 수술 결과에 특별한 관심을 두었으며, 자료의 총계를 내면서 결과에 매우 놀랐습니다. 수술 후 치유 과정을 촉진하는데 있어 유의미한 값을 보인 것으로 증명된 유일한 것은 내퍼스터크의 테이프였습니다. 통계적으로 유의미한 수준에서, 그녀의 테이프를 들은 환자들은 출혈이 더 작았습니다. (즉, 통제 집단의 350cm^3에 비해, 단지 200cm^3). 그들은 또한 통제 집단의 환자들보다 평균적으로 병원에서 하루 덜 머물렀습니다.

버네트의 임상실험은 특정한 방식으로 행하는 심상화와 함께 음악을 치료에 이용할 경우 음악을 단독으로 사용할때보다 더 높은 치유효과가 있다는 것을 보여줍니다. 자신의 테이프의 성공에 대한 스스로의 평가에서, 내퍼스터크은 동반하는 음악의 감정적 및 감각적 효과를 크게 인정하고 있습니다. 하지만 그녀는 또한 소리와 이미지가 가진 초월적인 힘에 대해서 이야기 합니다. "소리가 가진 최고의 이점은 일상속의 시간을 넘어 다른 차원으로 데려가 준다는 것입니다. 자신의 마음속으로 빠질 수 있는 유일한 방법일 것입니다. 이 테이프는 그들이 안전하다고 느끼는 사랑과 힘이 있는 장소로 데려 갑니다."

　인간의 신경계에 대한 음악의 효과는 아마도 치료에 극적으로 반응하는 심각한 신경 장애를 가지는 환자들의 사례에서 가장 잘 설명할 수 있습니다. 〈사랑의 기적〉이라는 영화는 유명한 신경학자인 올리버 삭스와 파킨슨병을 앓고 있는 그의 환자의 이야기를 들려줍니다. 삭스는 음악 치료 책임자인 코니 토마니오와 함께 뉴욕 브롱스에 있는 베스 아브라함 진료센터의 음악 및 신경 기능 협회가 창립할 때부터 업무에 관여해 왔습니다. 이 두 사람은 파킨슨 병의 심한 손상의 영향 때문에 수년 동안 실제적으로 신체가 마비되어 온 환자들에게서 기적과도 같은 결과를 이루어 낸 원대하고 혁신적인 프로그램을 공동으로 개발하였습니다. "운동 기능에 문제가 있는 사람들에게, 음악은 촉매와도 같은 영향을 합니다. 비트를 듣는 것만으로 사람들이 생각하는 데에서 움직이는 것으로 변화시키기에 충분할 것입니다,"라고 토마니오는 말합니다. 전에는 걷지 못했던 환자들 조차도, 음악이 있는 한 의자에서 일어나 춤을 추기 시작할 수 있었습니다. 베스 아브라함에서 실시한 연구는 음악 치료가 파킨슨 병에 걸린 환자들이 일정 수준의 이동성을 다시 찾을 수 있음을 보여 주었고, 이는 뇌졸중 및 기타 신경 관련 손상을 앓고 있는 환자들에게 긍정적인 시사점을 갖는 결과입니다.
　1991년, 음악 치료로 신경 질환의 치료에 초점을 두었던, 상원 특별 위원회의 노화 관련 회의에서, 삭스는 로잘리라는 이름의 파킨슨 병 환자의 이야기를 들려 주었습니다. 그녀는 피아노 앞에 앉아 있을 때를 제외하고, 그 당시에 수 시간 동안 움직이지 않고 있었습니다. "그녀는 피아노로 아름다운 음악을 연주할 수 있습니다," 삭스가 이야기하였습니다, "그리고 그녀가 피아노를 연주할 때, 그녀의 파킨슨 병 증상이 사라지며, 편안하고, 유창하고, 자유롭고 정상적이 됩니다."

나는 예일 대학의 음악 치료 강사인 진저 클락슨의 연구뿐 아니라, 삭스와 토마니오의 연구에 감동 받고 설득당하지 않을 수 없었습니다. 음악 및 심상화 협회 저널에서 출판된 논문에서, 클락슨은 자신에게 치료를 받으러 왔을 때 아직 말하는 법을 배우지 못했던 26세의 자폐 남성인 제리의 사례를 보고합니다. 제리는 2세에서 8세 정도의 정신 연령을 가진 것으로 추정되었으며, 바닥이나 벽에 반복적으로 머리를 박는 극도로 자기 파괴적인 짜증을 보였습니다.

클락슨은 제리로 하여금 북을 두드리고, 다양한 형식의 음악에 맞추어 춤을 추게 하고, 다양한 악기를 연주하게 함으로써 치료를 시작했습니다. 후에 그녀는 자폐증이 있는 사람들이 말로 자신의 감정을 표현할 수 있도록 설계된 소형 컴퓨터를 사용하는 최첨단 치료 기법인 촉진적 의사소통방법을 그에게 소개하였습니다. 이윽고, 제리는 분명하고, 확실하며, 때로는 유머러스한 용어로 클락슨에게 자신의 감정을 전달할 수 있게 되었습니다. 그는 클락슨에게 다음과 같이 작별 메시지를 보냈습니다, "우리는 함께 춤을 매우 잘 췄어요. 우리는 더 오랜 시간 춤을 출 수 있어요."

제리와, 클락슨과 함께 일하는 그래픽 디자이너는 마침내 힘을 합쳐 수익성이 있는 축하 카드 회사를 차렸고, 제리는 그 회사에 "달아난(Flew the Coop)"이라는 이름을 붙였습니다. 그는 이제 수많은 메시지를 쓰며, 카드 디자인을 돕고 있습니다. 부분적으로 소리 및 음악 치료 덕분에, 전에는 표현을 분명히 하지 못했고 말을 붙이기 어려운 이 젊은 남성은 이전에는 활용하지 못했던 창의적인 잠재력을 실현하고 있는 능력 있고, 말을 잘 하는 생산적인 사람으로 진화하였습니다.

임신 및 출산 중의 음악

지난 15년 동안, 수많은 연구에서 출산 전과 출산 중에 음악 치료의 긍정적인 효과가 확인되었습니다. 텍사스의 오스틴에 있는 한 의료 센터에서 실시한 연구에 따르면, 출산을 하는 동안 음악을 들은 여성의 50 퍼센트는 마취가 필요하지 않았습니다. "음악의 자극은 엔도르핀 분비를 증가시키며, 이는 약물의 필요성을 감소시킵니다. 또한 이는 고통을 잊을 수 있게 하며 불안감을 완화합니다," 라고 연구의 저자는 말했습니다.

캐나다 밴쿠버에서 한 무리의 여성들이 음악 치료 프로그램에 참여하였습니다. 이 프로그램의 목적은 늦은 출산에 대한 불안감을 감소시키고 안정을 도모하는 것. 출산 중 고통 관리를 위한 약물의 대안을 제시하는 것. 출산 전후 발달에 영향을 주는 것이었습니다. 임신부들은 불안감의 감소와 출산 경험에 대한 높은 수준의 만족감, 그리고 출산 전 음악을 통해 아이를 진정시키는 능력을 보여 주었습니다.

세 번째 연구는 안정감을 도모하고 고통 및 소음을 경감시키기 위해 출산 중에 음악이 나오는 기간과 침묵의 기간을 교대로 사용하였습니다. 긴장 및 완화에 대해 기록된 행동 척도에 기반하여, 그리고 출산 후 환자가 작성한 설문지에 기반하여, 연구자들은 여성들은 음악을 들려주면 출산을 하는 동안 고통에 대한 반응을 경감한다고 결론 내렸습니다.

소리와 음악의 이점은 수술실과 분만실에만 국한되는 것이 아니라,

신생아 병동에까지 확대됩니다. 유타의 프로보에서 영아들에 대해 실시한 연구에서, 집중 치료 병동은 주기적으로 노래를 들려주거나 말을 걸어 준 아기들은 어른이 말을 걸어 주거나 노래를 불러주지 않은 통제 집단의 아기들과 비교하여, 병동에서 3일 더 일찍 퇴원하였고, 더 많은 칼로리를 흡수했으며, 체중이 더 많이 증가했음을 보였습니다.

플로리다의 탤러해시에 있는 한 병원에서, 저체중으로 태어난 미숙아와 신생아에게 한 시간 동안 자장가와 동요를 들려주자, 체중 감소율이 50퍼센트 미만이었으며, 평균적으로 병원에서 머무는 시간도 5일 미만으로 줄었습니다.

죽음을 앞둔 사람들을 위한 음악

음악은 환자들의 삶의 질뿐 아니라, 말기 환자들의 죽음의 질 또한 개선하는 것으로 나타났습니다. 병원 및 호스피스 모두에서, 고통과 괴로움의 상태에서 무한한 평화와 궁극적인 치유로 향하는 과정을 수월하게 하도록 구체적인 형식의 음악을 사용하고 있습니다. 사망학이라는 용어는 죽음과 죽음을 앞둔 일에 대한 심리적이고 사회적인 측면을 연구하는 일을 말합니다. 테레사 슈로더는 음악 죽음학에 있어 과거와 현재를 통틀어 가장 유명한 인사일 것입니다. 이러한 학문을 그녀는 '완화 연장 의학기술'이라고 부릅니다.

슈로더는 노인들을 위한 요양원에서 일하는 중에 우연히 자신의 소명을 발견하게 되었습니다. 최근에 사망한 노인들의 시신을 부주의하게 취급하는 모습에 고통스러워하며, 그녀는 한 사제에게 상담을 하게 되었고,

사제는 그녀에게 이렇게 말했습니다, "그들을 보호하십시오." 곧, 그녀는 자신이 죽음을 앞둔 한 환자의 방에 있다는 걸 알게 되었습니다, "그는 때로 잔인했고, 종종 불안정하고 이기적이었어요. 그는 더 이상 음식을 먹을 수 없었어요, 무엇도 삼킬 수 없었죠. 방 안에는 그의 공포와 분노가 가득했어요." 충동적으로, 그녀는 문을 닫고, 그의 침대 위로 올라가 그의 뒤에 누워서 자신의 머리와 심장이 그의 등 뒤에서 나란히 되도록 하여 그의 무게를 지탱하였습니다. 기력이 없는 그의 몸을 부드럽게 흔들면서, 그녀는 여러 미사 찬송가를 부르며 죽음을 축복했습니다. 그 남자는 그녀의 몸에 기대어 휴식을 취하는 듯 보였습니다. 마침내 그녀는 마치 자신과 그 남자가 조화로운 호흡을 하는 듯한 기분이 들었습니다.

슈로더는 마침내 그가 그녀의 품 안에서 죽음을 맞을 때까지 그를 안고 있었습니다. "그의 방에서 느낀 정적이 준 감정은 20년이 지난 지금까지도 내 삶속에 머물러 있습니다." 그 후 10년 이상, 그녀가 자신의 "음악을 통한 임종 간호"를 계속하는 동안, 그녀는 음악 사망학이 중세 프랑스와 클루니의 수도원으로 거슬러 올라가는 유서 깊은 예식이라는 것을 알게 되었습니다. 클루니의 수도사들은 부분적으로 망자를 기념하는 데 헌신했습니다. 그들은 자신의 임무가 죽어가는 사람들이 찬송과 음악이라는 수단을 통해서 슈로더가 "축복받은 죽음"이라고 설명하는 죽음을 맞이하도록 돕는 일임을 알고 있었습니다.

슈로더는 그 후 1992년 이후 몬타나주의 미주리에 있는 성 패트릭 병원에 본부를 두는 호스피스 프로그램인 명복의 성배 프로젝트를 시작했습니다. 그곳에서 의료행위로서 그녀의 업무가 공식적으로 용인되었을 뿐 아니라, 그 프로젝트는 현재 2년 과정의 대학원 수준의 자격 프로그램으로서 운영되어, 학생들이 하프, 플레인송, 찬송, 그리고 노래를 결합하여 환자의 시신을 넘어 곳곳에 반응하는 음조인 소리의 성스러운 흐름을 만들어 낼 수 있도록 훈련시키고 있습니다.

그녀와 동료들은 1,900건 이상의 임종 간호에 참여했으며, 암, 에이즈, 호흡기 질환, 점진적인 퇴행성 질환, 그리고 심각한 화상으로 인해 죽어 가는 사람들을 보살폈습니다. "이는 성배를 든 자의 임무입니다," 라고 슈로더는 말합니다. 문자 그대로의 시간, 무거운 부담을 진 시간에서 신체를 해방하여, 영원의 시간으로 바꾸어 주는 일 말입니다. 음악은 환자를 시간이 주는 압박감에서 해방시켜 삶을 살아가며 심신을 자유로울 수 있도록 도와줍니다 아마도 이는 동조의 거울 반대편일 것입니다. 아마도 이는 거시적 차원의 동조일 것입니다.

어머니, 모차르트, 그리고 기적
토마티스 효과

앞서, 나는 한 번에 수 시간 동안 그레고리안 성가를 부르는 일상적인 예식을 복귀시켜 프랑스 수도사들의 불안을 치유했던 프랑스 의사인 알프레드 토마티스에 대해 이야기했습니다. 토마티스의 일생의 사업의 범위를 과대평가하거나 간단히 요약하는 것은 어렵습니다. 그는 거의 50년에 걸쳐, 우리가 어떻게 듣는가 대신 우리에게 어떻게 들리는가의 문제를 탐구해 왔습니다. 프랑스 의학 아카데미에서 명명한 그의 이론인 토마티스 효과는 음성은 오직 귀에 들리는 것만을 재현해낼 수 있다는 토마티스의 논지에 기반합니다. 귀, 코와 목 치료를 전문으로 하는 뛰어난 의사인 토마티스는 자궁 안에서 태아에게 들리는 소리의 문제를 연구하기 시작하였고, 출생 전후에 이러한 소리들이 우리에게 어떠한 영향을 주는지 연구하기 시작했습니다. 1960년대 연구자들은 귀는 태아가 4개월 반이 되는 시기부터 진화하기 시작한다는 것을 알아내었습니다. 토마티스는 청력은 훨씬 더 이른 시기에 시작한다고 믿고 있습니다.

"태아는 대개 전 범위의 저주파수 소리를 듣습니다," 그는 청각 과정과 그 과정이 우리의 발달 및 기능의 모든 측면에 영향을 미치는 방법에 대해 일생을 바쳐 연구한 내용을 설명한 매우 흥미로운 자서전적 이야기인 자각하는 귀에서 이렇게 말했습니다. "배아가 잠겨 있는 소리의 우주는 놀라울 정도로 모든 종류의 소리로 가득합니다. 그래서 이러한 맥락에서 어머니의 음성이 태아에 영향을 주는 것입니다. 그 소음은 특별한 형식으로 코드화된 메시지인 것입니다."

그러나 토마티스가 궁금해한 것은 우리 인간은 왜 소리와 음성을 통해서 대화를 하도록 되어 있느냐는 것입니다. 그의 대답은 인간의 의식에 대한 주제에 관해 내가 읽은 어떤 것보다도 심오합니다. "인간의 바로 그 구조상, 인간은 진정한 존재를 드러내 보이는 자기 표현적인 우주의 안테나를 받아들이는 것입니다. 인간은 명백하게 제한이 없는 환경에 빠져 들게되며, 이는 모든 것이 드러내는 불가해 한 존재의 진정한 현신이며, 모든 것이 현상학적인 해답으로서 나타내는 것입니다. 즉, 말하는 주체는 신이며, 인간은 이러한 메시지를 인간의 언어로 해석하기 위해 존재한다고 말하고 싶습니다."

우리가 이러한 메시지를 해석하는 방법에 대한 그의 이해는 부분적으로 행동학(동물 행동의 과학적인 연구) 분야의 창시자로 인정받는 노벨상 수상자인 콘래드 로렌즈를 관찰한 데 기반하고 있었습니다. 로렌즈는 자신이 말을 건 알에서 태어난 오리 새끼들은 자신의 음성을 듣자마자 자기를 향해 뒤뚱뒤뚱 걸어 왔다고 이야기합니다.

하지만 토마티스가 이러한 경향성에 붙인 용어인 '향성(tropism)'은 인간에게도 존재할까요? 토마티스가 프랑스에서 가장 위대한 신경학자라고 인정한 의사이자, 그의 이전 스승이었던 앙드레 토마스가 실시한 실험에 따르면, 이는 명백히 사실입니다. 신생아 행동에 대한 연구의 일부로서, 토마스는 출생 후 10일이 된 영아 주변에 한 무리의 성인을 불러 모았습니다. 한 명씩 그들은 아이에게 새롭게 붙여진 이름을 큰 소리로 말했습니다. 영아는 어떠한 움직임이나 반응도 보이지 않았고, 마침내 아이의 어머니가 이름을 말하자 아이는 어머니를 향해 몸을 기울이기 시작했습니다.

토마티스는 이러한 관찰과 자신의 이론을 종합하여 "소리의 부활"이라는 기법을 개발하였습니다. 이는 환자들을 위해 우리가 무엇을 어떻게 듣는지의 관점에서 자궁에서부터 출생을 통해 영아기에 이르기까지의 여정을 재현하는 기법입니다. 어머니의 음성 또는 모차르트의 작품을 기계적으로 필터링한 기록물을 사용하여, 환자들은 생리적, 신체적인 치유인 초기 의식의 환기를 경험합니다.

소리의 부활은 듣는 귀를 중심으로 심리 사회적 발달 및 언어적 발달의 초기 단계를 재현하도록 설계됩니다. 의뢰인들이 자궁 내 발달 단계 및 신생아 발달 단계로 돌아갈 수 있는 소리를 사용하여 자폐증 어린이, 언어 발달 전 단계에 갇혀 버린 이들에게 극적인 효과를 줄 수 있습니다. 토마티스는 그러한 어려운 사례에 있어 놀라운 결과를 보인 것으로 유명하지만, 그는 이러한 단서를 제시합니다. "나는 어린이들을 치료하지 않습니다. 그들을 일깨울 뿐입니다."

가장 초기의 발달 기간으로 의뢰인들을 데려가기 위해, 소리의 부활 과정은 토마티스가 "전자귀(Electronic Ear)"라고 부르는, 그가 발명한 전자 장치에 중점을 둡니다. 이 장치는 발성, 그레고리안 성가, 모차르트의 음악에서 고주파 소리를 제외한 모든 소리를 여과하여 녹음한 소리에 반복적으로 노출시켜, 내이의 근육을 자극하는 고품질 청취 자극기 입니다. 이러한 소리는 토마티스가 뇌에 영양분을 공급한다고 생각하는 충전하는 소리입니다. 이러한 소리들은 엄청난 수의 진동으로 구성되며, 그래서 에너지 함량이 더 높기 때문입니다. 토마티스의 제자인 폴 마다울에 따르면, 이 전자귀의 주요 목표는 고주파에서 풍부한 소리를 사용하여 출생 전 환경을 재현하고, 환자에게 의지와 에너지를 주는 것입니다.

토마티스가 아이들과 연구를 시작하기 오래전에 그는 이미 극한 소음에 과도하게 노출되어 청력 손실로 고통 받고 있던 공장 노동자와 오페라 가수의 치료로 뛰어난 명성을 얻고 있었습니다. 가수들의 경우에 소음의 근원은 자기 자신의 목소리였습니다. 두 집단 모두 유사한 증상을 보였습니다. 즉, 공장 노동자들은 낮은 음향 명료도를 보였으며, 음악가들은 음정이 맞지 않게 노래를 불렀습니다. 이러한 현상을 통해 토마티스는 음성은 오직 귀에 들릴 가능성이 있는 배음만을 포함하고 있다는 결론을 내렸습니다.

토마티스는 자신의 의뢰인에 맞추어 제작한 소리의 부활 치료에서 여러 가지 음악의 형태를 사용합니다. 그레고리안 성가, 특히 성 피에르 솔렘수도원의 성가는 두 가지 이유로 사용되고 있는데, 이 성가들은 고주파 소리를 풍부하게 포함하고 있고 그 리듬이 우리가 고요하고, 여유 있는 상태일 때의 생리 리듬과 같기 때문입니다. 여전히, 모차르트의 음악은 토마티스가 가장 효과적으로 활용하는 음악 간섭입니다.

모차르트의 힘은 자폐증, 미숙아, 학습 장애, 음성 및 청력 장애, 뇌 손상, 그리고 관련된 정신 및 신경 장애를 치유하기 위해 전 세계에서 사용되는 치유 체계에서 이런 유명 작곡가의 작품이 포함되어 온 이유에 관한 의문을 제기합니다.

토마티스는 이런 해답을 제시합니다. "출생 전부터, 모차르트는 음악에 흠뻑 젖어 있었습니다. 그러한 상황으로 인해 그의 신경 계통이 음악을 듣고, 음악 안에서 살아가도록 준비시켰다고 나는 확신합니다. 음악적 표현은 모차르트가 전 우주와 대화할 수 있도록 한 진정한 모국어였습니다."

실제로, 고전적인 훈련을 받은 음악가이자 음악, 건강 및 교육 협회의 이사인 돈 캠벨 은 모차르트의 음악이 창의성을 증가시키고 긴장을 완화시키며 우리가 어떻게 치유에 도움을 주는지 설명하기 위해 그가 "모차르트 효과"라고 이름을 붙인, 모차르트 음악이 가진 힘에 빠져들었습니다. 같은 이름을 가진 자신의 책에서, 캠벨은 캘리포니아의 어바인에 있는 학습 및 기억의 신경 생물학 센터에서 실시한 연구를 인용합니다. 이 연구에서 프란시스 H. 라우처 박사가 주도하는 연구팀은 학부생들을 대상으로 모차르트의 두 대의 피아노를 위한 D 장조 소나타 (Two Pianos in D Major - K. 448)을 10분 동안 듣게 하였습니다. 학생들은 음악을 듣기 전과 후 공간 IQ를 검사하였습니다. 그들은 음악을 들은 후 10분에서 15분 동안 점수가 8-9점 정도 개선되었음을 보였습니다.

"모차르트의 음악은 뇌가 준비 운동을 하게 할 수 있습니다," 라고 고든 쇼 박사는 말합니다. 그는 뇌의 피질 구조에 전문 지식을 가진 물리학 교수입니다. "우리는 복잡한 음악이 수학이나 체스와 같은 고급 뇌

활동에 관여하는 특정한 복잡한 뉴런 패턴을 촉진하는 것으로 추측하고 있습니다."

자신의 저서 〈왜 모차르트인가?〉에서, 토마티스는 제목에서 제기하는 질문에 대해 기술적이지 않지만, 훨씬 더 간단명료한 대답을 제시하였습니다. "그는 다른 사람들이 갖고 있지 않은 효과, 영향력을 갖고 있습니다. 이는 예외 중 예외로서, 그는 자유를 주고, 치료 효과를 가진 치유의 힘을 갖고 있다고 말할 수 있습니다."

자유롭게 하는 목소리와 마음
음조를 맞추고 노래하기

"알라나와 그녀의 12살 난 딸인 리지는 금요일 밤에 차를 타고 집으로 가고 있었습니다," 자신의 저서 〈치유의 목소리〉에서 조이 가드너 고든은 이렇게 쓰고 있습니다. "고속도로의 커브길 근처에서, 그들은 반 블록 정도 앞에서 한 차가 도로 한가운데에서 위험하게 유턴을 하고 있는 것을 보았습니다. 그 차가 채 유턴을 하기 전에 알라나가 차와 충돌하였습니다."

두 차 모두 완전히 박살났지만, 알라나와 그녀의 딸, 그리고 상대 자동차의 운전자는 죽을 정도로 크게 다치진 않았습니다. 신체적으로는 다치지 않았지만, 리지는 사고의 히스테리 증상으로 눈물을 터뜨렸고, 알라나는 자신의 공포심은 자제하고 딸을 안정시켜야 한다고 생각했습니다. (가드너 고든은 알라나는 경찰이 오기를 기다리면서 평정을 찾은 것을 자랑스러워 했다고 덧붙였습니다.) 경찰이 현장에

도착해서 알라나에게 질문을 하기 시작하자, 리지는 근처의 들판으로 달아나서, 억제할 수 없는 비명과 함께 충격을 쏟아냈습니다.

한 시간 후에, 그들은 집으로 돌아왔습니다. 리지는 마침내 비명을 멈추었고, 다소 충격은 받았지만, 괜찮아졌습니다. 하지만 알라나는 왼쪽 어깨 쪽 목뼈에 심한 고통을 느꼈으며, 고통은 수 개월간 계속되어, 결국 그녀는 음악가이자 전인 치유사인 가드너고든을 만나러 왔습니다. 가벼운 최면을 사용하여, 가드너 고든은 알라나에게 마음속으로 사고 당시를 다시 떠올리도록 했으며, 충돌 후 순간에 그녀가 경험한 공포를 소리를 통해 표현해 보도록 하였습니다. 그것은 그녀의 딸이 죽은 것과 같은 극도의 공포였습니다.

"비명을 통해, 알라나는 마침내 자신의 감정적 고통을 표현하고 내려놓을 수 있었습니다. 그녀가 근육과 조직에 전달한 강력한 메시지가 경계 태세를 하고 있도록 하게 했기 때문에, 그녀의 신체는 긴장 상태로 얼어붙게 된 것입니다. 비명은 실제로 충격이 있었으며, 지금은 그것을 내려놓을 시기임을 알리는, 그녀의 무의식에 보내는 메시지였습니다."

알라나의 목 통증은 그 후 2주 사이에 사라졌습니다. 가드너 고든은 수 개월에 걸친 그녀의 만성 통증은 사고의 순간 또는 수 시간 이내 소리를 통해 그녀가 자신의 공포를 표현할 수 있었다면, 훨씬 더 빨리 가라앉을 수 있었을 것으로 추측하였습니다.

가드너 고든은 음조 맞추기(toning)를 전공으로 하는 홀리스틱 치유사입니다. 음조 맞추기란 긴장을 완화하고, 자신의 감정을 표출하고, 치유 과정을 자극하기 위해 목소리를 사용하는 것을 말합니다. 나는 그로부터 소리치유에 대해서 배우며 인류문명의 시작부터 함께하며 현대 의사들에 의해 알려지고 있는 음조 맞추기의 영향을 받게 되었습니다.

음조 맞추기가 정확하게 무엇일까요? 1960년대 초반 치유의 기술로서 음조 맞추기의 선구자였던 로렐 엘리자베스 키스는 자신의 저서 〈음조 맞추기: 음성의 창조적 힘〉에서 이 기법을 설명합니다. "음조 맞추기는 고대의 치유 방법입니다. 이는 사람들이 자신의 화성 패턴을 회복하도록 하는 것입니다." 하지만 이러한 유서 깊은 치유 기술 이면에 있는 철학과 마찬가지로, 음조 맞추기의 목적과 사용법은 다양합니다. 여기 음조 맞추기의 선도적인 지지자들의 다양한 해석의 예시가 있습니다.

- "음조 맞추기는 신체의 모든 분자와 세포의 진동을 변화시키기 위해 모음 소리를 사용하는 치유 체계입니다." – 라에 매기 가필드의 소리 의학 중

- "음조는 식별할 수 있도록 충분히 오래 지속되는, 들을 수 있는 소리입니다. 음조 맞추기는 호흡과 음성을 사용하여 소리를 의식적으로 연장시키는 일입니다." – 돈 캠벨의 침묵의 포효 중

- "음조 맞추기는 균형을 위해 목소리를 만드는 과정입니다. 음조가 맞추어진 소리는 표현의 소리이며 정확한 의미를 갖고 있지 않다." – 존 빌루의 치유의 기술에서 음악과 소리 중

- 음조 맞추기는 "음성이 향하는 구체적인 신체 부위를 공명할 목적으로 어떠한 음높이를 지속적으로 발성하는" 것입니다. – 랜달 맥클란의 음악의 치유의 힘 중

- "음조 맞추기는 개인의 신체를 통해 자연의 에너지가 이동하도록 하는 활동입니다." - 스티븐 핼편의 인간의 악기 조율하기 중

- "음조 맞추기는 배출과 해소의 목적으로 소리를 표현하기 위해 목소리를 사용하는 것입니다. 이는 어떤 의미를 표현하기 위해 사용되지 않는 한, 음절을 형성하는 자음을 사용하기도 하지만, 비언어적인 소리이며, 주로 모음으로 구성된다. 한숨, 신음, 흥얼거림 또한 음조 맞추기의 한 형태로 인지될 수 있다." - 조나단 골드만의 치유의 소리 중

음조 맞추기의 방법이 다양하기는 하지만, 모두 호흡의 흐름을 증가시키고, 에너지 흐름의 균형을 맞추고, 감정을 배출하고, 과거의 트라우마를 해소하고, 신체-정신 시스템의 균형을 회복하기 위한 순수한 비언어적 소리의 사용과 관련이 있습니다. 가드너 고든은 소리를 완전히 배출하기 위해서, 우리는 복부와 횡격막을 확장해야 하며, 그래서 더 많은 신선한 공기를 흡입하기 때문에, 음조 맞추기는 깊은 호흡을 촉진한다고 말합니다. 우리는 명상을 할 때처럼, 더 깊은 호흡을 할 때, 심장 박동이 느려지며 신경계가 안정되기 때문에, 이완반응이 일어나게 된다는 것을 알고 있습니다.

음조 맞추기의 감정적 힘은 특히 숙련된 음조 맞추기 전문가들의 연구에서 명백히 드러납니다. 비엔나 대학에서 심리 치료를 공부하고, 부루클린에서 오페라 가수로 활동했던 브라차 아드레진은 신체적으로나 성적으로 학대를 당했던 대다수의 의뢰인들이 과거의 트라우마의 기억을 날려 버릴 수 있도록 돕기 위해 노래나 언어적인 표현을 이용해 생명 에너지학의 지식과 음조 맞추기를 강력하게 결합하여 사용합니다.

이 책 내내, 나는 고통스러운 기억과 현재에도 겪고 있는 트라우마를 처리하고 해소하기 위해 나만의 방식으로 음조 맞추기를 사용해 온 환자들의 이야기를 하고 있습니다. 이 작업은 환자들이 자신의 근원을 되찾고, 삶을 위협하는 질병에서 신체의 치유를 유도하도록 하는 일입니다. 다음 페이지에서 음조 맞추기를 위해 조이 가드너 고든이 제시하는 간단한 방법을 설명합니다. 기억하세요, 음조 맞추기를 하는 동안 실수를 하기는 불가능합니다! 모든 소리들에 자신을 내맡기세요.

음조 맞추기의 기본 원칙

- 코를 통해 숨을 들이마십니다. 하나의 길게 지속되는 소리를 내면서 입으로 호흡을 내뱉습니다. 호흡이 끝나면, 다시 코로 숨을 들이쉬고, 다시 길게 지속되는 소리를 만들면서 입으로 숨을 내쉽니다. 원하는 만큼 이 절차를 반복합니다.

- 일어서거나, 바닥에 책상다리를 하고 앉거나 의자에 앉습니다. 척추가 똑바로 되어야 하며 횡격막과 복부에 걸리는 것이 없어야 합니다. 서 있는 자세일 경우, 발끝에서부터 소리가 올라오고 있다고 상상합니다. 턱의 긴장을 풀어줍니다. 소리를 내면서, 턱이 벌어지도록 합니다.

- 호흡이 허락하는 한 길게, 자신이 선택한 음으로 모음 소리를 냅니다. 여러 번 반복합니다.

- 다른 음으로 같은 소리를 냅니다.

- 같은 음으로 음절 소리를 냅니다. 여러 번 반복합니다. (예시: 옴, 램, 또는 후 소리를 냅니다.)

- 다른 음으로 같은 음절 소리를 내고, 반복합니다.

- 마음에 드는 음절과 음의 결합을 찾아낸 후, 계속해서 그 소리로 음조를 맞춥니다.

구체적인 음조 맞추기 연습

● 씻어내기와 배출하기. 신음은 아픔과 고통이 발산될 때 자연스럽게 나오는, 감정을 씻어내는 소리입니다. 높은 음색의, 꿰뚫는 듯한 소리, 또는 심지어 강렬한 비명도 감정 및 신체적으로 갇혀 있는, 에너지가 차단된 곳을 뚫는 데 도움이 될 수 있습니다. 그 안에서부터 느껴지는 소리를 발산하세요. 이는 수 분 동안 계속될 수 있는, 온몸이 얼어붙을 듯한 끔찍한 비명일 수 있으며, 결국은 웃음으로 끝나게 될 것입니다. 수 세기 동안 유지되었던 비명의 발산은 기쁨을 주고, 해방시키는 경험이 될 수 있습니다.

● 진정하기와 이완하기. 음조 맞추기를 통해서, 긴장의 해소를 위한 환경을 제공할 수 있습니다. 흥얼거림은 신경계를 차분히 할 수 있으며, 깊은 호흡을 하는 데 도움이 될 것입니다. 응원과 격려의 말을 통해 노래를 부르도록 고무할 수 있으며, 우리가 익히 알고 있는 음악들과 팝의 음율이 있는 영역으로 들어가게 될것입니다. 이러한 작업들은 모두 직관을 따르는 것이 좋습니다. 직관에 따르세요. 이는 놀랍도록 적절한 판단인것을 느끼실 것입니다.

● 신체의 고통을 위한 음조 맞추기. 발을 어깨 너비 정도로 벌리고 서서 신체를 편안히 합니다. 등을 곧게 펴고 의자 모서리에 앉아도 좋습니다. 에너지가 이동하기 시작하면 일어나 주변을 걸어 다녀도 좋습니다. 코로 숨을 들이쉬고 복부까지 호흡을 끌어 들여서, 실제로 배가 부풀어 오르는 것이 보이도록 합니다. 낮은 신음소리, 또는 자연스럽게 나오는 소리를 내며 입으로 호흡을 내쉽니다. 이것을 10회 반복합니다.

고통이나 긴장이 느껴질 때마다, 그 곳에 주의를 집중하고 그 안으로 의식적으로 호흡하도록 합니다. 숨을 내쉴 때, 신체에서 고통이나 긴장이 느껴지는 곳에서 긴장을 배출하도록 합니다.

감정에 소리를 주세요. 자발적으로 소리가 나오지 않을 경우, 가능한 한 낮게 음조 맞추기로 시작하여, 고통과 공명하는 음조를 찾을 때까지 음높이를 천천히 높여 줍니다. 스스로 내적인 메시지를 받았다고 느끼듯이, 배출됨을 느낄 때까지 계속 소리를 만들어 냅니다.
신체에 고통이나 불편함이 느껴질 때마다 이 과정을 반복합니다.

· 음조 맞추기를 연주해 봅시다. 테이블 상단을 두드려 리듬을 맞추고, 숟가락으로 컵을 치며, 냄비와 팬을 같이 두드립니다. 깊은 잔음을 내는 싱잉볼, 징, 종 또는 북을 손으로 두드리며 음조를 맞춰 봅니다. 당신의 목소리와 소리를 어떤 식으로든 자유롭게 만들어 내도 좋습니다. 무엇이든 실험해 봅니다.

· 음조 맞추기는 매우 다양한 감정과 상태에 치료 효과를 줄 수 있습니다. 다음 페이지에서 가드너 고든이 제안하는 몇 가지 공인된 방법들을 참고하세요.

· 1963년에, 로랠 엘리자베스 키스는 구체적인 특정한 목적의 치유를 하기 위해 음조 맞추기와 통합된 기도에 헌신하는 평신도 종교 수도회인 프랜시스터와 형제들의 수도회를 창립하였습니다. 그러나, 키스는 치유를 목적으로 하는 음조 맞추기는 신앙의 문제가 아니라고 생각했습니다. "마치 우리가 전기를 사용하듯이, 누구나 음조 맞추기를 사용할 수 있습니다," 라고 그녀는 말했습니다. "우리의 신체 에너지에는 자연스러운 채널이 있으며, 우리가 그러한 채널을 따른 흐름을 인식하고 학습한다면, 이는 우리가 건강을 유지할 수 있도록 할 것입니다."

· 키스는 처음으로 음조 맞추기를 실험하기 시작했을 때 느낀 유쾌한 감정을 설명하였습니다. 그것은 긴장의 완화 이상의 것이었다고 그녀는 말했습니다. 그녀가 음조를 통제하려 노력하지 않고 음조가 나타나도록 했을 때, 그녀는 온몸이 정화되는 경험을 하였습니다. "나는 이러한 자연스러운 신체-음성과 정신이 갈등 없이, 서로에게 도움을 주는 관계가 있었던 것이 분명하다고 확신합니다."

· 노래 부르기를 통해서도 유사한 효과를 낳을 수 있습니다.

수피교도들에게, 노래 부르기는 프라나이며, 생명 그 자체의 호흡이며, 음악적 치유 기전의 가장 강력한 힘입니다. 하즈랏 이나야트 칸은, 고대의 가수들은 다양한 에너지 차크라에 대한 음의 영향력을 연구하기 위해 한 번에 30분간 하나의 음을 노래하곤 했습니다. "그 음이 어떠한 생명의 흐름을 생성하는지, 직관적인 능력을 어떻게 열어 주는지, 열정을 어떻게 창조하는지, 추가적인 에너지를 어떻게 주는지, 어떻게 이완시키는지, 그리고 어떻게 치유하는지에 대해 알아가는, 그들에게 노래 부르기는 이론이 아니라, 경험이었습니다."

노래 부르기는 우리가 호흡을 연습하고, 동시에 우리 스스로가 자기표현의 도구가 되는 기회를 줍니다. 뉴욕 시의 음악 치료사인 리사 소보로브는 목소리는 정신과 신체 모두를 위한 "치유 도구"가 될 수 있다고 생각합니다. 그녀는 이렇게 말합니다, "목구멍은 머리와 심장을 이어주는 물리적이며 상징적인 교량입니다. 그러므로 노래 부르기는 정신과 감정 간의 관계를 발전시키는 방법이 될 수 있습니다."

어린아이일 때, 대부분의 사람들은 누군가로 부터 듣든, 암시적인 것이든 간에 노래할 수 없거나 노래를 해서는 안 된다는 메시지를 받아들입니다. 우리가 노래를 부를 때 부모님의 얼굴에 나타나는 찡그린 표정, 학교 성가대 오디션을 볼 때 못마땅해 하는 선생님의 찌푸린 얼굴, 좋아하는 레코드나 CD를 따라 노래 부를 때 형제나 자매의 조롱으로 마음이 상했던 것과 같은 경험만으로 누구든 "음정을 맞출 수 없거나," "음치이거나," "음을 노래할 수 없다"라는 말들에 대해 견고한 자아와 긍정적인 자부심이 있는이라 할지라도 노래를 부르는 것에 대해 부담을 가지게 됩니다.

나는 노래를 잘 부르지 못한다고 믿고 있던 사람들 중 하나였습니다

– 그래서 오샬이 내게 티베트의 싱잉볼을 연주하는 법을 가르쳐 줄 때까지 나는 노래를 하지 않았습니다. 그 후 내게는 갑자기 완전히 새로운 세상이 열렸습니다. 내게 음악적 재능이 부족하다는 오래된 불안감이 사라져 버린 소리의 세상이었습니다. 몇 개월 전에, 나는 질병에 대한 보완적 접근법이라는 주제로 전문가 회의에서 연설을 해 달라는 요청을 받았습니다. 나는 250명의 사람들 앞에서 내 싱잉볼을 연주하면서 큰 소리로 비자(bija) 만트라를 노래 부르는 발표를 하기로 했습니다. 내가 노래하는 목소리나 음조에 흥미를 잃었던 청중은 거의 없었던 게 분명합니다. 나는 기립 박수를 받았으니 말입니다!

나는 여러분들이 자신만의 목소리를 발견할 것을 권장합니다. 샤워를 하면서 노래를 하고, 차 안에서 노래를 하고, 좋아하는 가수나 밴드의 노래를 따라 부르세요. 숲 속이나 목장을 거닐며 노래하고, 산길을 걸으면서 노래하세요. 다른 사람들의 불평이 담긴 부정적인 테이프를 듣지 말고, 혼자서 노래하고, 자신만의 고유하게 조화로운 목소리에 귀를 기울이세요. 그러고 나서, 여러분이 원할 경우, 한 명이든, 여러 명이든, 아니면 그보다 많은 사람들이건 간에, 청중을 위해 노래하세요.

다음 페이지에서는 노래하는 사람으로서 여러분의 능력과 자신감을 발전시키는 데 도움을 주기 위해서, 인정받는 음악 치료사인 셸리 카쉬와 캐롤 멀리 피쉬맨의 당신 안의 음악에 나온 두 가지 연습법을 소개할 것입니다.

> ### 목소리를 내며 호흡하기
>
> 등을 대고 바닥에 눕습니다. 한 손을 가슴에 얹고 다른 손을 배에 얹습니다. 공기를 들이마시고 내쉬는 동안 몸이 자연스럽게 팽창하고 수축하며 오르내리는 것을 손으로 느껴 보세요.
> 신체의 완전한 팽창을 느끼기 위해, 손을 양쪽 허리선 바로 위에 두고, 엄지손가락과 나머지 손가락으로 허리를 두릅니다. 신체가 팽창할 때 횡격막 근육을 강하게 누릅니다. 계속해서 팽창을 눌러주면, 팽창하고, 팽창을 유지하고, 크게 호흡하는 능력이 향상될 것입니다.
> 이 자세로 호흡하면서 음조 또는 익숙한 멜로디를 노래해 봅니다. 평상시에 소리를 내는 방법과 지금 소리를 내는 방법에서 목소리의 차이를 들어 봅니다. 그 순간에 느끼는 감정을 목소리로 표현해 봅니다.

애리조나 주립 대학의 음악 치료 교수인 바바라 J. 크로위는 음악 치료와 사운드 힐링을 구별합니다. 그녀는 사운드 힐링이란 "음악 치료사가 인지하는 것보다 더 직접적인 치유기전으로서 소리를 바라보는 접근법에 대한 융합"이라고 설명합니다. 그럼에도 불구하고, 음조 맞추기, 흥얼거림, 그리고 기타 비언어적 소리의 표현은 음악 치료 요법의 더 큰 레파토리의 일부라고 간주합니다. 이는 가장 일반적으로 치유 효과를 주기 위해 음악을 듣고 연주하는 일과 관련이 있습니다. 이러한 양식 모두는 감정적 트라우마를 해소하고 회복하고 영혼을 차분히 하는 데, 그리고 쇠약해진 에너지를 회복하는 데 효과가 있는 것으로 나타났습니다. 전 범위의 음악 치료 간섭은 병원뿐 아니라 다른 곳에서도 신빙성을 계속 얻고 있으며, 그 이유는 부분적으로 정신-신체 연결의 개념을 뒷받침하는, 정신 신경 면역학자들이 제시하는 자료를 의료 전문가들이 점점 더 받아들이고 있기 때문입니다.

> ## 목소리를 위한 공간 만들기
>
> 　앉거나 일어선 자세에서, 척추를 곧게 폅니다. 척추의 위쪽은 천장으로, 아래쪽은 바닥으로 쭉 뻗습니다. 정수리 또한 천장을 향하도록 합니다. 천장에서 머리 위로, 척추를 타고 바닥으로 이어지는 하나의 끈이 있다고 상상해 보면 도움이 될 것입니다. 손으로 부드럽게 그 끈을 잡아당기는 것을 상상해 봅니다. 어깨와 팔에 힘을 빼서 자연스럽게 흔들리도록 합니다. 무릎이 닫혀 있지 않도록 합니다.
> 　어깨가 굽어 있거나, 가슴이 들어가 있거나, 평평하거나 튀어 나와 있을 경우, 또는 복부나 등이 긴장되거나 튀어나와 있을 경우, 제대로 정렬하지 않고 있다는 걸 알게 될 겁니다.
> 등이 곧은 의자에 앉아 척추에 집중할 수 있도록 합니다. 평상시의 자세와 이 자세의 차이를 느껴봅니다. 선에서 몸이 벗어나지 않도록 하면서 깊고 부드럽게 호흡합니다. 호흡을 하며 복부와 등의 근육이 이완되어 늘어나는것을 느껴봅니다.
> 　이 자세에서, 하품하며 소리가 나오도록 해 봅니다. 여러 번 이를 반복하고, 해방감을 느껴봅니다. 그러고 나서, 완전히 팽창되면, 익숙한 노래를 불러 봅니다. 아 또는 라 등의 소리로 노래를 시작해 봅니다. 자신의 목소리의 특징에 귀 기울여 봅니다. 자신이 노래하는 것을 듣고 어떤 기분이 드나요? 준비가 되었다고 생각된다면, 가사를 불러 봅니다. 눈을 감고, 완전히 몸을 팽창한 후, 목소리를 냅니다.

　음악 치료의 다양한 범위는 다음 항목을 포함합니다. 암과 편두통에 이르기까지 다양한 질병에 대한 고통 관리. 정신 및 신체적 문제의 치료, 정신 분열증을 포함하여, 학습 장애와 감정의 문제. 알코올 및 약물 남용. 집중 치료 병동뿐 아니라, 병원의 분만실과 수술실에서 스트레스 감소. 그리고 기존의 정신 치료에 부가적으로 사용됩니다.

나는 그리 머지않은 미래에 음악 치료사들이 우리의 모든 치유 기관에서 환자를 정기적으로 방문하고 함께 일하는 모습을 그려 봅니다. 노래 부르고, 음조를 맞추며, 여러 형태의 음악적 메아리가 모든 병원 병동 복도에 울려 퍼질 날입니다. 나는 또한, 크리스탈 싱잉볼이 항생제, 수술과 화학 요법처럼 일상적인 치유의 선택 사항으로서 제시될 날을 상상해 봅니다. 소리와 최첨단 의학을 결합하는, 진정으로 전인적인 접근법으로서 말입니다.

좋은 진동

싱잉볼의 치유의 공명

앞서 이야기했듯이, 내게 티베트의 싱잉볼을 소개해 준 것은, 심장병으로 내가 치료를 했던 티베트의 승려 오샬이었습니다. 싱잉볼이 만들어 내는 낭랑한 진동을 처음 들었던 날, 나는 내가 접해본 중에 가장 강력한 치유의 도구 중 하나를 발견했다는 것을 알았습니다. 오샬과 나는 서로가 아는 것을 교환하기로 하였습니다: 그는 내게 싱잉볼을 가르쳐 주었고, 나는 그에게 유도된 심상 명상을 알려 주었습니다. 우리의 서로 다른 문화적 및 정신적 배경으로부터 이러한 행운과도 같은 치유의 방법을 공유함으로써, 나는 명상, 유도된 심상, 그리고 발성과 결합된 싱잉볼의 소리를 알게 되었으며, 그것은 각 부분을 합한 것보다 훨씬 더 위대한 것임을 알게 된 소리의 융합을 연구하기 시작했습니다.

티베트의 장인이 놋쇠로 만든 것이든, 이곳 미국에서 크리스탈로 제조된 것이든, 싱잉볼은 우리의 내적인 혼란과 갈등이 우리 신체와 정신의 모든 세포를 통해 공명하여 고요한 중심성의 조화로운 감정으로 변화할 수 있도록 하는 매개체의 역할을 합니다. 소리를 듣는 것만큼이나 바라보는 것 또한 아름다운 이러한 놀라운 악기는 나의 환자들과 내가 부정적으로 가득 찬 감정을 해소하기 위해 사용하는 소리 기반의 유도된 심상 및 명상 기법의 필수적이고 본질적인 부분이 되었습니다. 하지만 생명을 위협하는 질병을 진단 받은 사람들만이 싱잉볼을 사용한 명상의 혜택을 받을 수 있는 것은 아닙니다. 누구든 이 실천법을 통해 혜택을 받을 수 있으며, 긍정적인 삶의 효과는 즉시 뚜렷하게 나타납니다.

1998년 8월, 국무부의 아프리카 부서에서 외교관으로 일하고 있는 처남이 우리를 방문했을 때, 싱잉볼이 얼마나 효과적일 수 있는지를 나타낸 그래프를 보게 되었습니다. 단지 3주 전, 케냐와 탄자니아에 있는 미국 대사관이 테러리스트들의 폭탄 테러로 파괴되었습니다. 수백 명의 사망자가 나왔고, 그보다 더 많은 수백 명의 사람들이 심각한 부상을 입었습니다. 키이스는 매일 18시간씩 일하면서, 사망자의 신원을 확인하는 일을 도우며, 가족을 잃은 사람들과 대화를 나누었고, 대사들의 대체 인력을 구하고, 향후 공격으로부터 대비하기 위한 즉각적인 문제들을 다루며, 그 자신 또한 가까운 친구를 잃은 슬픔을 극복하려 노력하고 있었습니다.

그는 마치 외상 후 스트레스 장애로 고통받는 듯이, 어찌할 바를 모르는 듯 보였습니다. 그가 수면 장애를 겪고 있다고 말했을 때 나는 놀라지 않았습니다. 불면증은 우울감 또는 불안감으로 인해 자주 발생하는 증상이기 때문입니다.

키이스는 나의 싱잉볼 컬렉션에 의례적인 흥미 이상은 보이지 않았었습니다. 내가 명상하는 동안 싱잉볼을 사용하는것에 대해서 30분 이상 이야기해 본적이 없다고 생각합니다. 그러나, 이번에 방문한 동안, 그는 아침 식사 테이블에서 내게 이렇게 말했습니다, "오늘 아침에 싱잉볼을 연주하시는 것을 들었어요, 그 소리가 정말로 평화로웠습니다. 나는 실제로 명상을 하고 있지는 않지만, 명상을 하시는 것을 보여 줄 수 있을까요?"

나는 키이스를 내 서재로 데려가 바닥에 눕도록 했습니다. 그의 가슴에 작은 티베트 싱잉볼을 올려 균형을 잡고, 그것보다 조금 더 큰 싱잉볼 세 개를 그의 머리 뒤쪽과 양 어깨 근처에 두었습니다. 그리고 그에게서 몇 인치 떨어진 바닥에 크리스탈 싱잉볼 두 개를 놓았습니다. 그런 후 그에게 눈을 감으라 하고, 내가 싱잉볼을 연주하는 소리를 들으며, 내가 간단한 산스크리트 만트라를 부를 때 나를 따라 하라고 말했습니다.

나는 싱잉볼의 가장자리를 치기 시작했습니다. 하나하나 싱잉볼을 치면서 1음절로 된 만트라를 불렀습니다. (이 만트라에 대한 이야기는 다음 장에서 더 자세히 하겠습니다). 나는 그가 약간 불안해하는 것을 알 수 있었습니다. 그도 그럴 것이, 그에게는 낯선 경험일 것이기 때문이었습니다. 하지만 1-2분 후, 그는 긴장을 풀기 시작했습니다. 그의 호흡은 더 깊고 평온해졌으며, 만트라를 부르는 내 목소리를 따라하면서 그의 목소리는 안정되었습니다. 그를 통해, 그리고 그 주변에 흐르는 소리의 차분한 효과가 그의 얼굴 표정에 나타나기 시작했으며, 그의 표정은 안달과 불안에서 평온함과 수용으로 변화하였습니다. 그의 밤과 낮은 소모했던, 지옥과도 같았던 악몽에서 회복되기 시작하면서, 그의 에너지가 변화하는 것을 알 수 있었습니다.

약 20분 동안, 나는 키이스와 함께 있으면서, 싱잉볼을 연주하고 노래를 했으며, 마치 방 안은 우리가 함께 만들어 낸 진동으로 가득 찬 듯 느껴졌습니다. 그의 얼굴을 평화로워 보였으며, 나는 발 끝으로 살금살금 방 밖으로 나와, 그가 힌두 철학의 경전의 문구를 인용하여, 소리의 바다에서 소리목욕을 하도록 혼자 남겨 두었습니다. 한 시간 후에, 그는 미소를 지으며 나타나, 완전히 회복된 듯 보였으며, 머무르는 동안 낙천적이며 명랑한 모습을 보였습니다.

　단지 20분의 단 한 번의 회기만으로 기분과 감정에 그렇게 확연한 변화를 만들어 낼 수 있다면, 일상 생활에서 이러한 실천을 정기적으로 실행한다면, 우리의 감정과 인식이 얼마나 긍정적으로 변화할 수 있을지 상상해 보세요. 싱잉볼, 그리고 소리 기반의 명상이 내 환자들을 어떻게 변화시켰는지 내가 말해 주는 이러한 이야기들은 꾸며낸 티가 나는 홍보처럼 들릴 수 있겠지만, 나는 나 스스로 그 증거를 보았기 때문에, 소리의 사용은 20세기 의사들이 선택한 기법 중 가장 강력한 치유 기전 중 하나라고 나는 분명히 믿고 있습니다.

티베트의 싱잉볼
우주의 소리

　사람들은 수천 년 동안 소리의 힘을 알고 있었지만, 최근까지도 소리의 힘에 대해 사람들은 기꺼이 이야기하려 하지 않았습니다. 싱잉볼에 대한 나의 첫 경험은 오샬 덕분인 것은 분명합니다. 소리의 사용은 오랜 세월 동안 티베트인들의 종교의식 과정의 신성하고 숨겨진 부분이었기 때문입니다.

　깨우침과 영적 기운의 근원으로서 소리에 대한 깊은 존중이 티베트 문화에 내포되어 있습니다. 실제로, 티베트인들은 목소리는 인간 본성의 본질적인 요소라고 생각합니다. 정신과 신체의 연결, 그리고 영적 세계와 실제 세계의 연결 말입니다.

  티베트 승려들은 수천 년 동안 그들의 명상 속에 금속 종, 또는 띵샤를 사용해 왔습니다. 금속 싱잉볼의 경우에는 잘 알려지지 않았습니다. 30년 전쯤 들어서야, 티베트인들은 종종 싱잉볼에 대해 문의하는 관광객들에게 싱잉볼은 사원에서 향을 태우거나 재단에 물이나 곡물 등의 간단한 제물을 바치는 데 사용한다고 말했습니다. 또 다른 일반적인 설명은 싱잉볼은 음식을 제공하고 먹기 위한, 단순한 가정용 식기였다는 것입니다.

  헝가리의 주술사인 조스카 수스는 영국에 있는 수도원에서 수행하는 동안 그가 만났던 티베트 승려로부터 다른 이야기를 들었습니다. 수스가 자신의 영적 발달을 더욱 진행하기 위해 무엇을 할 수 있느냐는 질문에, 그 승려로부터 아래와 같은 대답을 들었습니다:

> 그들은(승려들은) 나를 작은 방으로 데려갔고, 그곳에 싱잉볼이 있었습니다. 나는 싱잉볼의 소리를 들었습니다. 그런 다음 그들은 내게 싱잉볼 몇 개를 선물했습니다. 나는 명상을 할 필요가 없었습니다. 나는 단지 소리에 나를 몰두한 채, 나의 길을 집중할 뿐이었습니다. 천천히 그 길이 내게로 왔고, 전 우주가 열렸습니다. 승려들에게 있어, 이러한 싱잉볼은 사운드 마스터라고 인정받는 이들이 비밀스러운 의식에서만 사용하는 것입니다. 그들은 의식의 노래를 부르는 법을 배웠으며, 의식의 도구를 올바르게 연주하는 법을 배웠습니다. 그들은 공개적으로, 또는

다른 승려들을 위해서가 아니라, 비밀리에, 자신만을 위해 싱잉볼을 사용합니다. 의식 또는 싱잉볼 자체에 대해 이야기하는 것은 엄격히 금지되어 있습니다. 이러한 이유로 소리의 지식이 위대한 힘을 갖게 되는 것입니다. 만일 손에 싱잉볼을 들고 있는 승려에게 심적, 심리적, 그리고 물리적 목적으로 싱잉볼을 사용하는 것이 사실인지 묻는다면, 그는 웃으며 대답할 것입니다. "아마도요."

최근에, 나는 네팔과 서부 매사추세츠에서 수행을 했던 한 티베트의 승려인 존경받는 텐진 샬파 린포체 와 이야기를 한 적이 있습니다. 그는 수도원 동료와 함께 앉아 싱잉볼을 연주하며, 연달아 14시간 동안 노래를 했던 경험을 회상하였습니다. 그래서 금속 싱잉볼은 의식적인 부분과 실생활에서 쓰이는 두가지의 기능이 있다고 가정하는것이 맞을것입니다. 한 이론에 따르면, 싱잉볼에 대한 수수께끼는 티베트의 불교 신자들이 일상생활속에서 사용되는것이 아닌 주술적 의식과 연결되어 있기 때문에 존재합니다. 8세기 훨씬 이전에, 티베트 불교라고 알려져 있는 라마교가 티베트에서 지배적인 신앙이 되었을 때, 티베트에서뿐 아니라, 히말라야 전역에 걸쳐 본(Bon)종교가 번창하였습니다. 본은 일종의 샤머니즘으로, 우주를 지배하는 눈에 보이지 않는 영혼과 에너지의 힘에 영향을 주기 위해 소리 및 만트라 노래에 초점을 두었습니다. (Bon 이라는 단어는 동사인 bon pa에서 나온 단어로, 그 의미는 '마법의 힘이 있는 주문을 암송합니다'라는 뜻입니다.) 티베트의 성자들은 자신이 싱잉볼을 사용한다는 사실을 알리지 않기 위해 주의를 기울였던 것이

틀림없습니다. 그들의 음조와 배음 속에는 그들 안에서 우주 및 그 신앙의 모든 것에 대한 풍부한 지식을 가지고 있었기 때문입니다. 티베트 승려인 라마 뚜펜 롭상 리치는 싱잉볼의 소리는 우주의 소리라고 합니다.

누가 싱잉볼을 만들어 내었는지에 대해서 다양한 설명이 있습니다. 한 가지 이론에 따르면, 싱잉볼은 승려들이 만들었다는 것입니다. 그 말이 사실이라면, 그들이 노래를 할 의도가 없이 그렇게 특별한 소리를 만들어 내는 싱잉볼을 만들었다는 것은 상상하기 어렵습니다. 싱잉볼은 7가지 다른 금속으로 만들었다고 전해집니다. 금, 은, 수은, 구리, 철, 주석, 그리고 납. 이 모든 금속은 티베트와 네팔에서 쉽게 구할 수 있는 금속들입니다. 개별적으로, 각 금속은 고유한 소리를 갖고 있으며, 다른 금속 한두 가지와 결합하여, 특정한 합금에 따라 싱잉볼마다 다른 조화를 이루어 냅니다.

과거에 싱잉볼에 대한 미스터리가 어떠했든 간에, 동양의 사람들과 더 많은 교류를 하고, 사운드 힐링에 점점 더 많은 관심을 가지는 이 시대에 우리는 치유와 영적 각성의 도구로서 싱잉볼에 대해 훨씬 더 많은 것을 배울 수 있게 되었습니다. 내 경우에, 나는 책에서 읽은 것보다, 개인적으로, 직접적인 경험을 통해서 싱잉볼에 대해 더 많은 것을 배웠습니다.

내가 오샬과 함께 싱잉볼을 연주했을 때, 나는 스스로 조화로운 소리의 힘과 그 장엄한 배음을 발견했습니다. 싱잉볼의 가장자리를 따라 스틱을 문지르며 소리를 만들어 내고, 이는 강력한 비브라토가 있는 깊고, 풍부한 음을 내었습니다. 스틱을 얼마나 빠르게 또는 느리게 움직이느냐에 따라서, 어느 정도 소리의 퀄리티를 조절할 수 있습니다. 몸 전체에 공명하는 진동을 느낄 수 있으며, 연주를 멈추면, 소리가 점차 사라져 가면서, 머리와 몸에 가벼움, 압박이 사라지는 것을 느낄 수 있을 것입니다.

내 친구 중 한 명이 한번 이러한 가벼움의 느낌을 약한 대마초의 황홀경에 비유했습니다. 마약이 인기 있는 이유는 마약이 주는 황홀경이 우리 모두가 갈망하는 영적 해방감과 비슷하기 때문입니다. 하지만 그 황홀경은 일시적이며, 가짜이고, 위험하게 중독될 수 있습니다. 싱잉볼을 연주할 때 느끼는 것은 진짜의 것입니다. 외부 세계의 산만함과 스트레스에서 벗어날 수 있게 해 주는 순간입니다.

티베트의 공예품을 취급하는 상점에서 엔틱 싱잉볼을 발견할 수 있지만, 공급이 다소 제한적인 반면, 점점 더 많은 소비자들이 싱잉볼을 찾고 있습니다. 지난 50년 동안 새로운 싱잉볼이 제작되지 않았으며, 좀 더 저렴하지만, 대량 생산된 싱잉볼은 중국이 티베트를 침략하기 전에 제작된 싱잉볼만큼 풍부한 진동을 만들어내지 못합니다. 환자들에게 싱잉볼을 추천하고 싶었기 때문에, 나는 유리와 세라믹으로 만든 싱잉볼을 실험해 보았지만, 그러한 싱잉볼이 만들어 내는 소리 또한 티베트의 싱잉볼에는 훨씬 못 미쳤습니다. 나의 이 문제에 대한 해답을 준 것은, 한 에너지 치유사와의 우연한 전화 통화를 통해서였습니다. 그는 내게 크리스탈 싱잉볼을 사용해 볼 것을 권장했습니다.

수정의 힘:
크리스탈 싱잉볼의 속성

기원전 150,000년경 시작되어 약 100,000년 동안 번성한 것으로 추정되는, 고대 전설적인 문명인 잃어버린 신비의 아틀란티스 대륙에 관한 수많은 이야기가 있습니다. 아틀란티스는 매우 정교한 문화였던 것으로 알려져 있으며, 그 도시의 시민들은 매우 발전된 과학 및 기술 지식뿐 아니라 치유의 기술을 소유하고 있던 것으로 알려져 있습니다. 여러 이야기 중, 나는 아틀란티스 사람들은 특별하게 세공한 수정(Quartz)을 이용하여 태양 에너지를 에너지원으로 변형시켜 연료를 공급하는 "하늘을 나는 배"로 여행을 했다는 것입니다.

 아틀란티스 신화에 따르면, 수정은 질병을 진단하고 치유하기 위한 아틀란티스의 혁신적인 접근법의 필수적인 부분이었습니다. 환자들을 수정으로 지어진 사원에 있는 특별한 방으로 데려갔고, 그곳에서 확산된 태양 에너지를 사용하여 물리적인 신체가 아니라 물리적 신체를 둘러 싸고 있으며, 질병을 가지고 있는 에테르체. 또는 에너지체를 치유하였습니다.

 사원의 사제들 또한 병자를 치료하기 위해 수정으로 만든 볼 형태의 용기를 사용하였습니다. 아틀란티스에 관한 한 가지 전설에 따르면, 한 대사제가 자신의 싱잉볼이 내뿜는 소리의 진동이 감정적 고통과 불균형에서 두통과 인후염에 이르기까지, 다양한 질병을 치유할 수 있다는 것을 알게 되었습니다. "싱잉볼이 소리를 내면, 순수한 음이 맑게 울리며, 몸에서 파동이 느껴졌습니다. 그것은 평화를 가져오는 소리였습니다. 그 대사제는 실험을 하였고, 어떤 사람들에게는 세 개의 싱잉볼이 적당하며, 그만큼 아프지 않은 또 어떤 사람들에게는 한,두 개의 싱잉볼로 충분하다는 것을 알게 되었습니다."

 아틀란티스의 사람들이 영적으로, 또한 지적으로 매우 발전되어 있기는 했지만, 자신의 이기적인 목표를 위해 결국 지식의 가치를 저하시키는 사람들도 많았습니다. 올바른 시민들로 이루어진 선택

받은 집단은 아틀란티스의 멸망을 예측하고, 수정의 비밀을 간직 한 채 아틀란티스를 떠났습니다. 그 후 나머지 문명은 권력의 타락에 대한 처벌로서 창조자가 선택한 지진과 홍수와 같은 재앙으로 파괴되었습니다.

우리는 아틀란티스의 신화의 중요성을 알기 위해 그러한 구전 설화를 믿을 필요는 없습니다. 수백 년 동안, 사람들은 수정의 복잡한 속성을 이해해 왔습니다. 오늘날, 과학자와 치유사들은 수정의 특별한 특징을 인정하고 있습니다. 진동의 의학(Vibrational Medicine)에서, 의학 박사인 리처드 거버는 과학적으로 기반을 한 수정의 전자적 활용에 관하여 저술하고 있습니다. 이는 수정의 잠재적인 치유의 속성에 대한 시야를 제시합니다. 수정에 전류를 흘려보내면, 이는 기계적 움직임을 유도합니다. 각각의 수정의 결정에는 고유한 공명 주파수가 있기 때문에, 거버는 이렇게 말합니다, "전하는 수정의 공명 주파수에서 앞뒤로 진동합니다." 거버는 이러한 현상은 특정한 에너지 주파수를 생성하고 유지하기 위해 전자 시스템과 컴퓨터 칩에서 사용되는 수정 진동기 부품의 기본원리라고 말합니다.

이와 같은 현상이 인간의 신체-정신 체계에서 에너지 주파수를 생성하고 유지하기 위해 수정 에너지를 사용하는 이유인 듯 보입니다. 게다가, 터치하는 치유와 에너지 치유를 지지하는 사람들은 수정이 인간의 에너지를 흡수하고 변화된 형태로 그러한 에너지를 되돌려 준다고 믿고 있습니다. 거버는 아래와 같이 설명합니다:

"결정체 구조는 열, 빛, 압력, 소리, 전기, 감마선, 마이크로파, 생체 전기, 그리고 심지어 의식의 에너지(즉, 생각 파동 또는 사고의 형태) 를 포함하여, 매우 다양한 에너지에 대해 고유하고 정밀한 방법으로 반응합니다. 이러한 다양한 에너지의 입력에 반응하는 데 있어, 수정의 분자 구조는 특정한 진동 양식을 진행하게 되어, 에너지 방출의 특정한 진동성 주파수를 형성합니다."

 이러한 에너지 방출의 진동성 주파수는 아메리카 원주민의 주술사이든, 또는 뉴에이지 의사들이든 간에, 심리 치유사와 의학적 치유사들이 사용하는 것처럼, 수정의 치유 속성을 설명할 수 있습니다. 마이클 하너는 다음과 같이 설명을 합니다. "전 세계 문화권의 부족 주술사들은 힘의 원천으로서 수정을 사용합니다. 남미의 히바로족(Jivaro)과 호주의 원주민과 같이 멀리 떨어져 있는 민족들에서도 수정은 모든 도구 들 중에 가장 파워플한 힘의 원천이라고 생각하고 있습니다.

 이 대목에서 나는 수정의 치유 기전에 대해 어떠한 말도 할 수 없지만 거의 30년 동안 IBM에서 선임 과학자로 근무하였고 수년 동안 수정에 대해 연구해 온 마르셀 보겔은 다음과 같은 결론을 내렸습니다. " 수정은 사용자의 정신의 힘을 확대하고, 증폭하는 진동을 발산합니다. 레이저와 마찬가지로, 수정은 일관적이고, 매우 집중된 형태로 에너지를 방사하며, 이러한 에너지는 마음대로 사물이나 사람에게 전달될 수 있습니다."

 우리가 보겔의 이론을 받아들인다면, 수정은 정신과 신체에 동일하게 다양한 효과를 주면서, 다양한 패턴의 에너지를 흡수하고 전달하기 위해 다양한 방법으로 사용될 수 있습니다. 거버가 언급하듯이, 결정체 구조는 소리를 포함하여, 다양한 에너지에 고유하고 정밀한 방법으로 반응할 것입니다. 크리스탈 싱잉볼은 강력한 음파를 생성하는 주파수에서 진동하며, 이러한 소리는 싱잉볼 자체의 결정 구조의 에너지적인 표현입니다.

 그래서, 싱잉볼의 소리는 인간의 신체와 고유하게 조화로운 방법으로 공명하게 되며, 이는 마르셀 보겔이 말하듯이, 인간의 건강한 조직은 본질적으로 유체이기보다는 결정체이기 때문입니다. 또한, 뼈와 콜라겐의 뼈대는 부분적으로 인산 칼슘 결정으로 이루어져 있습니다. 이 모든 수정은 공명의 가능성을 갖고 있어야 하며, 의심할 바 없이 수정이 생성하는 소리는 다른 싱잉볼 또는 악기가 발산하는 소리보다 우리 자신의 결정 구조를 더욱 조화롭게 조율해줍니다. 수정의 다른 속성, 즉 인간의 의식을 반영하고 의식에 영향을 주는 에너지의 분명한 흡수와 발산이라는 속성을 고려해 보면, 크리스탈 싱잉볼의 특별한 속성은 놀라운 것이 아닙니다.

이 이론의 측면은 추측에 근거한 것인 반면, 크리스탈 싱잉볼에 대한 나와, 내 환자들의 경험은, 싱잉볼이 생성해 내는 배음은 우리가 접하게 된 것과는 다른 공명하고 치유하는 속성을 갖고 있다는 가설을 강력히 뒷받침합니다. 싱잉볼은 인간의 목소리와 공명하는 음조를 발산합니다. 그 소리는 우리의 몸 안으로 스며들며, 우리의 본질과 공명하여, 내부의 혼돈, 갈등과 부조화가 거의 즉시 조화로 변화되는 듯 보이게 됩니다.

크리스탈 싱잉볼과 신체-정신의 치유

오샬과의 만남은 내 삶을 변화시킨 만남이었습니다. 소리의 힘을 알게 된 후, 나 자신의 영적 성장과 감정적 성장은 빠르게 가속하였으며, 이로 인해 나는 일상적인 의료적 진단과 치료보다 더 많은 것을 환자들에게 제공할 수 있게 되었다고 확신하였습니다. 나는 이미 스트레스를 감소시키는 방법으로서 다양한 호흡법과 유도된 심상 기법을 도입하기 시작했지만, 싱잉볼은 기꺼이 이야기를 듣고자 하는 사람들과 공유하지 않을 수 없을 만큼 흥미로운, 치유의 완전히 새로운 차원을 의미하였습니다.

대단히 훌륭한 기술을 가진 의사와 의사이면서도 또한 치유사인 의사 중에 선택 해야 한다면, 아프거나 고통을 느끼는 대부분의 사람들은 후자에 마음이 끌릴 것입니다. 나 또한 대부분의 의사들이 만족감과 성취감을 찾고 있다고 생각합니다. 그리고 그들이 그러한 목표를 성취할 수 있는 유일한 방법은 스스로 치유사가 되는 것이라고 생각합니다. 우리가 누군가에게 치유의 에너지를 가져다 줄 때마다, 우리 또한 치유가 되기 때문입니다. 물론, 가장 광범위한 정의에 있어, 치유사가 되기 위해서는 의학박사 학위가 필요하지 않습니다. 우리는 그저 우주의 매우 섬세한 진동에 맞추기만 하면 됩니다. 일단 우리의 진정한 본질과 공명하게 되면, 우리는 더 사랑하고, 더 직관적이며, 우리의 가장 개방적이고 동정하는 자아로부터 더욱 반응할 수 있게 될 수 밖에 없기 때문입니다.

그러나, 나는 여러분이 진정한 본질을 찾는 데 도움이 될 수 있는 도표를 그려 주거나, 따라 하기 쉬운, 단계 별 기법을 제시할 수 없습니다. 내가 할 수 있는 일은 일종의 영적 로드맵을 제공하는 것입니다. 그 안에서 끝나는 것이 아니라, 여러분이 운전 하는 자동차로서 싱잉볼을 생각해 보세요. 여러분은 이 지도를 따라가고 싶어합니다. 올바른 방향을 향하고 있다는 것을 알고 있으며, 무한한, 절대적인 창의성을 향해, 절대적인 사랑을 향해 이동하고 있습니다. 최종 목적지는 없습니다. 지속적인 변화, 가장 진정한 자아로의 끊임없는 진화만이 있을 뿐입니다.

싱잉볼은 진동을 가진 소리를 통하여 치유를 할 수 있다는 많은 가능성을 증명하고 있습니다. 동조의 원리가 이러한 가능성을 설명합니다, 우리의 신체-정신 체계는 싱잉볼의 소리를 통해 다시 조율되며, 그 효과는 신체적일 수도, 심리적일 수도, 영적일 수도 있으며, 또는 한 번에 세 가지 효과가 모두 있을 수도 있습니다.

내 개인적인 경험을 이야기해 볼까 합니다. 나는 나의 명상시간에 싱잉볼을 사용하기 시작하기 전과 같은 사람이 아닙니다. 대부분의 사람들과 마찬가지로, 나는 순수하게 개인적인 인식의 제한된 관점에서 세상을 바라보는 데 익숙해져 있었습니다. 나는 모든 의사들이 직면하게 되는 것과 같은 스트레스를 다루어야 했습니다. 싱잉볼을 활용한 명상을 통해서, 나는 나의 본질과 더 많이 접촉하게 되었습니다. 내가 스트레스가 많은 감정이나 사고를 유지하고 있을 때, 내가 해야 할 일은 싱잉볼을 연주하는 것이었고, 그러한 감정이나 사고는 변화되는 것이었습니다. 나는 치유를 할 수 있고, 내가 살고자 하는 삶을 건립할 수 있는 데 있어 더욱 동정적이며, 더욱 창의적이 되었습니다.

나는 또한 내 환자들과의 경험에 관해 이야기할 수 있습니다. 나는 환자들이 화학 치료를 받는 동안 싱잉볼을 연주하는 실험을 하였고, 환자들이 싱잉볼의 소리에 빠져들게 되면서 그들의 불안감이 사라지는 것을 보았습니다. 나는 사무실에서 사람들을 위해 싱잉볼을 연주하였고, 그들이 감정적, 신체적, 그리고 영적으로 상당히 진전하는 것을 보았습니다.

레이첼은 48세에 전이성 유방암 진단을 받은 후 2차 의견을 얻기 위해 내게 와서 나의 환자가 되었습니다. 그녀의 종양학 의사는 그녀에게 화학 치료가 필요하다고 말했지만, 레이첼은 내게 대안을 제시해 줄 것을 요청했습니다. "화학 치료는 싫어요," 그녀는 단호하게 말했습니다. "어떤 이유로든, 나는 화학 치료를 하지 않겠어요."

나는 그녀의 의사의 의견에 동의하였고, 그렇다고 말했지만, 그녀의 어조는 매우 단호하여 나는 논쟁을 더이상 벌일 수 없었습니다. 대신에,

적절한 치료에 대한 그녀의 반대 이면에 존재하는 것이 무엇인지 알아보고자 그녀에게 가족력에 대해 물어봤습니다. 그녀는 자신의 부모가 제2차 세계 대전이 일어나기 바로 전에 유럽을 떠나 미국으로 왔다고 말했습니다. 가족들 중에 유대인 대학살에서 살아남은 것은 그녀의 부모뿐이었습니다. 부모님의 결혼 생활은 행복하지 않았습니다. 그녀의 아버지는 냉정하고 거리감을 두는 사람으로, 집에서 나와 지내기 위해 온갖 변명을 하곤 했습니다. 그녀의 어머니는 심각한 감정 문제를 갖고 있었고, 아버지와 대화하기 위해 그녀를 중재자 역할로 이용하였습니다. "아버지한테 가서 왜 새벽 두 시까지 돌아오지 않았는지 물어봐." "오늘 밤에 아버지가 돌아올 건지 알아봐." 어머니는 레이첼에게 이런 식으로 지시했습니다.

레이첼은 마치 여전히 그녀의 삶을 지배하고 있는 오래전의 상황에 대해 어떻게 이야기해야 할 지 잘 알지 못하는 듯, 그녀는 머뭇거리기 시작했습니다. 아주 어린 시절부터, 레이첼은 아버지가 어머니를 피하려 했던 이유에 공감하고 있었던 것이 분명해 보였습니다. 그러나, 동시에 그녀는 어머니의 괴로움과 혼란 또한 알고 있었습니다. 어린 소녀에게 그러한 혼란스러운 감정은 너무 큰 것이었습니다. 딸에게는 어떠한 사랑도 보이지 않았던 내성적인 아버지와 완전히 자기 자신에게만 몰두하는 어머니 밑에서 성장하면서, 레이첼은 자신이 사랑스럽지 않다는 결론에 이른 것이었습니다. 그녀가 내린 해결책은 자신의 부모가 깨닫지 못한 채 그녀에게 주었던 고통을 의식적으로 느끼기보다는 마음을 닫고 외면하는 것이었습니다.

"전에는 이러한 얘기를 다른 사람에게 결코 해 본 적이 없었어요, 심지어 남편에게도요," 그녀는 말했습니다. 그러다 갑자기 이야기를 중단했습니다. "누구도 이런 이야기를 주의 깊게 들을 것 같지 않아요." 그녀는 그런 이야기를 할 기회를 주어서 내게 감사하다고 말하고, 단호한 미소를 지었습니다. "하지만 그래도 난 화학 치료를 받지 않겠어요."

　나는 그녀를 이해한다고 말하면서, 2달에 한 번 있는 내가 진행하는 워크샵 그룹과의 만남에 참석할 것을 권유하였습니다. 내가 환자들과 함께 연습하는 스트레스 감소 기법에 대해 그녀가 알아보고 싶어한다면 말입니다. 실제로 그녀가 나타날 것이라는 기대는 크게 하지 않았기에, 2일 후 회의실로 들어갔을 때, 다른 참가자들과 함께 그녀가 테이블 앞에 앉아 있는 것을 보고 놀라지 않을 수 없었습니다.

　평상시처럼, 나는 지난 회의 이후에 그들에게 나타난 감정이나 생각에 대해 이야기해보도록 사람들에게 권유하는 것으로 시작하였습니다. 레이첼은 토론을 하는 동안 조용히 있었고, 내가 사람들에게 한 번에 한 명씩 바닥에 누워 그들 주변에 티베트의 싱잉볼과 크리스탈 싱잉볼을 놓아 그들이 소리의 바다에서 목욕할 수 있도록 할 때(내가 처남인 키이스에게 한 것처럼), 그녀는 불편함으로 거의 몸을 꿈틀대었습니다. 하지만 다른 사람들이 하는 것을 보고, 그리고 들은 후, 레이첼은 손을 들었습니다. 그녀 스스로 시도해 볼 준비가 되었던 것입니다.

　수백 명의 환자들과 함께 싱잉볼을 사용하는 과정에서, 나는 수많은 반응들, 수많은 변화를 목격하였습니다. 하지만 그날 저녁 레이첼에게 일어난 것만큼 극적인 변화는 거의 없었습니다. 비록 내가 예상했던 것보다는 훨씬 덜했지만, 그녀는 처음에 불안한 듯 보였습니다. 하지만 소리의 진동이 그녀의 주변을 이동하기 시작하면서 나타난 변화는 엄청난 것이었고, 즉시 분명해 졌습니다. 그녀 얼굴의 미소는 매우 달콤하고 순수해서 나는 마치 그녀가 사랑 받을 자격이 없다고 무의식적으로 생각해 버리기 전 어린 시절의 그 순간으로 다시 돌아간 듯 느껴졌습니다.

싱잉볼의 진동에 흠뻑 빠져 들어, 그녀는 생애 처음으로 우주의 절대적인 아름다움과 조화를 듣고 있었습니다, 그녀 자신의 본질의 미묘한 소리였습니다. 이러한 무조건적인 조화는 오직 그 안에서만 나타날 수 있는 것으로, 레이첼에게 스스로를 더 나아질 가치가 있는 사람, 연약하고 도움을 받아들일 수 있는 사람으로 바라보도록 하였습니다.

만트라와 함께 명상하기

등이 곧은 의자나 매트 또는 베개 위에 책상다리를 하는 등, 편안하게 앉을 수 있는 곳을 찾으세요. 앞으로 15분 동안 방해 받지 않을 수 있는지 확인하세요. 문을 닫고, 필요할 경우, 손잡이에 '방해하지 마시오'라는 표지판을 걸어 둡니다. 텔레비전과 전화기의 자동 응답기를 끕니다. 시작하기 전에, 집중을 유지할 수 있도록 도와 주는 간단한 단어나 의미 있는 구절 등을 만트라로 선택합니다.

"나는 그렇습니다"라는 의미의 산스크리트 만트라인 Ham Sah를 사용할 수 있습니다. "Ham"으로 숨을 들이쉬고, "Sah"으로 숨을 내쉽니다. 만트라를 결정했으면, 눈을 감고 제 2장에서 설명한 두 가지 호흡법 중 하나를 실시합니다. 호흡이 느려지고 깊어졌다고 느껴지면, 숨을 들이쉬면서 "Ham"(또는 선택한 단어나 구절)을, 그리고 내쉬면서 "Sah"를 생각하는 데 집중합니다. 고요하고, 가늘고 긴 호흡으로, 코로 숨을 들이쉬고 내쉽니다.

주의력이 흐트러지기 시작해도 좌절하지 마세요. 그렇게 되는 것이 당연합니다. 목이나 등에 통증이 느껴지거나, 코가 간질간질하거나 마치 잠에 빠져든 것 같은 기분이 든다면, 그대로 앉아서 자세를 유지하도록 해 보세요. 하지만 자세를 바로 잡거나 코를 긁을 경우, 일종의 시험에 빠지는 것이라 생각하지 않도록 하세요. 이것은 명상하는 방법을 배우는 과정입니다.

만트라에 집중하지 못하거나, 식품 목록, 책상에 끝내지 못한 채 두고 온 업무, 남편이나 아내와 해결하지 못한 논쟁, 또는 다른 정서적으로

> 관여하는 생각으로 생각이 쏠리게 되면, 다시 호흡과 만트라로 주의를 가져오도록 합니다. 완전히 숨을 들이쉬고 천천히 내쉬고 있나요? 매 들숨과 날숨 후에 잠시 간격을 두고, 호흡의 리듬을 천천히 하여 폐와 복부가 완전히 확장되고 수축되도록 합니다.
>
> 자기 자신에게 동정적이 되어 보세요. 명상의 연습을 위해서는 인내와 몰두가 필요합니다. 머리 속에 정신을 흐트러뜨리는 것이 나타나면, 그것에 주목하고, 그 후 사라지도록 하세요. 의식을 다시 만트라와 호흡에 집중합니다.
>
> 매 번 10분에서 20분 정도 시간을 두어 명상 연습을 시작합니다. (근처에 시계를 두어도 좋습니다.) 명상의 끝이 다가오면, 천천히 주변을 의식하도록 하고 어떤 기분이 드는지 생각해 봅니다. 눈을 천천히 뜨고 문을 열고 일상 생활로 돌아가기 전에 필요한 만큼 스스로에게 시간을 줍니다.

싱잉볼의 소리를 한 번 만나고 난 후 그녀의 모든 문제가 해결되었다는 것이 아닙니다. 하지만 그 방에 있던 우리 모두는 그녀의 에너지 안에서 중요한 변화가 일어났다는 것을 알게 되었습니다. 레이첼의 치유(영적, 감정적, 그리고 신체적인)가 그 날 저녁에 시작되었습니다. 그 후 바로, 그녀는 자신만의 싱잉볼을 구입하였고 새로이 정립한 명상 연습과 함께 싱잉볼을 사용하였습니다. 그녀가 자신의 근원과 가까워지면서, 그녀는 제한적이고, 에고에 가득차있고, 정신은 배제한채 자신을 바라보던 것을 멈추고, 그 대신에 신성하고 무한한 존재와의 연결을 찾기 시작했습니다. 그녀는 또한 자신의 인생에 여전히 강력한 영향을 주고 있었던 어린 시절의 문제를 계속 탐색하였습니다. 그녀는 화학 치료에 대한 두려움을 극복하였고, 치료 과정을 진행하는 데 동의하였습니다. 치료 과정의 부작용은 그녀가 상상했던 것보다 훨씬 심하지 않은 것으로 드러났습니다. 화학 치료 요법이 기대하던 결과를 낳지 못했을 때, 레이첼은 주저하지 않고 골수 이식을 진행하는 데 동의했습니다. 이는 그녀가 이전에 결코 생각해 본 적이 없는, 신체적, 감정적으로 까다로운 수술이었습니다. 2년 후에, 레이첼은 암에 차도를 보이고 있습니다. 그녀는 가능한 한 자주 내 워크샵에 참석하고 있으며, 영적 실천을 계속하고 있고, 내게 말하길 그러한 영적 실천은 살아남고자 하는 그녀의 결심을 강화하고 있으며, 삶의 모든 측면을 풍요롭게 한다고 말했습니다.

싱잉볼의 소리, 그리고 그러한 소리가 그녀 안에서 공명하는 방법은 레이첼에게 그녀의 질병, 또는 부정적인 어린 시절의 기억, 또는 그녀가 성인기로 끌고 온, 자신에 대한 왜곡된 이미지보다 훨씬 더 나은 사람임을 상기시켜 주었던 것입니다. 싱잉볼을 통한 작업을 통해서 그녀는 자신의 본질을 재발견하였고, 무한한 존재와의 연결을 회복할 수 있었습니다. 이렇게 다시 환기된 의식으로 인해 그녀는 자신과 세상을 바라보던, 혹독하고 비판적인 렌즈를 버릴 수 있었고, 언제가 그녀가 동일시했던, 상처 받고, 에고 기반의 자아보다 훨씬 더 폭넓은 자아 안에서 자부심을 찾을 수 있게 되었습니다. 이러한 변화가 얼마나 중요한가요? 이는 레이첼에 대한 영적 각성을 의미할 뿐 아니라, 그녀의 생명을 구할 수 있는 의료적 치료를 받을 수 있도록 하였습니다.

레이첼은 이전에 명상을 해 본 경험이 없었으므로, 나는 그녀에게 기본적인 기법인, 만트라와 함께 명상하기를 가르쳤습니다. 이는 소리를 이용한 방법들을 포함해 수많은 심신의학의 방법들을 하기 위한 시작점이 됩니다.

자신만의 삶의 노래 만들기

전설에 따르면, 부처에게 누군가 "깨달음을 얻기 전에는 무엇을 하였습니까?"라고 물었을 때, 그는 이렇게 대답했다고 합니다, "나는 나무를 베고 물을 운반하였습니다." 다음 질문은 이것이었습니다, "그럼 이제 깨달음을 얻고 난 후에는 무엇을 하십니까?" 부처는 대답했습니다, "나는 나무를 베고 물을 운반합니다."

가장 일상적이인 매일매일의 차원에서, 어떠한 것도 변하지 않습니다. 하지만, 그의 관점이 급진적으로 변화하였기 때문에, 모든 것은 달랐습니다. 내가 환자들에게 소리를 중심으로 하는 명상을 통해 탐구하도록 권유하는 것이 바로 이러한 관점의 변화입니다.

싱잉볼의 소리가 목소리의 고유한 표현 양식과 결합될 때, 그러한 변화는 훨씬 더 빠르고 강력하게 나타납니다. 나와 환자와의 작업에서, 나는 아메리카 원주민, 티베트인, 힌두교도, 그리고 기타 위대한 현자의 전통에서 목소리를 사용하는 실천법에 기반하여, 나는 한 가지 방법을 개발해 내었습니다. 그것은 내가 "삶의 노래"라고 부르는 노래를 만들고 부르는 것입니다.

이러한 노래는 주민등록번호처럼 한 사람에게만 고유한 패턴으로 불러지는 일련의 음절로 구성된 만트라와 같은 소리입니다. 삶의 노래는 우리의 무질서한 생각, 판단과 감정을 조화로운 형태로 변화시킵니다. 싱잉볼을 연주하면서 삶의 노래를 부르면 선불교에서 "원숭이의 마음 (변덕스러운 마음)"이라 부르는 시끄러운 내면의 소리가 사라져 가고, 우리 자신의 본질을 찾을 수 있는 광활한 의식의 공간을 마련할 수 있습니다.

고든의 사례를 생각해 봅시다. 그는 영향력이 큰 텔레비전 네트워크 경영 이사로, 그의 정신은 열정적인 활동을 결코 멈추지 않았습니다. 고든의 스트레스 수준은 이미 매우 높게 치솟아 있었으며, 비 호지킨(Hodgkin) 림프종이 네 번째 재발되었다고 그에게 말했을 때 이미 스트레스 수준은 극에 달해 있었습니다. "최근에 아버지께서 돌아가셨습니다," 라고 그는 내게 말했습니다. "하지만 나는 이제 막 45세가 되었을 뿐이죠. 나는 아직 갈 준비가 되어 있지 않아요."

직관적으로 나는 고든이 자신의 회복을 방해할 수 있는 어떤 매우 강력하고, 고통스러운 감정을 억누르고 있음을 알 수 있었습니다. 그는 이전에 결코 아버지에 대한 이야기를 한 적이 없었고, 내가 그에게 아버지의 죽음에 대해 이야기해 달라고 요청했을 때, 그는 갑자기 울음을 터뜨렸습니다. 나뿐만 아니라 그 역시도 그러한 행동에 놀랐습니다. 평소에는 매우 침착하고 말수가 적었던 고든은 갑자기 급류가 마구 쏟아져 흐르듯 이야기를 털어 놓았습니다.

아버지가 돌아가시고 난 후 그는 슬픔에 빠지기보다는 안도했다고 내게 말했습니다. 그의 아버지는 투지가 넘치고, 경쟁심이 강한 사람으로, 어머니는 외동아들인 고든이 태어나자마자 심각한 산후 우울증으로 인해 보호 시설에 들어가야 했습니다. 아버지는 어머니의 우울증이 아들 때문이라고 생각했고, 아들이 스포츠 경기에 흥미가 있든 없든 관계 없이, 팀 스포츠에 참가해 뛰어난 성적을 낼 것을 강요하는 식으로 아들에게 벌을 주곤 했습니다.

어른이 되자, 고든의 무의식적이고, 표현되지 않은 분노가 온통 마음을 빼앗았으며, 그래서 문자 그대로 그를 죽이고 있었습니다. 아버지와 마찬가지로, 그는 삶이란 많은 기쁨을 주는 것이 아니라, 일종의 경쟁적인 경기로 보았습니다. 그는 사랑하는 가족이 있었지만, 그 관계는 감정적 만족감의 근원이 되지 못했습니다. 나는 내 임무는 두 가지라고 생각했습니다. 고든의 림프종을 치료할 수 있는 올바른 치료 과정을 처방하는 것과 그가 자신의 본질과 다시 연결되어 아버지로부터 받은 상처를 치유하고, 분노를 초월하여, 가족 및 친구들과의 애정 어린 유대감을 재정립할 수 있도록 돕는 것이었습니다.

나는 고든이 내 워크샵에 참석하도록 초청하였고, 또한 그에게 자신의 삶의 노래를 작곡하여 치유 과정을 즉시 시작하도록 권유했습니다.(삶의 노래를 쓰는 방법에 대한 설명은 다음 페이지에 나와 있습니다.)

다른 상황이었으면, 고든은 나의 요청을 뉴에이지 식의 말도 안 되는 짓이라고 일축했을 것입니다. 하지만 그는 자신이 삶과 죽음의 기로에 서 있다는 것을 알고 있었기에, 기꺼이 무엇이든 시도해 보려 했습니다. 나는 그가 선택한 일련의 특정한 음절은 공개하지 않겠습니다. 그것은 마치 만트라와도 같이, 사적이고 개인적이어야 하기 때문입니다. 고든이 싱잉볼과 함께 발성할 수 있는 삶의 노래를 발견했다고만 말해 두겠습니다. 그 노래는 이전에는 분노와 혼란, 슬픔만이 가득했던 그의 마음에 기쁨을 가져다 주는 노래였습니다.

내가 지금 이 글을 쓰고 있을 때, 고든은 집중적인 화학 치료를 받은 후 11개월 동안 재발한 림프종에서 차도를 보이고 있었습니다. 내 강렬한 소망은 그가 계속해서 암이 없는 상태를 유지하는 것입니다. 하지만 그의 질병의 궁극적인 과정이 어떠하든, 나는 사운드 힐링의 도움으로, 그리고 특히 자신의 삶의 노래와 함께 개인적인 변화를 위한 힘든 노력을 하는 것이 고든이 결코 상상하지 못했던 삶의 질을 고든에게 선물했다는 것을 나는 알고 있습니다.

여러분들도 자신만의 삶의 노래를 만들어 보실 것을 권장합니다. 하지만, 그 목표는 올바르게 하는 것이 아니라, 여러분이 누구인지에 대한 심오한 표현으로서 자신 안에서 공명하는 근본적인 일련의 소리를 찾아내는 것임을 명심하세요. 싱잉볼을 갖고 계시거나 사용할 수 있다면, 삶의 노래를 작곡하는 데 도움이 되도록 싱잉볼의 소리를 활용하세요. 그렇지 않다면 싱잉볼을 포함하는 방법에 대한 1단계와 2단계는 무시하고, 간단히 소리를 크게 불러 실험해 봅니다. 나열한 소리는 작곡을 시작할 때 도움이 될 것으로 제시한 것이지만, 모음과 자음을 조합하여 자유롭게 자신만의 소리를 만들어내도 좋습니다. 이 과정을 진행하는 동안 어린 아이처럼 창의적이고, 제약이 없이 즐겁게 하도록 하세요.

삶의 노래 만들기

"홈 (HOME)" 운
홈(HOME)
롬(ROME)
솜(SOME)
롬(LOME)
봄(VOME)
욤(YOME)

"맘 (MOM)" 운
함(HAM)
람(RAM)
삼(SAM)
람(LAM)
밤(VAM)
얌(YAM)

"니 (KNEE)" 운
히(HEE)
리(REE)
시(SEE)
리(LEE)
비(VEE)
이(YEE)

"훔 (HUM)" 운
훔(HUM)
룸(RUM)
숨(SUM)
룸(LUM)
붐(VUM)
움(YUM)

"블루 (BLUE)" 운
　　후(HOO)
　　루(ROO)
　　수(SOO)
　　루(LOO)
　　누(NOO)

1. 싱잉볼을 연주하거나 순수한 소리를 녹음한 테이프를 들으면서 위에 나열한 만트라 소리를 각각 발음합니다. 하나하나 차례대로 발음하도록 합니다. 눈을 뜨고, 싱잉볼을 부드럽게 치면서 각 소리를 크게 말해봅니다.

2. 전체 목록을 다 발음한 후, 싱잉볼의 테두리를 부드럽게 세 번 두드리고 스틱으로 테두리를 힘을 주지만 부드러운 압력으로 시계 방향으로 돌리면서 싱잉볼 연주를 시작합니다. 싱잉볼이 진동하거나 너무 큰 소리를 내지 않도록 주의합니다. 싱잉볼에 균열이 갈 수 있습니다.

3. 부드럽고, 지속되는 음조를 유지하게 되면, 눈을 감고 소리가 마음 속에 떠오르도록 해 봅니다. 자신 안에서 가장 공명하는 결합을 발견할 때까지 마음 속으로 다양한 순서로 다양한 소리를 연주해 봅니다. 떠오르는 멜로디가 어떤 것이든, 그러한 소리를 크게 불러 봅니다. 특정한 멜로디가 떠오르지 않을 경우, 간단히 순서가 맞는 듯 느껴지는 소리를 불러 봅니다. 곧 자신에게 맞는 멜로디를 발견하게 될 것입니다. 자신에게 가장 마음에 와 닿는 3-4가지의 소리를 선택합니다. 자신에게 가장 조화롭게 느껴지는 소리가 삶의 노래를 구성합니다. 삶의 노래의 예시는 이런 것이 있습니다: **솜 마 톰, 람 마 톰, 사 키 라, 타 메 훔.**

　여러분이 발견하는 첫 번째 삶의 노래가 여러분이 사용하게될
유일한 노래 일 수 있습니다. 될 유일한 노래일 수 있습니다. 반면에, 치유의 과정을 따라 진전하면서, 몇 주 후에, 몇 개월,
또는 몇 년 후에 새로운 노래를 발견할 수도 있습니다. 올바르거나 잘못된 인생의 노래는 없습니다. 다양한 소리의 결합이 모두 마음에 들 경우, 가능한 한 자주, 그리고 많이 소리를 실험해 보세요.

삶의 노래를 부를 때, 마치 자기 자신이 아니라, 나의 본질이 노래를 하는 듯이, 문자 그대로 노래가 흘러 나오는 것을 느끼게 될 것입니다.
소리나 멜로디에 미묘한 변화가 일어나도록 해서, 노래가 자연스럽게 흘러가도록 하세요.

기억하세요. 여러분의 삶의 노래는 고유한 것이며 오직 자신에게만 속하는 것입니다. 노래를 크게 또는 조용하게 부를 때마다 노래는 여러분을 자신의 본질과 연결시켜줄 것입니다. 그러므로 나는 노래를 비밀로 간직하여 노래를 존중할 것을 권유합니다. 나를 포함해서 많은 사람들이, 스트레스가 많은 상황에 있을 때 삶의 노래를 조용히 부르면 위대한 내적 평화와 힘을 준다는 것을 깨닫고 있습니다.

제 2 부

정신, 신체, 그리고 영혼 조율하기

소리와 몸

회복 그리고 완전한 건강

   작년에 유방암 진단을 받은 강인한 젊은 여성인 샌디는 최근에 나를 위해서, 유방 절제술을 받은 후 암 전문의를 만났을 때 얼마나 절망감을 느꼈는지를 기억해 내었습니다. "나는 언제나 내가 꽤 회복력이 있는 사람이란 걸 알고 있었고, 매우 강인한 의지를 갖고 있어요," 그녀는 말했습니다. "내 암이 3기로, 그다지 좋지 못한 상황이라는 이야기를 들었을 때도, 나는 다른 사람들이 할 수 없는 일을 할 수 있다고 생각했어요."

   암의 3기 분류는 겨드랑이에 있는 림프절 근처까지 퍼져 있지만 신체의 다른 곳에서는 발견되지 않는 커다란 유방 종양을 말합니다. 림프절이 관련되어 있다는 것은 미세한 암이 몸 안으로 스며들 가능성이 있으며, 결국 화학 치료나 환자의 면역 체계가 효과적으로 그러한 다루기 힘든 세포를 제거할 수 있지 않은 한, 잠재적으로 치명적인 전이성 암으로 발전하게 됩니다.

내 경험상, 샌디의 처지와 비슷한 여성에 대한 생존률을 매우 높이기 위해 영양 및 심신의학과 함께 최신 화학 요법을 사용할 수 있습니다. 게다가, 전문 마라토너인 샌디는 수술 후 4일 만에 5마일을 완주하였습니다. "전 생각했어요, 와우! 나는 꽤 상태가 괜찮구나," 그녀는 말했습니다. 하지만 이미 예정되어 있던 항암 화학요법으로 그녀의 암 재발률을 겨우 몇 퍼센트 감소시킬 뿐이라는 의사의 이야기를 듣자, 그녀의 낙관적인 태도는 빠르게 사라졌습니다.

샌디는 친구를 통해 나를 찾아 왔습니다. 그녀는 암 예방과 치료에 전인적인 접근법을 시행하는 의사로부터 2차 진단을 받고 싶어했습니다. 내가 그녀에게 암이 재발되는 것을 막기 위한 여러 가지 무기로서, 저지방, 고섬유질의 식단, 영양 보충제, 소리 기반 명상, 그리고 시각화와 함께 항암 화학요법을 병행하는 것을 권장한다고 말하자, 그녀는 안도하는 듯 보였습니다. 처음에는 감정적 요인이 그녀의 건강에 영향을 끼친다는것을 미심쩍여 했지만, 샌디는 내가 진행하는 워크샵 그룹에 참여하였습니다.

"나는 우울함을 느끼고 있었고 정말 무서웠기 때문에 감정 문제를 외면하지 않아야 한다고 생각했어요," 그녀는 말했습니다. "다른 사람을 만나는 일이 좋을 거라고 생각했고, 유방암을 앓는 여성들이 당신이 진행하는 워크샵 그룹에 참여하여 훨씬 더 오래 살게 되었다는 후기도 읽었어요.

샌디는 이전에 명상을 해 본 적이 없었으며, 그녀의 첫 번째 경험에 대해 이렇게 이야기했습니다. "다소 불안했어요. 낯선 사람들이 가득한 방에서 눈을 감고, 모든 것을 차단하려 노력해서 내 호흡과 싱잉볼의 소리에 집중할 수 있도록 편안한 마음을 갖는 데 시간이 좀 걸렸죠. 그 후에, 그 기분이 좋아지기 시작했고, 그래서 화학 치료가 있는 날에도 계속 모임에 오게 되었어요."

 그녀는 나를 자신의 치어리더라고 불렀습니다. 우리의 첫 만남에서 나는 내가 치료한 수백 명의 여성들에게 암이 재발하지 않았다고 말해 주었기 때문입니다. "그때 제게 말씀하셨죠, '당신이 해낼 수 있을 거라 생각합니다!' 라고요. 그게 제가 듣고 싶었던 말이었어요," 마지막으로 대화를 나누던 날 그녀가 내게 말했습니다. "내가 병을 극복할 수 있을 거라고 의사가 믿지 못한다면, 어떻게 병을 이겨낼 수 있겠어요?"

 나 역시도, 의사와 환자 간에 "치유의 파트너십"을 형성하는 것이 대단히 중요한 치료적 가치를 갖는다고 생각합니다. 하지만 샌디는 자신의 모든 것들을 이용하여 그녀의 통솔아래 그녀가 가지고 병을 이겨내기로 결심함으로써 미래를 바꿀수 있다는 믿음을 가지게 된것은 매우 당연합니다. 그녀의 회복력은 의학 박사인 스티븐 그리어가 "투쟁심"이라고 정의한 것의 훌륭한 예시입니다. 런던 근처에 있는 로얄 마스덴 병원에서 진행한 연구에서, 그리어 박사와 그의 동료들은 암에 대하여 투쟁심 있는 유방암 환자들, 상황을 주도하는 태도와 행동이 회복 가능성을 상당히 향상시킬 것이라 믿는 사람들은 무기력하고 희망이 없는 환자들보다 15년 이상 생존할 가능성이 두 배 이상이었습니다.

 초기의 의구심에도 불구하고, 샌디는 소리 명상과 유도된 심상이 화학 치료의 어려움을 이겨내고, 전문 부동산 중개인으로서 까다로운 업무를 해내는 데 도움이 되는 매우 유용한 기법임을 알게 되었습니다. "나는 결코 스트레스가 없는 상태에 도달할 수는 없을 거에요," 그녀는 말합니다. "하지만 스트레스가 훨씬 덜해졌고, 나는 이 도구들을 통해서 스트레스 수준을 훨씬 더 빠르고 효과적으로 감소시킬 수 있어요." 그녀는 싱잉볼의 소리가 매우 강력하다고 설명합니다. "그 진동은 내가 혼자서 명상을 할 때보다 더 쉽게 고요한 상태로 나를 인도했어요. 모든 스트레스와 정신을 산만하게 하는 것이 곧 사라져 버리죠."

이번 여름에, 샌디는 오랫동안의 꿈을 실천했습니다. 그녀는 모든 사람의 기준에서도 몹시 힘든 휴가로, 프랑스 알프스에서 하이킹을 하며 일주일을 보냈습니다. 그녀는 현재 마지막 항암 화학요법을 진행하고 있으며, 현재 건강 상태와 향후 예후는 훌륭합니다. 샌디는 매일 4마일을 달리는 일상을 유지하고 있으며, 그녀와 나는 그녀의 에너지와 낙관주의가 병의 재발을 막는 데 도움이 될 것이라 확신하고 있습니다.

샌디의 경험은 소리와 명상이 부분적으로 정신과 신체 연결의 메커니즘을 통해서 건강과 치유에 어떻게 영향을 미칠 수 있는지를 예시로 보여 줍니다. 나는 모든 신체의 질병은 심지어 세포 차원까지 확대될 수 있는 정신과 신체의 불균형의 징후라고 생각합니다. 제2장에서, 나는, 감정을 발산하고 패턴을 변화하려는 조치를 취하지 않을 경우 만성적인 부정적인 감정이 인간의 다양한 생리 체계에 혼란을 주어, 심각한 건강 상의 문제로 이어질 수 있음을 확인한 정신-신체 연구에 대해 논의했습니다.

예를 들어, 목이 뻐근함을 느끼기 전까지 목에 스트레스를 주고 있음을 알아차리지 못할 수 있습니다. 온패드와 아스피린이 일시적으로 상태를 완화할 수 있지만, 증상은 반드시 다시 돌아옵니다. 곧 등에 심한 통증을 느끼게 되고, 의사와 상담을 하면, 의사는 디스크 탈출이 발병했다고 말할 것입니다. 치료하지 않으면, 디스크로 인해 팔을 사용하지 못하게 될 수 있습니다. 그리고 의사들은 그렇게 말하고는 수술을 권장합니다.

하지만, 생리적 부조화의 감정적 근원을 확인하기 위해 **뻣뻣**한 목이든 또는 궤양이나 암, 또는 심장 질환이든 간에 그러한 증상과 질병

이후의 일을 생각해 보면 어떨까요? 마침내 우리가 가장 심각한 고통을 치유하는, 정신의 특별한 능력을 이용한다면 어떻게 될까요?

수 년 전에 과학자들은 소리의 영향력은 고사하고, 정신과 신체 간의 관계를 연구해 볼 것을 고려했습니다. 수피교의 수장인 하즈랏 이나야트 칸은 이렇게 이야기합니다. "소리의 물리적 효과는 또한 인간의 신체에 엄청난 영향력을 줍니다. 전체 매커니즘, 근육, 혈액 순환, 신경계는 모두 진동의 힘으로 인해 달라집니다. 모든 소리에는 공명이 있기 때문에, 인간의 신체는 소리에 대해 살아 있는 공명기입니다. 음성의 자연스러운 음높이인 모든 음의 높이는 그러한 음을 노래할 때, 타인의 치유의 근원일 뿐 아니라 자기 자신의 치유의 근원이 될 것입니다." 생리적인 불균형을 교정하는 정신의 힘은 더 이상 한때 그렇게 여겨진 것처럼 혁신적인 생각이 아닙니다. 하지만 그러한 힘을 활용하기 위한 소리와 음악의 활용은 이제 막 연구 단계에 있을 뿐입니다.

사운드 힐링 : 세포와의 연결 통로

소리는 여러 면에서 치유의 효과를 일으킵니다. 소리는 에너지 효과를 통해 세포의 기능을 바꿀 수 있습니다. 소리는 생물 체계를 동조하여 더 항상성 있게 기능하도록 할 수 있습니다. 소리는 정신을, 그리고 신체를 진정시킬 수 있습니다. 또는 소리는 감정적인 효과를 주어, 신경 전달 물질과 신경 펩타이드에 영향을 주고, 면역 체계를 조절하는 데 도움이 됩니다. 물론, 음악은 우리의 치유 체계에 분명한 효과를 가지고, 잠재적인 감정적 효과를 가지며 기억, 연관성, 그리고 매우 발달된 심리 상태를 자극하는, 조직된 소리입니다.

　　내가 앞서 언급했듯이, 에너지 의학 연구 분야의 선도적인 인물인 베벌리 루빅은 전자기 에너지, 그리고 아마도 다른 형태의 에너지들은 세포 수용기 차원에서 세포의 기능에 영향을 미친다고 주장합니다. 캐더스 퍼트는 신경 펩타이드, 신경 전달 물질, 그리고 기타 분자 메신저로부터 생물학적 정보를 받아 들이는 세포 수용기는 형태를 변화시키며, 춤추듯 움직이고, 심지어 흥얼거리기도 한다고 주장합니다. 기억하세요, 수용기가 분자 메신저에 반응하는 방법은 (수용기가 형태를 변화시키는 방법은) 우리의 면역 방어 세포의 활성, 그리고 신체 다른 모든 세포의 활성을 결정하는 데 도움을 줄 수 있습니다.

　　아마도 세포 기능에 대한 다양한 형태의 에너지의 효과에 대한 가장 과학적으로 정교한 연구는 캘리포니아 로마 린다 베테랑스 의학 센터의 생물 물리학자인 장 왈레첵의 실험실에서 나온 것일 겁니다. 왈레첵은 극저주파(ELF) 전자기장이 세포의 변화, 특히 면역 체계의 방어 세포인 T-림프구를 촉발한다는 것을 증명하였습니다. 왈레첵은 극저주파장은 부분적으로 노출 수준에 따라, 면역 세포의 활동을 자극하거나 억제할 수 있음을 보이는 수많은 연구를 공인된 학술지에 발표하였습니다.

　　왈레첵은 극저주파 에너지장이 세포의 활동에 어떻게 영향을 미치는지 연구하고 있으며, 그의 실험을 통해, 칼슘의 흡수를 조절함으로써 이루어진다는 것을 밝혀냈습니다. 구체적으로, 이러한 에너지장은 세포 내 저장된 칼슘의 배출, 칼슘의 세포 유입, 그리고 또한 칼슘 흡수의 세포적 역학을 통제하는 효소 시스템에 영향을 미칩니다. 그의 도발적인 논문 중 하나에서, 왈레첵은 또한 DNA 합성은 칼슘에 의존하며, 그러므로 에너지장의 영향을 받을 수 있다고 주장합니다.

세포 기능에 대한 소리의 효과에 대해 이것이 제시하는 것은 무엇일까요? 왈레첵이 연구한 극저주파 에너지 장으로 확인되지는 않지만, 소리는 분명히 일종의 에너지입니다. 프랑스의 작곡가이자 생물 에너지학자인 파비앙 마만을 포함하여, 다른 연구자들은 소리의 파동 에너지가 세포에 미치는 구체적인 영향을 연구하고 문서화하기 시작했습니다. 마만은 음악뿐 아니라 침술 등 에너지 기반의 치유 기법에도 관심을 두고 있었기에 이러한 의문에 이르렀습니다. "우리는 정말로 음악에 감동 받고 음악으로 인해 변화하는가? 만일 그렇다면, 소리는 신체에서 얼마나 깊이 전달되는 것인가?". 1981년에, 그는 파리에 있는 프랑스 국립 과학센터의 생물학자인 헬렌 그리말과 팀을 이루었습니다. 1년 반 동안, 그와 그리말은 현미경 촬영 기법을 통해서 인간의 세포에 대한 저주파(30~40 데시벨) 소리의 효과를 연구했습니다. 마만에 따르면, 이 실험의 목적은 인간 세포의 핵과 전자기장에서 소리의 효과를 관찰하는 것이었습니다.

현미경에 설치된 카메라를 사용하여, 마만과 그리말은 21분 동안, 징, 실로폰, 어쿠스틱 기타와 사람의 목소리 등, 다양한 음향 도구에 반응하는, 건강한 인간의 세포와 자궁암 세포의 내부 구조를 연구했습니다.

마만은 세포에 음계를 불러 주었을 때, 가시적으로 가장 극적인 결과가 나타났음을 알게 되었습니다. "세포 구조가 매우 빠르게 파괴되었습니다. 사람의 목소리는 그 진동 안에 어떤 악기보다도 목소리를 더욱 강력하게 만드는 무언가를 담고 있습니다. 바로 의식이죠 암세포는 진동 주파수의 점진적인 축적을 견디지 못하는 듯 보였습니다. 배열에 세 번째 주파수를 적용하자마자, 세포는 불안정해지기 시작했습니다." 하지만 다른 악기들, 특히 풍부한 배음을 가진 징 또한 세포가 분해되고 결국 폭발하도록 하였습니다.

　실험실 안 그의 발견에 기반하여, 마만은 그 후 두 명의 유방암 환자와 실험을 실시하였습니다. 두 명 모두 1개월의 과정 동안 하루에 3시간 반 동안 소리를 들었습니다. 한 명의 경우, 종양이 사라졌습니다. 두 번째 여성은 종양 제거 수술을 받았는데, 그 결과, 종양이 작아지고 완전히 말라붙었음을 발견하였습니다. 전이 없이, 악성 종양을 제거하였고 환자는 완전히 회복되었습니다.

　자신의 저서 〈21세기에 음악의 역할(The Role of Music in the Twenty-first Century)〉에, 마만은 흥미로운 사진을 실었습니다. 몇 장은 일반적인 카메라로 찍은 것이었고, 몇 장은 전자기장을 기록하는 키를리언(Kirlian) 사진 기계로 찍은 것이었습니다. 이 사진들은 세포의 반응을 자세히 보여 줍니다. 그는 아래와 같이 적었습니다:

> 이 결과는 소리의 진동은 세포 구조의 변화에 결정적인 역할을 하며, 인간 유기체의 가장 미묘한 차원에 직접 작용한다는 것을 보여 준다. 우리가 같은 시간 동안 전체적으로 반음계인 음계를 연주하는 동안 다양한 차원의 에너지가 동시에 자극되었고, 질병에 걸린 세포가 안정화 되는 것을 방해하였다. 진동률을 더하면 너무 강력해져서 세포는 그에 적응할 수 없었다. 세포는 소리가 계속해서 쌓이게 되는 동시에 더이상 그 구조에 적응할 수 없게 되기 때문에 죽게 되는 것이었다.

• 마만은 또한 프랑스의 물리학자인 조엘 스턴하이머와 공동 연구를 했습니다. 그는 자신의 논문 "소립자의 음악"에서, 인간의 모든 분자는 음악의 특정 주파수와 반응한다는 결과를 보고하였습니다. "그 분자의 묶음들이 반음계의 음정처럼 행동하고 반응한다"라고 스턴하이머는 말하고 있습니다. 그래서, 마만은 세포 내 폭발은 세포 구조 내 입자의 주파수와 소리 진동 주파수 간의 불협화음 때문에 일어난다고 결론을 내렸습니다.

• 마만의 도발적인 암세포 사진은 소리 파동 주파수가 세포질과 핵의 막을 공격할 때 그 구조를 유지하지 못하는 세포핵에 대한 증거를 보여 줍니다. 그의 실험은 음향학의 아버지라고 불렸던, 17세기 독일의 과학자이자 아마추어 음악가인 언스트 클라드니로의 연구를 그대로 재현하였습니다. 클라드니가 1809년에 받침대에 부착된 판 위에 모래를 흩뿌리고, 판의 둘레에서 바이올린의 활을 당겨, 복잡한 패턴의 기하학적 무늬로 모래를 재배치하여, 소리의 진동이 사물을 이동시킬 수 있다는 자신의 이론을 증명하자, 프랑스의 과학자들과 나폴레옹은 열광하였습니다.

• 그 후 스위스의 과학자인 한스 제니 박사는 20세기의 기술을 사용하여 클라드니의 실험을 개선하고 확대하였습니다. 그는 소리가 사물에 영향을 미치는 방법을 연구하는 이 과학 분야에 그리스어로 '파동' 이라는 단어를 따서, 사이매틱스(cymatics)라는 이름을 붙였습니다. 제니는 수정 진동기와, 인간의 목소리를 그림으로 생성하도록 자신이 고안한 기계인 토노스코프(tonoscope)를 사용하여 쇠가루, 미세한 입자의 플라스틱과 수은을 포함하여, 모래와 여러 가지 재료들로 굉장히 아름다운 복잡한 형태를 만들어 내었습니다. 그렇게 형성된 디자인의 형태는 재료의

주파수, 진폭 및 종류에 따라 끝없이 다양하며, 때로 3차원의 깊이와 질감을 가진 매우 아름다운 만화경의 배열과도 비슷합니다. 그 중 몇몇은 눈송이, 꽃, 그리고 소용돌이 등, 자연적으로 발생하는 보편적인 형태를 모방합니다.

나는 옴(OM) 만트라를 부르면 성스러운 창조의 맥박을 의미하는 탄트라 불교의 만다라와 놀랍도록 유사한 형상인, 완벽한 원안에 일련의 층으로 구성된 동심원의 다이아몬드 및 삼각형의 형태가 나타난다는 것에 특히 매료되었습니다.

하지만 사이매틱스에 대한 자신 일생의 연구를 연대순으로 기록하였고, 같은 이름의 영화에서, 제니가 인간의 각각의 세포는 고유의 주파수를 가지며, 모든 인간의 기관의 주파수는 그 구성 세포와 조화를 이룬다고 이론화한 내용을 읽었을 때, 내 호기심은 매우 자극되었습니다. 그래서, 세포 및 유전의 차원에서 치유를 위해 소리를 어떻게 사용할 수 있는가에 대한 수수께끼를 푸는 데 이러한 특징적인 주파수가 열쇠를 쥐고 있다는 흥미로운 가설을 만나게 됩니다. 영국의 접골사인 의학 박사 피터 가이 매너스는 "사이매틱 치료"라고 알려진, 제니의 이론을 임상적으로 적용하는 방법을 연구하고 개발하였습니다. 이는 세포 또는 기관에서 거의 이상적인 신진 대사 상태를 이루기 위해서 가청 음파를 사용하여 면역 체계를 포함하여, 서로 중복되는 생물 시스템을 자극하는 것입니다.

매너스는 질병은 "기관의 조화로운 분자 관계를 방해하는 것"이라 보고 있습니다. 그는 특정한 상태를 치유하기 위해서가 아니라, 화학적 균형 및 항상성의 균형 상태를 도모하여, 신체가 스스로 치유되도록 돕기 위해 사이매틱 치료법을 사용합니다.

중추 신경계를 통해 개별 세포로 전달되는 전기 메시지를 가로채서, 이 연구는 세포가 이해하는 싸이매틱 신호를 암호화하였다. 방출되는 신호에 따라 각 조직에 H인자(화성 인자)를 주었다. 영향을 받은 구역과의 직접적인 접촉을 통해서 또는 침술 요법 자외선을 이용하여 신체에 적용될 때, 이로운 자극, 활성화 및 순환을 유도하기 위해서 사이매틱 도구는 음향의 가청 소리 주파수를 조절한다.

약 30년 전에 미국에 소개된 사이매틱 요법은 류머티즘, 마비, 근육 좌상, 관절염, 골절, 그리고 다양한 질병을 치료하는데 사용되어 왔습니다. 매너스는 이 치료법이 향후에 장기이식 과정에서 사용되어 이식될 장기와 수혜 사이의 공명을 창조하는 데 도움이 되고, 말초 신경과 뼈, 피부의 재생을 촉진할 것으로 예상하고 있습니다.

싱잉볼, 뇌파, 그리고 천왕성의 고리

파비앙 마만의 발견과 사이매틱 치료법은 언젠가 암, 그리고 세포의 변질 또는 기능 장애로 인한 질병을 앓는 사람들에게 직접적인 영향을 줄 것입니다. 캘리포니아 인간 과학 기관에서 신경 음향 연구 센터를 총괄하고 있는 척추 신경 전문의인 제프리 톰슨은 이와 연관된, 그러나 훨씬 더 정교한 접근법을 현재 연구하고 있습니다. 톰슨은 "소리 유도 치료

(Sonic Induction Therapy)"라고 부르는 기법을 사용하고 있습니다. 이 기법은 다양한 생물 체계 간에 균형을 도모하고 세포의 치유를 촉진하기 위한 소리 주파수 진동의 사용과 관련이 있습니다.

톰슨은 자신이 "태고의 소리"라고 부르는, 새, 돌고래, 사람의 목소리, 파도, 바람 및 여러 가지 생물의 음조 등, 자연을 전자적으로 흉내 낸 소리로 음향적 혼합물을 만들고 있습니다. 그에 따르면, 이러한 소리는 환자의 뇌파와 기타 생리적 기능과 공명하고 동조하여 매우 깊은 이완과 열린 잠재 의식 상태를 촉진시킵니다. 그는 또한 환자의 근본적인 소리 주파수, 즉, 환자들의 음성적 지문을 발견하고 재생하기 위해 독창적인 소리 기술을 사용합니다. 톰슨은 자신이 잠재의식 차원 및 세포 차원 모두에서 불균형을 바로 잡기 위해서 개인의 성문(voice print)을 활용할 수 있다고 생각합니다.

성문은 환자 자신의 소리를 변형한 3-D 녹음 기록에서 만들어 내며, 전체 테이블을 거대한 진동 소리 보드로 변환하는 목소리 변환장치가 있는, 맞춤 제작한 소리 치료 테이블을 통해 전달됩니다. 톰슨에 따르면, "어떤 사람들이 경험하는 심오한 반응의 이유 중 일부는 이러한 소리 테이블과 함께 직접적인 세포 진동의 결과입니다."

톰슨은 적절한 주파수 범위 및 진동 강도에서 전달되는 소리는 최소한 이론적으로, 세포 차원에서 치유 할 수 있다고 확신합니다:

"인체의 70퍼센트 이상이 수분이고 소리는 공기를 통해서보다 물을 통해서 5배 이상 더 효율적으로 이동하기 때문에, 신체를 직접 통과하는 소리 주파수 자극은 특히 세포 차원에서, 몸 전체를 자극하는 데 매우 효율적인 수단입니다. 소리 주파수 진동을 사용하여 살아 있는 세포 조직을 직접 자극하면 놀라운 세포 신진 대사를 보여 주었으며, 그러므로 세포 치유 반응을 더욱 촉진할 수 있습니다."

톰슨의 심리 청각 간섭에 대해 자연에서 발견되는 모든 종류의 소리를 끌어내는 그의 생물학적 조율과 소리 유도는 분명히 사운드 힐링에 대한 가장 정교한 새로운 접근법 중 하나입니다. 톰슨의 태고의 소리를 흉내낸 오디오 테이프를 들은 한 나사(NASA)의 공무원이 그에게 전화를 걸었습니다. 그 공무원은 톰슨에게 먼 우주 공간에서 보이저 1호 또는 2호(Voyager I, II) 우주선의 소리를 들어본 적이 있느냐고 물었습니다. 그러한 우주선의 소리 중 몇 가지가 톰슨의 자연의 소리 녹음과 매우 유사했기 때문이었습니다.

톰슨은 외부 우주에서 녹음한 소리가 실제로, 자신이 녹음한 것에서 나타나는 자연의 소리와 놀랍도록 유사합니다는 사실에 그다지 놀라지 않았습니다. 예를 들어, 목성에서 나는 소리는 돌고래가 내는 높은 음조의 울음 소리와 놀랍도록 비슷하며, 가장 작은 행성인 천왕성(Miranda)의 소리는 합창단의 소리와 비슷합니다. 하지만 톰슨은 천왕성의 고리가 생성하는 소리에 가장 큰 흥미를 보였습니다. 그 소리는 실제로 티베트의 싱잉볼이 내는 소리와 매우 비슷합니다.

톰슨은 이러한 소리의 유사성이 우연이 아니라고 생각합니다. 그는 두 가지 모두 칼 융이 집합적인 무의식이라고 설명하는 소리의 반향이라고 생각하며, 세포 및 영적인 차원에서 우리의 태고적 근원을 상기시킵니다. "잠재의식 속에서 충분하게 깊이 여행할 경우, 결국 모든 사람들에게 공통적인 어떠한 단계에 이르게 됩니다," 라고 톰슨은 말합니다. 아마도 티베트 싱잉볼과 크리스탈 싱잉볼의 소리의 반향(reverberation)은 태고적 우주의 소리, 우리의 우주적 본질의 소리와 유사하기 때문에 그토록 강력한 치유 효과를 가지는 것일 지도 모릅니다.

만성적인 척추 통증 및 여러 가지 근골격계 질병에 더 효과적인 치료 방법을 찾으려 하는 척추 지압사로서 일하기 시작한 초기에, 톰슨은 소리의 진동이 동조와 치유를 촉진할 수 있는지 궁금해 했습니다. 그는 난독증, 주의력 결핍 장애, 그리고 특정한 학습 장애의 치료에서 뛰어난 결과를 이루었다고 보고합니다.

그의 소리 간섭에 대해 임상적으로 측정된 한 가지 생리적 효과는 뇌파를 알파 주파수 범위에서 세타 주파수 범위로 변경하는 것이며, 이는, 수많은 뇌전도(EEG) 생물 피드백 전문가에 따르면, 정신과 뇌의 이완 상태, 그리고 치유에 대해 고조된 반응성을 의미합니다. 하지만 소리 치료를 통해 뇌파를 변화시키는 것이 건강에 임상적으로 의미 있는 효과를 줄 수 있다는 증거가 있을까요?

뇌전도 피드백(또는 싱경 피드백이라고도 하는) 분야의 전문가들은 사람들이 자신의 뇌파 패턴을 변화하도록 도움을 주며, 주의력 결핍 장애에서부터 뇌졸중과 고혈압에 이르기까지 여러가지 질병에 대한 긍정적인 결과들을 기록해 왔습니다. 하지만 아마도 가장 주목하지 않을 수 없는 최근의 한 연구는 뇌파 조정과 더 강한 면역 체계 간의 연결성을 분명히 하고 있습니다. 행동 의학 태평양 연구소의 개리 슈머 박사는 알파 및 세타 뇌파 상태를 이루기 위해 정기적으로 뇌전도 생물 피드백을 받는 에이즈 환자들은, 완전히 진행된 에이즈를 늦추기 위한 능력을 보여 주는 대단히 중요한 지표인, 보조 T 세포(T-helper cell)가 통계적으로 유의미하게 증가했음을 보이는 연구를 실시했습니다. 이 연구를 톰슨 박사의 소리 및 뇌파 동조에 대한 연구의 맥락에서 고려해 보면, 우리는 우리의 면역 방어 체계를 아우르는, 뇌-신체 결합에 소리가 어떠한 영향을 줄 수 있는지 알아낼 수 있습니다.

톰슨의 연구는 또한 티베트 싱잉볼과 크리스탈 싱잉볼의 치유 속성을 설명합니다. 점점 더 많은 몸-마음 치유사들이 매우 다양한 신체 상태 및 질병에 대한 회복 과정을 개선하기 위해서 싱잉볼을 사용하고 있는 듯 보입니다. 테네시 주 내슈빌의 바티스트 병원 부설 마음-몸 연구소의 병원장인 의학 박사 콘 포타닌은 편두통, 목, 어깨와 등의 통증, 고혈압, 그리고 과민성 대장 증후군을 포함하여, 만성적인 통증으로 고생하는 환자들을 위해 노래와 음악을 티베트 및 크리스탈 싱잉볼과 함께 사용합니다.

포타닌은 티베트 싱잉볼과 음악을 함께 사용하면 집단 차원에서 가장 효과적이라는 것을 알게 되었습니다. "이는 환자들이 스트레스를 줄이는 데 도움이 되며, 그래서 환자들이 때로 스트레칭과 요가를 포함하는 명상과 휴식 활동을 할 수 있도록 합니다,"라고 그는 말합니다. 그러나, 그는 명상은 그 자체로 끝나는 것이 아니라, 용서와 같은 영적인 측면으로 이르는 수단이라고 덧붙입니다. "명상은 마음을 열어 주고 환자로 하여금 자신의 문제에서 공포와 분노가 있는 부분을 다룰 수 있도록 합니다."

포타닌이 고통 관리 및 스트레스 관련 장애를 다루기 위해 크리스탈 싱잉볼과 티베트의 싱잉볼을 사용한 경험, 그리고 암이나 기타 심각한 질병에 대한 내 경험은, 화성적 배음이 풍부한 이러한 소리들이 신체와 정신을 항상성과 치유로 향하도록 부드럽게 안내한다고 믿을 만한 실제 사례를 만들어 내고 있습니다.

소리, 음악, 심상, 그리고 면역 체계

임상 심리학자이자 음악 치료사인 마크 라이더와 그의 동료들은 유도 심상기법과 결합하면, 음악은 스트레스 호르몬을 감소시키고, 질병과 싸우는 면역 세포의 수준을 끌어 올릴 수 있음을 증명하는 강력한 근거를 제시하였습니다. 예를 들어, 라이더가 실시한 한 연구에서, 한 무리의 대학생들에게 항체의 분비에 대한 강의를 실시하였습니다. 그런 후 학생들에게 상상력을 촉진해 준다고 알려 주며, 라이브로 즉흥적인 음악을 들으면서 항체의 생성을 상상해 볼 것을 지시하였습니다. 두 번째 집단에게는 같은 음악을 들려주었지만, 다른 설명을 주지 않았고, 세 번째 집단에게는 음악을 들려주지 않았습니다. 실험이 끝나고 나서, 타액을 수집하고 피부 온도를 측정하여 분비성 면역 글로불린 A 항체의 생성을 실험하였습니다. 라이더는 심상/음악이 함께 작용한 집단의 면역 글로불린 A 항체의 생성이, 다른 두 집단보다 유의미하게 더 높았다는 결과를 얻었습니다.

라이더와, 정신 신경 면역학 분야의 선구자이자 치유를 위한 심상의 사용에 있어 인정받는 전문가인 진 악터버그가 실시한 또 다른 실험에서, 한 집단의 대학생들은 특별하게 작곡된 배경 음악이 있는 17분짜리의 테이프를 들었으며, 질병체와 싸우는 엄청난 항체를 만들어 내는 B 세포를 시각화하는 방법에 대한 설명을 받았습니다. 또 다른 집단의 학생들은 음악만을 연주하는 테이프를 들었고, 통제 집단은 그저 17분동안 조용히 자리에 앉아 있었습니다. 세 집단 모두 테이프를 듣기 전과 후, 그리고 (

통제 집단의 경우) 조용히 앉아 있기 전과 후, 분비성 면역 글로불른 A 항체의 생성을 검사하였습니다. 라이더는 집단 1과 2에서 항체의 생성이 통제 집단에서의 항체 생성보다 유의미하게 많았음을 발견하였고, 3주 간의 훈련 후, 집단 1이 집단 2를 뛰어넘었습니다. 라이더에 따르면, 이는 "심상은 휴식만을 이용할 수 있을 때 보다, 면역 체계의 더 진보된 조건화를 가능하게 한다"고 주장하였습니다.

놀랍게도 동일하게 특정한 심상화 과정으로, 특정한 세포 집단의 행태에 직접적으로 영향을 줄 수 있는 듯 보입니다. 라이더와 악터버그가 실시한 한 연구에서, 그들은 피험자들은 두 개 집단으로 구분하였고, 두 집단 모두에게 6주 동안, 질병과 싸우는 백혈구 세포의 두 가지 핵심적인 종류인 호중구와 림프구의 활성을 시각화하는 방법에 대해 음악 강화와 함께 하는 설명을 하였습니다. "놀랍게도, 초점을 두었던 혈액 세포 (종류)만이 두 집단 모두에 대해 유의미하게 변화하였고, 이는 즉각적인 생물학적 효과가 면역 체계에 전달될 수 있음을 다시 한 번 보여주는 결과입니다," 라고 라이더는 말합니다.

심상의 사용은 분명히 소리와 음악의 치유 효과에 차원을 더하며, 심상이 면역 체계에 대해 고유한 독립적인, 긍정적인 효과를 준다는 사실을 고려하면, 이를 이해할 수 있습니다. 악터버그, 프랭크 로리스 박사, 칼 시몬톤 박사, 그리고 스테파니 시몬톤 박사가 1970년대 중반에 실시한 선도적인 연구에 따르면, 긍정적인 결과에 대한 심상은 심리적인 요인 및 혈액 화학적인 요인 중에서 말기 암에서의 생존과 가장 높은 연관성을 가진다는 것이 증명되었습니다.

유도 심상기법이라는 것이 정확하게 무엇일까요? 우리가 감정, 평온감, 또는 신체의 감각을 불러일으키는 이미지를 떠올릴 때, 면역 체계에 영향을 미칠 수 있는 신경 전달 물질, 신경 펩타이드, 그리고 전령 분자(messenger molecule)의 조절을 포함하여, 전체적인 생리적 변화가 일어납니다. 그 과정 자체는 단순합니다. 우리가 명상 상태로 조용히 앉아서, 상상을 통해서, 또는 대본이나 테이프를 통해 또는 의사의 지시를 통해(그래서, 유도된 심상) 정신의 그림을 떠올리도록 하는 것입니다. 심상의 심리적 및 생리적 효과는 우리가 사용할 수 있는 시각 이미지의 무한한 종류에 따라 달라질 수 있지만, 우리의 정신-신체의 상태를 변화시키는 심상의 힘은 분명합니다. 가장 간단한 예시를 생각해 봅시다. 눈을 감고 레몬 한 조각을 빨아 먹는 것을 상상해 봅시다. 시간을 갖고 실제로 레몬을 그려 보고, 그 질감과 맛을 상상해 봅시다. 혀끝에서부터 타액이 흘러나오는 것을 느낄 수 있지요? 신체의 화학 작용을 변화시키는 데 실제 레몬이 필요하지 않습니다. 상상만으로 충분합니다.

면역 체계를 증강하기 위해 심상을 사용할 때도 동일한 원리가 적용됩니다. 직접적으로 백혈구 세포를 시각화하여 병원균이나 암세포를 죽이는 행동을 취하도록 하거나, 또는 간접적으로 평정을 이루는 장면을 상상하여 스트레스 호르몬을 감소시키고 면역력을 강화하거나 하는 등의 방법을 통해서입니다. 정신 신경 면역학의 연구 세계는 이러한 효과에 대한 생물학적 기반을 제시합니다. 뇌의 신호와 뇌의 전달자는 대부분의 면역 세포 하위 집단의 활성에 영향을 미칠 수 있습니다. 마크 라이더, 진 악터버그, 그리고 다른 연구자들의 연구는 음악과 심상을 결합하면 이러한 효과를 강화할 수 있음을 보이고 있습니다.

최근에, 면역 체계에 대한 심상의 효과에 대한 한 연구가 실시되었고, 다음과 같은 결과를 보였습니다.

- • 심상화를 사용하여 피험자들의 NK 세포 활성의 증가되었습니다.

- • 단 한 번의 훈련 회기 후에 심상을 연습한 피험자들 간에, 휴식 기법을 연습한 피험자들이 생성하는 것과 동일한, 증가된 면역 글로불린 A의 생성(일종의 항체)되었습니다.

- • 세포 특화적인 심상 설명을 들은 건강한 지원자, 즉, 50세 미만의 하위 집단에서 질병과 싸우는 림프구의 활성과 숫자가 유의미하게 더 큼. 피험자들은 자기 최면을 배웠으며, 혈류를 통해 헤엄치는 강력한 상어로 림프구를 상상하는 방법을 배웠습니다. 한 번의 세션 후 면역 반응의 향상이 나타났으며, 일주일간의 자기 최면 및 심상 연습 후에 또한 향상되었습니다.

- • 대상 포진에 대한 피부 검사에 대한 국부적 림프구 반응의 선택적인 증가 또는 감소. 피험자들은 면역 체계에 메시지를 보내는 심상을 사용하여, 검사 장소로 림프구를 급히 보내어, 더 강한 염증 반응을 일으키거나, 편안히 쉬도록 하여 훨씬 더 적은 염증을 일으키도록 할 수 있었습니다.

심상화와 음악을 활용한 이러한 실험은 우리가 어느 정도, 우리의 면역 체계를 조절할 수 있다는, 강력하고 방법론적으로 탄탄한 증거를 제시합니다. 하지만, 이러한 면역 상의 변화가 임상적으로 중요한지에 대한 의문이 종종 제기됩니다. 간단히 말하자면, 이러한 면역 상의 변화가 질병과 싸우는 우리의 능력을 의미 있게 개선시키도록 생물학적으로 변화하는가입니다.

　수많은 환자와의 임상 경험을 통해서 나는 이러한 생물학적 변화가 실제로 의미 있다고 말할 수 있습니다. 이러한 환자들은 통계적 예상으로 예측하는 것보다 더 나은 일상을 보내고 있습니다. 그들은 치료에 더 손쉽게 반응하며 더 오래 사는 경향이 있습니다. 그러한 환자 중 한 명이 조지입니다. 그는 44세의 정신 병원 사회 복지사로, 브롱크스에 있는 여성 쉼터에서 일하고 있었습니다. 조지는 4년 동안 병의 차도를 보인 후, 림프종이 재발하여 나를 만나러 왔습니다. 그의 림프종은 중간 정도 진행된 단계에 있었으며, 줄기세포 이식과 함께 집중적인 화학 치료 요법이 필요했으며, 이는 환자에게 어렵고, 위험하며, 엄청나게 부담이 큰 절차입니다. 줄기세포 이식에 대한 5년간의 생존율은 매우 변수가 큽니다. 한 연구에 따르면, 생존률은 30퍼센트 정도입니다.

　목소리가 상냥하고 지나칠 정도로 공손한 조지는 내게 질문을 거의 하지 않았고, 대화 하는 동안 자주 고개를 끄덕였지만, 그러한 행동은 동의의 표시라기보다는 불안감으로 인한 경련인 듯 보였습니다. 그에 대해 알게 되면서, 나는 그는 가까운 친구가 거의 없으며, 젊은 시절 한 결혼이 이혼으로 끝나게 되었음을 알게 되었습니다. 조지는 수년 동안 심리 치료를 받아 왔지만, 여전히 어린 시절 학대의 상처를 안고 있었습니다. "나는 지속적인 언어, 감정 및 신체적 학대가 완전히 정상적인 것이라고 믿으며 자라 왔습니다,"라고 그는 내게 말했습니다. "아버지는 아무런 이유 없이 느닷없이 절 때리곤 했어요. 어머니 역시 내게 잘해주지 않았습니다. 어머니는 내게 소리를 질러 댔고, 아버지를 포함해서, 자신의 모든 잘못이 내 탓이라고 했어요. 나는 의지할 곳이 아무데도 없다고 생각했습니다."

치료를 통해서, 그는 가족 안에서 존재하고 생존하기 위해서 자신의 내적 요구를 억제해야 하며, 자신의 진정한 자아와는 분리된 모습을 만들어야 했다는 것을 알게 되었습니다. 그는 오랫동안 자신이 가면을 쓴 채 살아야 했다고 느꼈기 때문에, 그는 결국 그 가면은 단지 소품일 뿐이며, 가면을 통해 나타나는 모습이 자신이 아니라는 사실을 잊어버리게 되었습니다.

조지는 무의식적으로 자기 자신을 비열한 사람이라 인식하였고, 부모로부터 그러한 대우를 받아야 하는 끔찍한 아이였다고 믿게 되었습니다. 그는 자주 끔찍한 학대와 체벌, 그리고 유기를 당했던 어린 시절의 공포를 환기시키는 악몽에 시달렸습니다. 흥미롭게도, 그가 처음으로 림프종 진단을 받았을 때, 그러한 악몽이 사라졌으며, 만성적인 우울증이 사라지고, 그 후 병이 차도를 보이자 악몽이 다시 되살아났습니다. 림프종이 재발했기 때문에, 그는 자신에 대한 나쁜 꿈과 부정적인 감정이 이상하게도 다시 사라졌다고 내게 말했습니다.

나는 조지가 싱잉볼을 중심으로 하는 치유로부터 많은 것을 얻을 수 있다고 생각하여, 그가 어린아이였을 때 겪었던 공포심과 체벌당했던 기억을 치유하기 위해 나와 함께 치료해 볼 것을 제안했습니다. 그의 핵심적인 문제는 자존감이 심각하게 부족하다는 것이었으며, 수개월에 걸친 명상 연습과 음조 맞추기를 하면서, 자기 비하로 인해 나타나는 분노를 말로 표현하기 시작했습니다. 이는 조지로 하여금, 어린 시절의 자아가 슬픔과 무력감에 물들어 있었으며, 그래서 그가 기쁨과 우주와의 연결성을 경험하지 못하도록 했음을 완전히 깨닫도록 하였습니다. 그는 싱잉볼의 소리와 자신의 목소리를 사용하여 이러한 모순을 통과하여, 어린 시절의 자아를 받아들였습니다.

· 그가 자신의 본질에 대한 인식을 확장해 가면서, 그의 삶의 즐거움을 방해하고 있던 방어적인 감정의 장벽이 해체되기 시작했습니다. 그는 마침내 부모에게서 받은 폭력 때문에 일생에 걸쳐 축적해 온 분노를 스스로 진실하게 경험하게 되었습니다. 그가 분노를 헤쳐 나아가고, 부모의 잔인함이 그들 자신의 상처 받은 에고에서 나온 것임을 알게 되자, 그의 치유가 시작되었습니다.

· 치료 과정을 통해서, 그는 점차적으로 굉장히 놀라운 깨달음에 다가가게 되었습니다. 깊이 상처받은 어린 시절의 자아는 오직 자신이 죽음의 위험에 놓여 있다고 느낄 때에만 살아 있음을 느끼고 흥분을 느낄 수 있다는 것이었습니다. 생명을 위협하는 질병에 마주하여, 그는 어린 아이였을 때의 방식으로 대응하였습니다. "내게 허락된 유일한 흥분인, 생존 모드로 들어가게 되며, 나는 내가 괜찮아질 것임을 알게 됩니다."

· 조지는 그의 무의식적인 마음이 질병의 형태로 어린 시절의 트라우마를 재형성한다는 것을 이해하고 있었습니다. 그의 무의식적인 마음이 림프종을 유발했다는 말이 아니라, 그의 무의식이 다소 비뚤어지게 긍정적인 방식으로 질병에 대응하고 있다는 의미입니다. 나는 그가 매일 명상을 하는 동안, 스스로와 세상에 대해 완전히 안전하고 평화로움을 느꼈던 삶의 시간과 장소를 상상해 볼 것을 권유하였습니다. 나는 그에게 어린 시절의 트라우마 후에, 그리고 진단을 받기 전 기간 중에 이미지를 활용하여, 아플 때 보다 건강할 때 느꼈던 유쾌함과 살아 있다는 감정을 연결할 수 있도록 해 볼 것을 권유했습니다.(정신-신체 분야의 선구자인 의학 박사 허버트 벤슨은 그러한 순간의 치유 가능성을 '기억된 건강'이라고 부릅니다.)

· 이러한 심상 작업은 조지가 질병과 행복을 분리하도록 도움을

주었습니다. 그의 내적 치유 또한 "이 세상은 완전히 적대적이며, 나는 완전히 비열하다"는 관점에서 스스로를 풀어 주는 일에 기반하였습니다. "나는 내 안의 어린 아이가 사랑 받기를 갈망하지만, 또한 거부감을 다룰 수 있을 정도로 충분히 강해지기를 원하고 있다는 것을 깨달았습니다. 나는 내 인생에서 매일매일 나의 불행에 대해 부모님을 원망해 왔습니다. 이제 나는 내가 행복하지 못하도록 한 것은 나의 본질을 인식하지 못했기 때문임을 알게 되었습니다. 지난밤, 내가 근원 소리 명상을 하고 있을 때, 나는 복부 아래부분 깊은 곳에서 나오는 길고, 낮은 신음소리처럼 들리는 실망감을 경험했습니다. 그곳에서 림프종이 발병하였고, 또 재발한 것이 우연이라고 생각하세요?"

조지는 줄기세포 이식을 바로 앞두고 이러한 인식에 이르게 되었습니다. 그는 치료에 잘 대응하였고, 10일 후 퇴원했으며, 3주 안에 직장에 복귀했습니다. 거의 5년 후에, 그는 완전히 회복되어 계속 건강을 유지하고 있습니다. 나는 조지가 소리와 심상을 통해 자신의 마음 깊은 곳을 헤아리지 못했다면, 그와 같은 이식 환자들에게서 일반적인, 재발을 막을 수 있었을지 궁금합니다.

신체의 치료, 영혼의 치유

나는 환자들이 내게서 배워 가는 것 이상으로 나 역시도 환자들로부터 치유의 신비한 힘을 배우고 있다고 확신합니다. 환자들은 모두 용감한 사람들이며, 살고자 하는 소망이 그들로 하여금 싸우게 하고, 수많은 경우 자신의 몸을 괴롭히는 질병을 극복하고 있습니다.

그들이 이러한 일을 해내는 방법은 내게 여전히 미스터리로 남아 있습니다. 환자들의 회복이 진행되면서, 나는 환자들이 자신에게 일어난 일을 설명하는 데 귀 기울여 듣습니다. 어떤 사람들은 똑똑하며, 또 어떤 사람들은 그다지 똑똑하지 않습니다. 어떤 사람들은 수다스러우며, 또 어떤 사람들은 과묵하기도 합니다. 하지만 지적 감각과 언어 능력은 중요한 듯 보이지 않습니다. IQ, 교육 수준 또는 교양과 관계 없이, 영혼에서 밝은 빛이 빛나는 사람들은 자신의 신체 안에서 자연적인 자가치유 과정을 더 잘 일으킬 수 있는 듯 보입니다. 주류 의학의 치료 과정과 함께, 그들의 내적 치유 시스템은 때로 매우 강력하여 완전한 치유를 일으킬 수 있습니다.

나는 신의 은총이 어느날 갑자기 내게 왔기 때문에 이러한 감사함을 느꼈다고 말하고 싶습니다. 미국의 최고 의과 대학에서 철저한 교육을 받았고, 유명 병원에서 똑같이 철저하게 훈련을 받은 나는 내가 예상할 것으로 가르침을 받은 것에만 열려 있었습니다. 더 많은 교육을 받을수록, 더 많은 것을 잊게 되었습니다. 그러한 치유가 가능할 수 있다는 것을 인정하고, 그 후 환자들이 자신의 신체 안에서 이러한 신비로운 치유의 과정을 어떻게 일깨울 수 있는지 체계적으로 알아차리기까지 꽤 시간이 걸렸습니다.

그러나 나는 치유에 대한 우리의 개념은 신체의 치유에 국한되어서는 안 된다고 생각합니다. 커맹월 암 조력 프로그램의 수장인 마이클 러너 박사가 주장했듯이, 치유(healing)와 치료(curing)는 동의어가 아닙니다. 치료는 질병 상태를 생물학적으로 완전히 해결하는 것을 말하는 반면, 치유는 감정적, 영적 또는 신체적 차원에서, 때로는 세 가지 차원 모두에서 일어날 수 있는 회복과 재생의 과정을 말합니다. 이러한 정의는 문명 그 자체만큼이나 오래된 것입니다. 진 악터버그는 치유에 대한 주술적인 측면의 견해를 다음과 같이 설명합니다. "우주와 우주 안의 모든 생명체를 하나의 구조인 것처럼 직관적으로 인식하는 일. 죽음과 삶을 이해하고 둘 사이 어떠한 차이도 없다는 것을 알게 되는 일. 창조의 모든 경험을 추구하는 일. 그리고 그들의 조화와 여러 가지 의미를 느끼는 일." 중세시대에, 여러 수도원에서는 전인적이며 공감적인 형태의 의학을 실천하고 있었습니다. 테레사 슈로더에 따르면 그들의 의무는 '신체를 보살피고 영혼을 치료하는' 것이었습니다.

그 시대 이후로부터 현재 우리의 시대에 이르기까지, 대부분의 의학 관계자들은 치유는 치료보다 훨씬 더 많은 것을 아우르는 것이라는 우주적 진리를 외면하였습니다. 이는 고통을 받는 이들뿐 아니라, 그들이 이겨 나가도록 돕는 이들의 지침이자 목표가 되어야 합니다. 치유/치료의 구별이 중요하고 역사적인 철학적 진리에만 기반을 두는 것이 아니라, 그러한 구분은 수많은 선한 의사들이 환자들에게 억지로 떠안긴 승리/패배의 사고방식으로부터 환자들을 자유롭게 할 수 있습니다. 우리는 힐링의 본래 의미로 돌아가기 위해 필연적인 승자와 패자가 있는 스포츠 경기가 되도록 해서는 안 됩니다. 이는 아픈 사람들이 자신의 질병이 진행 상황에 부끄러워하고 부적절하게 생각하도록 만드는, 서서히 퍼져 가는 낙인의 과정이기 때문입니다.

그러나 스티븐 레빈이 '삶과 죽음으로의 치유'라고 언급한 더 광범위한 치유에 초점을 둔다면, 질병을 극복하는 사람들은 소위 뉴에이지 식의 죄책감을 떠안지 않을 것입니다. 실제로, 비난을 넘어서 치유에 대해 가장 강력한 증언은 삶의 질을 깨닫고, 이전에는 알지 못했던 즐거움을 알게 된 환자들의 이야기에서 나옵니다. 자기 죽음에 대해 직접적으로 대면하게 되는 바로 그 시기에 말입니다.

　그러한 환자들 중 한 명이 바로 셸리아입니다. 그녀는 앨런과 결혼 후 수 년이 지난 후에, 앨런의 가장 가까운 친구인 칼과 사랑에 빠져 바람을 피우기 시작했습니다. 그녀의 남편은 그들의 관계를 알아 차렸음에도, 자신의 결혼 생활을 유지할 수 있을 것이라는 희망에 매달렸습니다. 그들은 3년 동안 함께 머물렀지만, 셸리아는 결국 '이중생활'이라는 고통을 더 이상 참지 못하고, 앨런을 떠나게 되었습니다. 그녀와 칼은 결혼했지만, 오래 가지 않아 이혼으로 관계가 끝나고 말았습니다.

　그 일이 있었던 2년 후에, 셸리아는 앨런이 총기로 자살을 했다는 소식을 전하는 전화 한 통을 받았습니다. 그녀는 엄청난 충격을 받았습니다. 마치 방아쇠를 당긴 것이 자기 자신인 듯 느껴졌습니다. 그녀는 자신의 죄책감과 분노를 다루기 위해 치료사를 찾기 시작했지만, 어떠한 대화로도 그녀가 전남편의 사망에 전적으로 책임이 있다는, 그녀에게 움직일 수 없는 사실을 변화시킬 수 없었습니다. 칼 역시도 완전히 제정신이 아니었습니다. 그들이 공유한 슬픔은 깊고, 고통스러운 비밀이 되어, 그들이 아무리 자주 앨런이 묻혀 있는 묘지에 찾아간다 해도, 그의 무덤 앞에 얼마나 많은 꽃다발을 두고 온다 해도, 그러한 비밀에서 자유로워질 수 없었습니다.

　나는 셸리아가 가장 치료하기 어려운 악성 종양 중 하나인 췌장암이 발병했을 때 거의 안도감을 느꼈다고 생각합니다. 그 진단은 그녀에게 일종의 이상한 정의와도 같은 것이었습니다. 그녀는 앨런을 죽였으니, 이제 그녀가 죽을 차례인 것이라는 생각 입니다. 셸리아는 내 워크샵 그룹 모임에 참석하는 것을 단호히 거절했고, 마지못해 유도된 심상/명상 연습에 참여하기로 동의했을 때 그저 내 비위를 맞춰 주기 위한 것처럼 보였습니다. 하지만 싱잉볼의 소리가 내 사무실에 울려 퍼졌을 때, 그녀의 반응에 더 놀란 건 나인지 그녀인지 잘 모르겠습니다. 내가 그녀에게 자신의 삶의 노래를 찾는 방법을 알려 주고, 그녀를 명상으로 인도했을 때, 그녀는 부끄러운 줄도 모르고 눈물을 흘렸습니다.

셀리아는 나와의 만남이 끝나자 내게 매우 감사했습니다. 그녀는 훨씬 더 가벼워 졌고 부담이 훨씬 적어졌다고 말했습니다. 처음에는 그녀에게 살고 싶다는 생각을 품게 하는 게 매우 어려웠습니다. 췌장암에 걸린 환자들은 진단받은 기한을 1년 이상 넘기는 경우가 거의 없습니다. 5년 이상 생존율이 2에서 5퍼센트밖에 되지 않습니다. 하지만 그녀가 화학 치료와 함께 수술 후 방사선 치료 과정을 진행하는 동안, 우리는 수개월에 걸쳐 계속 과정을 진행했습니다.

나는 셀리아에게 건강을 되찾기 위해 소리, 호흡과 심상을 결합하는 근본적인 소리 및 심상 명상(다음 페이지 참조)을 통해 도움이 되는 효과를 얻을 수 있다고 제안했습니다. 이러한 소리/심상 연습의 전제는 우리가 가장 바라는 것을 우리의 삶에서 표현하는 능력을 개발한다는 것입니다. 나는 우리 중 어느 누구도 의식적으로 아프길 바라거나, 다른 사람이 아프길 바라는 사람은 없지만, 우리의 의식적인, 또는 무의식적인 생각은 우리 생활의 여러 상황을 위험에 빠뜨릴 수 있는 특별한 힘을 갖고 있다고 생각합니다. 그것이 질병이나 건강이든, 무한한 기쁨이나 반복되는 불운이든 간에. 나는 또한 무한한 사랑, 건강, 조화, 행복과 풍족함을 누리는 것은 우리가 태어날 때부터 공동으로 가지고 있는 권리라 믿으며, 우리는 삶에 있어 그러한 자질을 표현할 능력을 개발할 수 있다고 믿습니다.

근본적인 소리와 이미지 명상

건강을 표현하는 가장 강력한 방법 중 하나는 자신의 삶의 힘 또는 본질의 이미지를 떠올리고 그 후 그 이미지에 소리와 호흡으로 생기를 불어넣는 것입니다. 눈을 감고 자신의 본질을 의미하는 마음의 그림을 그리는 것으로 시작합니다. 순수한 생명 에너지, 떨어지는 폭포, 밝고 하얀 빛, 또는 기타 여러 가지 자신에게 직관적으로 의미 있다고 느껴지는, 자신의 본질을 시각적으로 표현하는 것 말입니다. 해당하는 경우, 치유가 필요한 신체 부위에 변화 또는 재생을 자극하기 위해 이 이미지에 힘을 부여합니다.

이제 이러한 마음의 그림을 호흡과 소리와 결합하여 더욱 생기를 불어넣습니다. 호흡은 삶의 본질적인 요소이기 때문에 호흡의 힘을 대단합니다. 인지할 수 있는 호흡은 코나 입을 통해 공기가 들어올 때 우리가 느끼는 호흡입니다. 공기를 들이 마시고 내보내는 호흡의 순환적 힘은 우리의 본질로부터 나오는 삶의 에너지입니다. 그리고 소리는 들을 수 있는 호흡에 지나지 않으며, 우리의 무한한 삶의 에너지를 표현하는 방법입니다.

기독교의 그레고리안 성가이든, 유대인들의 신비주의 전통이든, 산스크리트, 아메리카 원주민, 또는 이슬람 수피교의 가르침이든 간에, 내가 알고 있는 모든 종교의 가르침에서 가장 근본적인 소리는 후 (HU) 라는 소리입니다. 이는 우리 모두를 가슴 센터와 연결시켜 주는 기본적인 치유의 소리입니다. 이 연습을 통해 그러한 소리를 환기시키고 동시에 호흡 이면의 힘을 느낄 수 있는 기회를 얻을 수 있습니다.

1. 1분 동안 코로 숨을 들이마시고 내쉽니다. 숨을 내쉬면서 후 소리를 생각해 봅니다.

2. 입으로 숨을 들이마시고 내쉽니다. 숨을 내쉴 때마다 "후" 라고 노래합니다. 1분 동안 계속합니다.

3. 입으로 숨을 들이마시고 코로 숨을 내쉽니다. 숨을 내쉴 때 후 소리를 생각합니다. 1분 동안 계속합니다.

4. 코로 숨을 들이마시고 입으로 숨을 내쉽니다. 1분 동안 숨을 내쉴 때 "후" 라고 노래합니다.

> 눈을 뜨고 의식을 회복하면서, 이제 소리와 호흡의 힘으로 가득한, 그 이미지의 기억을 마음에 담아 둡니다. 자신의 삶에 지속적인 평정, 유쾌함과 행복을 가져다 줄 수 있는 능력을 갖고 태어났음을 자신에게 상기시키기 위한 그림으로서 그 이미지를 마음에 지닌 채 하루를 생활합니다.

셸리아는 근본적인 소리 및 심상 명상에 특히 잘 반응하였고, 그녀가 인식에서 이룰 수 있었던 변화는 아주 이례적인 것이었습니다. 심리치료를 통해서, 그녀는 자신이 앨런의 죽음에 책임이 없음을 머리로 이해하게 되는 지점에 도달했습니다. 하지만 그녀는 여전히 정의와 비난이라는 감정의 덫에 걸려 있었고, 그녀의 치유의 대부분은 스스로가 자신의 죄책감이라는 단단한 지배감으로부터 자유로워질 수 있는 능력에 달려 있었습니다.

곧, 셸리아는 자신이 배신한 것은 전남편이 아니라 자기 자신이라는 감정적, 영적 깨달음에 이르게 되었습니다. 그러한 인식을 통해 그녀는 자신의 본질의 관점에서 자신이 누구인지 바라볼 수 있게 되었습니다. 그녀가 앨런을 속이도록 만든 상황을 바라 볼 수 있게 되었으며 자신의 죄책감을 날려 버리고 앞으로 나아갈 수 있게 되었습니다. 그녀는 진단을 받은 기간보다 4년 반을 더 살았고, 이는 이러한 종류의 암을 앓고 있는 대부분의 환자들보다 훨씬 더 긴 생존 기간이었습니다. 몇 가지 측면에서, 췌장암에 걸린 환자들이 1년 이상 더 생존하는 경우는 거의 드물다는 사실을 고려할 때, 셸리아의 이야기는 매우 놀라운 회복의 이야기 중 하나입니다.

그녀는 자신에게 남은 인생의 마지막을, 치유 받고 스스로 평화로운 가운데 살다가 죽었습니다. 그녀의 남편인 칼은 그녀의 치유과정을 공유할 수 있었으며, 그 역시도 그녀의 임종을 함께 하면서 일종의 해소감을 얻을 수 있었습니다.

그리고 심리정신적인치유(psychospiritual healing)가 신체의 치료와 함께 일어난 환자들의 이야기가 더 있습니다. 그리스 이주 노동자의 아들인 닉은 그의 가족 중에 대학을 졸업한 최초의 사람이었으며, 의학박사 학위를 받은 후, 정신 의학을 전공하였습니다. 나는 그가 대장암 진단을 받은 후 그를 만났으며, 곧 그가 마음에 들었습니다. 그의 치료에 있어 여러 가지 선택권에 대해 이야기한 후, 나는 그에게 왜 의사가 되기로 마음 먹었는지 물었습니다. "나는 어렸을 때 거의 실명이 될 뻔 했습니다. 어떤 의사도 그 이유를 알아내지 못했어요," 그가 말했습니다. "나는 마침내 각막 이식을 받았고 시력을 회복할 수 있었습니다. 그 경험을 통해서 의학에 관심을 갖게 되었고, 자신의 삶에서 어떤 일이 일어나고 있는지 알 수 없는 사람들을 돕고 싶었습니다."

나는 닉이 거의 실명할 뻔했다는 이야기에 매우 흥미를 느꼈습니다. 그가 자신의 어린 시절에 대한 이야기를 더 많이 하게 되면서, 어떠한 심리적 스트레스와 트라우마가 그의 시력에 영향을 미쳤는지 물어보고 싶어졌습니다. 그는 내게 자신의 아버지는 매우 무섭고 지배하려는 성격의 사람으로, 때로 손을 올려 닉을 때릴 듯 위협했다고 말했습니다. 닉은 옆집에 사는 아이한테서 배운 욕설을 천진난만하게 반복했던 날 일어난 특별한 사건을 기억했습니다. 그의 어머니가 자신의 손을 잡고 스토브 안으로 손을 밀어 넣었고, 그는 아주 뜨거움을 느꼈습니다. "다시 한 번만 더 그 말을 해봐," 어머니는 경고했습니다, "그러면 네 손을 바로 불에 넣어버릴 테니까."

아버지가 퇴근하고 집에 돌아오자, 어머니는 닉이 한 말을 아버지에게 일렀습니다. 아버지는 주먹을 쥐고 닉의 얼굴 앞에서 주먹을 흔들었고, 그러한 나쁜 말을 또 사용하면 그에게 주어질 또 다른 체벌을 경고하였습니다. "아버지의 주먹은 너무 컸어요," 닉은 말했습니다. 마치 몇 년이 지난 지금까지도 그때의 이미지가 여전히 그를 두려움에 떨게 하는 힘을 갖고 있는 것처럼, 그의 목소리를 점점 잦아들었습니다. "아버지는 그런 사람이었어요, 언제나 내가 하고 싶지 않은 일을 하도록 강요하면서 마초적인 힘을 사용했죠."

나는 닉과 함께, 은유적으로 말해서, 그의 실명은 어느 정도 아버지와 어머니에 대한 진실을 보고 싶어하지 않은 그의 소망에서 나온 것일 가능성에 대해 고민했습니다. 그는 부모의 학대가 본인에게 영향을 미쳤다는것을 부인하는데 수년을 보내 왔으며, 자기 자신의 아름다운 본질을 부모에게 보이지 않으려 노력했던 자신의 모습을 부인하는데 그만큼의 시간을 보냈습니다.

닉은 이식을 통해 막 시작된 실명을 치료하였고, 정신 의학 치료 중에, 그는 아버지에 대한 진실을 받아들이기 시작했지만, 그들의 관계에 대해 그가 갖고 있던, 엄청나게 고통스럽고 복잡한 감정을 완전히 통합하지는 못했습니다. 그와 나는 모두 그의 대장암은 그가 여전히 마음속에 깊이 유지하고 있는 공포와 분노의 신체 증상화라고 믿기 시작했습니다. (소위 감정의 화학적 전달자라고 불리는 신경 펩타이드 수용기로 가득 찬 위장 체계는 감정 상태에 매우 민감하며, 스트레스 관련 질병에 취약합니다.)

대부분의 환자들과 마찬가지로, 소리 명상과 심상은 닉이 마침내 이러한 상반되는 감정을 처리하고, 자신의 본질을 회복하기 위해 그러한 감정을 초월하도록 하는 맞춤형 접근법이었습니다. 어린 시절의 고통을 실제적인 실명의 차원으로 신체 증상화했음을 깨닫고, 그는 신체에 있어 정신의 힘을 변화하였으며, 감정을 증상으로 변화한 것이 자신의 대장암의 원인이 되었음을 깨달을 수 있었습니다. 근본적인 소리 및 심상 명상을 포함하여, 소리 심상 작업은 닉이 마침내 자신의 슬픔과 분노를 해소할 수 있도록 하였으며, 대장암도 점차적으로 스스로 해결되었습니다.

닉의 경우가 유일한 것은 아닙니다. 내 환자들 중 대다수는 치료와 동시에 일어나는 치유를 이루기 위해 소리, 음악, 심상 및 심리 정신적 작업을 활용해 왔습니다. 치료는 육체적인 진단으로만 접근해서는 안됩니다. 대신에 개인의 의식과 영적 본질이 상호작용 하는곳을 찾으려고 하는 환자들은 자신의 몸이 물리적인 치유에 반응한다는 것을 알게 될 것입니다. 이제 소리와 음악의 양상은 정신-신체-영혼 의학의 치료적 레파토리에 들어가고 있습니다. 이러한 양상은 레이저와 같이, 우리 본질의 가장 핵심, 건전한 영혼과 건전한 신체의 가장 고차원적인 실현으로 우리를 안내할 수 있기 때문입니다.

소리 느낌

깊은 이완과 전체성

　누구나 상상할 수 있듯이, 자신이 암에 걸렸으며 수술 후에 화학 치료 또는 방사선 치료를 받아야 한다는 이야기를 막 들은 사람은 아마도 공포와 자기 연민에서부터 극심한 불안과 분노에 이르기까지 다양한 감정이 몰려오는 것을 느낄 것입니다. 조용히 앉아서 호흡하거나 만트라에 초점을 맞추는 명상을 해본 적이 없을 경우, 이는 충분히 힘든 일일 수 있습니다. 그러면, 새로이 진단 받은 암이나 생명을 위협하는 질병을 해결하기 위해 고심하는 사람에게 주어지는 문제를 생각해 봅시다. 그리고 그러한 진단이, 우리 모두가 경험하는 삶 속의 전환점에서 미래가 어떻게 될 것인가에 대한 불안, 슬픔, 공포가 더 과장되게 느끼게 하는 것을 알게 됩니다.

　내 경험에 따르면, 사운드 힐링 기법은 보통 심각하게 불안해하거나 걱정하는 사람들에게서 상대적인 평정심을 끌어냅니다. 명상 기법과 함께 사용되는 싱잉볼, 여러 가지 악기의 소리 또는 음조 맞추기는 마음을 진정시키고, 감정적 소용돌이를 누그러뜨리고, 부담이 되거나 압도된 마음 상태에서 우리를 풀어 주는 심신의 이완 상태를 유도할 수 있습니다. 시간이 지남에 따라, 이러한 일시적인 해방감은 제약된 자아의 억압적인 유대감을 벗어나 오래 지속되는 자유가 됩니다.

소리는 정신과 감정의 상태, 영적 각성과 경험, 그리고 물리적인 신체에 영향을 미칩니다. 이 세 가지는 불가분하게 뒤얽혀 있지만, 각 차원에서 소리의 영향을 분리하고 확인할 수 있습니다. 이 장에서는, 감정 상태에 대한 소리의 영향에 초점을 둘 것입니다.

불안해하는 사람들에게, 싱잉볼의 소리, 목소리의 음조 맞추기, 노래하기, 그리고 특정 형태의 음악은 깊은 이완의 상태를 유도할 가능성이 있습니다. 스트레스를 주는 사건이나 트라우마 때문에 감정적으로 경직된 사람들에게, 이와 같은 소리 간섭은 마음속의 숨겨진 장소에서 고통스러운 감정을 달래줄 수 있습니다. 끈질긴 슬픔이나 간신히 억누른 분노에 사로잡혀 있는 이들에게 소리는 기나긴 고통의 시간 후에 예상치 못한 마음의 평정을 만들어 줄 수 있습니다.

매기에게 싱잉볼을 중심으로 한 명상을 하는 것은 특히 공포스러운 암의 재발을 극복하는 수단이 되었습니다. 매기는 치명적인 악성 종양인 안구 흑색종 치료를 성공적으로 받았습니다. 그녀를 치료한 내 동료가 나에게 그녀를 치료해 줄 것을 부탁했습니다. 나는 일련의 검사를 하였고, 검사를 통해 그녀가 완전히 차도를 보였음을 알게 되었습니다. 그래서 그녀에게 6개월 후에 다시 와서 다른 검사를 받아 보자고 말했습니다. 그녀는 다리에 너무 심한 통증이 있어 거의 걸을 수 없었기 때문에 예상보다 훨씬 일찍 나를 다시 찾아왔습니다. 나는 그녀에게 두 번째 검사를 실시하였고, 그 결과는 좋지 못했습니다: 그녀의 척추에 전이성 암이 발병하였고, 간으로 전이된 상태였습니다.

 암이 재발했다고 이야기하자, 매기는 엄청난 충격을 받았습니다. 그녀는 고통스러워 했고, 무섭고 불안해했으며, 위안이 되는 말을 간절히 바랬습니다. 나는 그녀의 공포를 이해할 수 있었지만, 암 통계에 대한 기존의 해석에도 불구하고, 나는 여전히 올바른 치료, 그리고 긍정적인 마음의 태도를 통해, 그녀는 여러 차원에서 치유 과정을 시작할 수 있다고 생각했습니다. 그래서, 다음번의 화학 치료 과정을 안내하기도 전에, 나는 그녀에게 그녀가 평화와 신뢰의 관점에서 매일을 살 수 있는 방법을 배울 수 있을 거라 나는 낙관한다고 말했습니다. "우리는 죽음을 맞이하는 사람들에 대해 너무 많은 것을 듣고 있어요," 나는 말했습니다. "살아 있는 사람들에 대해서는 충분히 많은 이야기를 듣고 있지 않죠." (그녀는 자신이 가장 힘들고 절망적이었던 순간에, 이 문장을 통해서 내가 제시한 희망에 집착했었다고 나중에 내게 말했습니다.) 그러나, 그녀의 회복의 일부분으로서, 그녀는 평온감, 전체성, 그리고 자신의 본질과의 더 깊은 연결성으로 가는 길을 찾아야 했습니다.

 매기는 자신의 삶이 헤아릴 수 없을 정도로 스트레스가 많은 것이었다고 설명했으며, 그 이유 또한 분명했습니다. 보험 설계사로 일하는 세 아이의 엄마이기도한 매기는 또한 경영학석사(MBA)를 따기 위해 학교에 다닐 예정이었습니다. 그녀는 바쁜 일상 속에서 휴식과 자기 배려를 위한 공간을 만들 필요가 있었습니다. 매일 몇 분씩 명상을 하거나 유도된 시각화를 하며 시간을 보낼 것을 내가 권유했을 때, 그녀는 머리를 흔들었습니다. 마치 '나는 그럴 시간이 없어요'라고 말하는 듯 보였습니다. 하지만 명상 실천이 매기의 화학 치료의 효과를 매우 향상시킬 것이라는 내 주장이 매우 설득적이어서, 그녀는 마침내 내가 크리스탈 싱잉볼을 연주하며 심상 유도 기법을 하도록 그녀를 안내하는 데 동의했습니다.

그녀가 내가 권한 명상의 효과를 느끼는 데는 단지 그 한 회기로 충분했습니다. 그녀는 그러한 경험을 무척 마음에 들어 했으며, 내가 녹음해 준 휴식 테이프를 매일 듣는 데 몰두하였습니다. 그녀는 내 치료 그룹에 참석하기 시작했으며, 곧 그녀의 남편도 함께 참석했습니다. 두 번째 화학 치료가 끝난 후, 그녀는 자신만의 크리스탈 싱잉볼을 자신에게 선물했습니다. 그래서 그녀는 우리의 그룹 모임에서 내가 싱잉볼을 연주했을 때 들었던 경이로운 소리를 집에서 재현할 수 있게 되었습니다.

척추와 간에 전이성 흑색종이 말기 상태에 있었던 매기는 3년 반이 지난 후 차도를 보였습니다. 그녀는 정규직으로 근무하면서, 높은 수준의 에너지를 뽐내고 있으며, 자신을 생존자라고 생각하고 있습니다. 최근에는 자신을 인생에서 두 번째 기회를 얻은 사람이라고 말합니다.

분명히 화학 치료가 그녀의 회복에 큰 기여를 했지만, 매기는 또한 싱잉볼을 중심으로 한 명상의 공도 컸다고 말합니다. 명상은 그녀가 긴장과 압박감을 다루는 방법을 변화시키는 데 도움이 되었습니다. "나는 정말 잘 이해하게 되었어요," 그녀가 내게 말했습니다. "소리가 몸과 마음속으로 들어와, 내 안의 모든 부분에 에너지가 가득 차오르게 돼요. 난 암이 사라지는 것을 상상했어요. 동시에, 시각적 심상을 사용해서, 내 몸 안에서 스트레스를 날려 버렸고, 평화와 조화를 찾았으며, 나 자신을 사랑하는 방법을 발견했어요. 그것은 마치 내게 온 정화와도 같았어요."

소리와 이완 반응

소리는 어떻게, 그리고 왜 감정적 건강과 이완에 기여하는 걸까요? 연구와 임상 관찰에 따르면, 소리 간섭은 '이완 반응'을 끌어냅니다. 이 용어는 심장병 전문의인 허버트 벤슨이 만들어 낸 단어, 신체의 투쟁 도주 스트레스 반응에 대응하는 우리의 타고난 능력을 의미합니다.

우리가 심각하거나 만성적인 스트레스를 받을 때, 우리의 교감 신경계는 과열 상태가 되며, 아드레날린과 코르티코스테로이드를 포함하여, 스트레스 호르몬의 부신에 의한 배출이 야기되며, 이는 몸에 무수히 많은 영향을 미칩니다.

행동할 준비가 되면 우리의 근육은 수축하며, 혈압이 증가하고, 호흡과 심장 박동이 빨라집니다. 현재 하버드 의과 대학의 행동 의학과 및 정신/신체 의학 기관의 수장인 벤슨은 1960년대 후반에 선도적인 연구를 실시하였습니다. 이 연구에서 그는 초월 명상을 하는 사람들의 생리적 반응을 측정하였습니다. 그가 말하기를, 고요한 마음상태에 집중하며 가만히 앉아있는 것이 신진대사가 감소하고, 심장박동이 느려지고, 호흡률이 낮아지고, 뚜렷한 뇌파가 있다는 것을 알게 되어 놀랐습니다.

달리 말하면, 명상을 실천함으로써 우리는 생리적으로 투쟁 도주 반응에 반대되는 이완의 상태를 이룰 수 있습니다. 우리는 평온해지며, 근육이 이완되고, 호흡과 심장 박동이 느려지며, 혈압이 감소하고, 뇌파는 뚜렷한 이완 특성을 취하게 됩니다.

하지만 벤슨은 명상은 사람들이 이완 반응을 끌어내기 위해 사용할 수 있는 여러 가지 기법 중의 하나일 뿐임을 알게 되었습니다. (그는 또한 이완 반응을 이끌어냄으로써, 이로운 신체의 변화를 야기할 수 있을 뿐 아니라, 실제로 심각한 신체 질병의 증상을 완화하고 치유를 증진하는 데 도움이 되었음을 보여 주었습니다.) 요가, 마음챙김, 시각화, 기공, 점진적인 근육의 이완 및 반복적인 기도를 포함하여, 의식과 깊은 호흡에 초점을 두는 모든 방법은 모두 실제적으로 이러한 생리적 변화를 이끌어 낼 수 있었습니다.

소리 또한 이러한 기법에 포함되어야 합니다. 현재 점점 더 많은 증거와 임상 경험을 통해서, 우리는 소리 간섭이 단독으로, 또는 더 일반적으로는 명상과의 상승적인 결합을 통해서 주목할 만하고 입증할 수 있는 정신 및 생리적 차원뿐 아니라, 깊은 이완 상태를 유도하는 데 사용될 수 있다는 것을 알게 되었습니다. 음악과 외부의 소리(티베트의 싱잉볼이나 크리스탈 싱잉볼이 만들어내는 음조 등)는 우리 자신의 목소리, 그리고 시각 심상과 결합하여, 벤슨 박사가 처음 만들어 낸 이완 반응의 지평을 급진적으로 확장시킬 수 있습니다.

소리와 심상이 스트레스를 감소시키는 힘의 증거는 제5장에서 논의한 마크 라이더의 연구에서 나옵니다. 스트레스 수준이 높은, 12명의 교대 근무 간호사와의 연구에서, 라이더는 인간의 신체가 투쟁 도주 스트레스 반응 상태일 때 부신에서 분비되는 호르몬인 코르티코스테로이드 수준을 평가하기 위해 소변 검사를 하였습니다. 그는 또한 신체-정신 항상성 지표 중 하나인 일주율(낮/밤)을 적절히 유지하는 정도를 평가하기 위해서 체온을 측정했습니다. 간호사들에게 마음을 진정시키는 음악이 녹음된 테이프를 들려주고, 이완과 유도된 심상을 연습시키자, 그들의 일주율은 적절히 균형을 맞추었고, 소변 내 스트레스 호르몬 수치가 감소되었습니다. 간호사들이 테이프를 듣지 않은 어느 날, 그들의 일주율은 균형이 흐트러졌으며, 스트레스 호르몬 수치가 유의미하게 높아졌습니다.

한 무리의 기획력 있는 일본의 연구자들은 수술 환자들에게 마취제를 투여하기 바로 전에 음악을 들려주어, 환자들에 대한 음악의 영향을 평가하였습니다. 음악을 듣지 않은 통제 집단과 비교하여, 음악을 들은 집단의 피험자는 유의미하게 높은 수준의 알파 뇌파 생성을 분명히 나타내었고, 이는 이완 상태, 그리고 스트레스 호르몬인 코티솔, 부신 피질 자극 호르몬(ACTH), 그리고 엔도르핀의 혈장 수치가 뚜렷하게 감소함을 의미합니다. 대조적으로, 통제 집단의 피험자들은 스트레스 호르몬 수치의 증가를 보였으며, 이는 우리 면역 체계의 힘의 감소로 알려져 있습니다. 이 연구는 스트레스가 수술에서의 회복을 방해할 수 있으며, 음악 및 음악과 다른 이완을 기반해 둔 간섭이 사실이고, 회복을 앞당길 수 있다는 주장에 대한 생화학적인 설명을 하고있습니다.

뇌전도 측정을 활용한 최소 9개 연구는 다양한 형태의 소리 및 음악이 우리의 뇌파를 느리게 할 수 있으며, 가장 두드러지게 생리적 및 신체적 휴식과 연관이 있는 알파 활동의 규모를 증가시킨다는 것을 보여 주고 있습니다. (더 일반적으로 EEG라고 알려져 있는, 뇌전도는 뇌에서 전기적 활동의 패턴을 측정하는 도구입니다.) 그렇다면, 음악가들이 비음악가들보다 더 많은 알파 뇌파 활동을 보인다는 것이 놀라운 일이 아닙니다. 소리와 음악의 선택이 분명히 중요합니다. 많은 연구에서 알파파는 음악을 들은 사람들이 음악을 들은 후 듣는 것을 즐겼다고 이야기하는 수가 더 많다는 것을 보여 주었습니다. 마크 라이터가 주장하듯이, 음악 또는 소리가 진정을 하는가 아니면 자극을 하는가는 음악 그 자체보다는 듣는 사람과 음악 간의 관계에 더 의존합니다.

 이러한 결과는 사람들이 자신과 공명하는 소리, 소리 명상, 음악, 그리고 심상을 선택해야 한다는 내 견해를 뒷받침합니다. 나는 크리스탈 싱잉볼이 거의 모든 사람들이 좋아하는 보편적인 매력을 가지며, 생리적으로 휴식을 주는 신체-정신 효과를 가진 소리를 만들어 낸다고 생각하지만, 또한 어떤 사람들은 종, 징, 북 또는 띵샤등, 특정 악기에 더 긍정적으로 반응할 수 있는 반면, 또 어떤 사람들은 음조 맞추기, 노래하기 등, 자기 자신의 목소리에서 최대의 치유효과를 이 끌어낼 수 있다고 생각합니다. 여전히, 어떤 사람들은 클래식, 뉴에이지, 재즈 또는 록 음악이든 간에, 감정을 누그러뜨리거나 자기에게 희망을 주는 음악의 영향에 가장 강력하게 반응할 수 있습니다. 나는 우리는 각자가 감정 및 영적 차원은 말할 것도 없이, 우리의 심혈관계, 면역 체계 및 신경계에 가장 유익한 영향력을 주는 소리가 무엇인지 우리에게 알려주는, 완벽하고 타고 난 생물 피드백 모니터를 갖고 있다고 확신합니다.

소리와 감정적 치유

 소리는 많은 레벨에 영향을 끼치기 때문에 감정적 치유를 위한 고유하고 강력한 수단입니다. 감정 상태와의 동조, 에너지 조절 (수많은 이론가에 따르면, 감정은 생화학 에너지의 표현이기 때문입니다), 그리고 음악의 경우, 매우 발달된 감정적 공명입니다. 다양한 종류의 음악은 그렇게 광범위한 감정 상태를 환기하기 때문입니다. 소리가 감정 상태에 영향을 미치고 고통 속에 있는 사람들에게 감정적 치유를 이끌어낼 수 있는 정도를 고려하여, 나는 내 환자와 가족들을 위해서 자발적인 공유와 상호 작용, 명상, 심상, 그리고 사운드 힐링을 크리스탈 싱잉볼과 결합하는, 워크샵 그룹을 두 달에 한 번 진행하기로 하였습니다.

    우리는 보통 내가 개인적으로 환자를 만날 때 사용하는 형식과 유사한 형식을 따릅니다. 나는 사람들에게 현재 생활에서 일어나고 있는 일을 이야기하도록 유도하는 것으로 시작합니다. 이야기는 질병에 관한 것이든, 토론하고 싶어하는 어떠한 주제든 상관없습니다. 모임을 하는 방 안에서 감정의 합의가 그토록 자주 일어나는 데 나는 상당히 놀랐습니다. 어느 날 밤, 참가자들 대부분은 용서라는 주제에 몰두합니다. 또 어느 날 밤에는, 분노 또는 슬픔이 그룹 내 주도적인 감정이 됩니다. 이야기를 하고 싶어하는 사람들이 모두 말할 기회를 갖고 나면, 나는 들은 이야기에 대답을 해 주고, 방 안에서 표현되는 감정에 주의를 기울이려 노력합니다. 그다음, 우리는 싱잉볼로 넘어갑니다. 바닥에 누워 보고 싶은 사람이 있는지 물어보고, 한 번에 한 명씩, 내가 펼쳐 놓은 담요에 눕고, 그 주변에 나는 티베트 싱잉볼과 크리스탈 싱잉볼을 늘어놓습니다. 그런 후 몇 분 동안, 제4장에서 설명한 것처럼, 누운 사람이 소리의 진동에 빠져들도록 합니다. 이 시점에서 내가 종종 마주하는 문제는 일단 누운 사람들이 소리의 목욕에서 치료를 받은 후, 그들은 매우 안식을 얻고 사색을 하게 되어, 다시 자기 자리로 돌아와 그룹에 합류하길 꺼려한다는 것입니다! (너무 편안하게 이완이 되어서!)

그런 다음, 나는 유도된 명상으로 계속합니다. 명상을 하는 동안 나는 크리스탈 싱잉볼을 연주하며, 비자(bija) 만트라, 또는 기타 여러 가지 1음절 단어의 결합을 사람들이 노래하도록 이끌어 줍니다. 나는 모든 사람들에게 의자에 편안히 앉아서, 양 손을 펴고 무릎 위에 올린 후, 눈을 감으라고 요청합니다. 몇 초간의 침묵이 흐른 후, 나는 크리스탈 싱잉볼을 연주하기 시작하고, 명상을 시작하기 전에 소리를 통해 강렬함을 얻을 수 있도록 합니다. 반대로, 용서라는 주제에 구체적으로 초점을 두는, 자기 스스로를 위한 소리와 함께 하는 유도된 명상의 한 예시를 찾을 수 있습니다.

용서명상을 위한 소리와 유도 심상

- 코로 여러 번 깊은 숨을 들이마시고, 입으로 천천히 조용하게 숨을 내쉽니다. 호흡을 내쉴 때마다, "함(HAM)"이라는 단어를 천천히 말합니다 ("맘(Mom)"과 같은 리듬). 매 호흡이 복부의 상부에 위치하고 있는, 산의 호수로 떨어지는 깨끗한 폭포와 같다고 상상합니다. 그리고 매 호흡이 계속 될 수록 호수가 배꼽 아래로 점점 더 넓어지며, 점점 더 깊어지는 것을 그려 봅니다.

- 계속해서 코로 계속 숨을 들이쉬고, 입으로 내쉽니다 이제, 천천히 숨을 내쉬면서, 싱잉볼의 소리를 들으며, "람(LAM)"이라는 단어를 말해 봅니다.

- 호흡을 하면서 무한한 사랑, 무한한 평화, 무한한 조화, 무한한 관대함, 무한한 친절, 무한한 용기 등의 무한한 긍정적인 에너지들을 상상하며 코로 깊은 숨을 들이 마시면서 이러한 무한한 긍정의 에너지에 나의 몸속으로 들어오고 있다고 생각해 봅니다. 숨을 내쉴때는, "람(LAM)" 이라는 단어를 말해 봅니다.

- 숨을 내쉬면서 소리가 손쉽게 나오도록 합니다. 소리를 밀어내지 않습니다. 마치 수동적으로 소리를 내보내듯이, 목구멍 뒤 쪽에서부터

소리가 흘러 나오도록 합니다.

● 무한한 에너지, 무한한 지혜, 무한한 위엄, 무한한 생명, 무한한 건강 등 이러한 무한한 긍정이미지들을 들이 마시고 있다고 상상해 봅니다.

● 코로 깊은 숨을 들이 마시고, 숨을 내쉴 때, "람(RAM)"이라는 소리를 내 봅니다. 이제 심장 주변의 공간으로 인식을 이동하고, 하얀 빛의 크리스탈 공이 심장에서 뿜어져 나오는 것을 그려 봅니다.

이 하얀 빛의 근원은 끝이 없고, 영원하며, 무한한 것으로 그려 보고, 이것이 자신의 진정한 실체일 것이라고 마음 깊은 곳에서 느껴 봅니다. 다른 모든 표현을 그저 나타났다가, 사라져 버리는 것이라고 이해합니다. 오직 자신의 심장에서 찾을 수 있는 당신의 본질만이 당신의 진정한 실체입니다.

● 세상, 사람들 또는 상황으로부터 자신을 보호하기 위해 마음 주변에 둘러친 사슬이나 벽이 있는지 생각해 봅니다. 어떤 지점에서 자신을 보호해야 하는 사람 또는 특정한 상황이 무엇인지 생각해 보고, 마음속에서 그러한 요구가 어떻게 느껴지는지 생각해 봅니다. 어떤 식으로든 그러한 요구가 마음을 어떻게 차단하는지 느껴봅니다.

● 이제, 길고, 느리게 숨을 내쉬면서 "얌(YAM)" 소리를 내면서, 스스로를 방어하기 위해 만들어 놓은 모든 제약, 모든 벽을 해체하는 파도와 같이, 마음을 관통해 이동하는 소리를 느껴 봅니다. 자신을
보호해야 하는 사람 또는 상황에 대해 생각해 봅니다. 하지만 그 사람의 외양 또는 그러한 상황의 외관을 바라보기 보다는, 그 사람 또는 상황의 핵심을 들여다 보도록 합니다. 당신에게 고통을 주는 상황을 만들어 내는 제한된 한계에 주목합니다.

● 그러한 마음을 안고 있는 심장을 느껴 보고, 그러한 마음이 하나도 통합되도록 합니다. 깊은숨을 들이마시고 "옴(OM)" 소리를 내 봅니다. 소리가 모든 제약의 벽 또는 사슬을 제거하도록 해 봅니다.

● 마음으로부터 그 사람 또는 상황에 에너지를 보냅니다. 동정의 에너지, 모든 존재는 고통으로부터 스스로를 자유롭게 하려 노력한다는 이해의 에너지 말입니다. 그러한 생각과 함께 오는 동정심이 마음을 통해 퍼지도록

> 합니다. 이제, 깊은숨을 들이 마시고, 숨을 내쉴 때, 다시 "옴(OM)" 소리를 내 봅니다.
>
> ● 에너지를 다시 자신의 마음으로 보내고, 호흡을 의식합니다. 각 호흡, 각 순간이 소중하고 그 무엇으로도 대체할 수 없도록 합니다. 이러한 일을 이룰 수 있는 유일한 방법은 완벽한 조화, 자신의 본질을 깨달을 때 얻을 수 있는 조화의 순간을 기억하는 것임을 인식하도록 합니다.

　내가 제시하는 명상 기법은 기존의 의료적 방법과 함께 환자들이 사용하는 것이지, 결코 그러한 의료적 방법을 대신하는 것이 아닙니다. 우리는 신체의 자가 치유 과정의 문을 열어 기존의 치료법을 강화할 수 있으며, 이러한 치유 과정과 임상적 의료 기법 사이에 어떤 상승 효과가 있을 거라 합리적으로 예상할 수 있다는 것을 알게 되었습니다. 나는 또한 내 환자의 가족들로부터, 건강한 사람들은 정기적으로 소리에 기반한 유도된 심상과 명상을 사용하여 사랑하는 사람들의 병으로 인해 발생하는 괴로움과 불안을 다루는 데 도움이 된다는 것을 알게 되었습니다.

　점점 더, 나는 내 환자들의 남편과 아내, 형제, 자매, 또는 부모들에게 그들의 안녕과 삶의 즐거움을 유지하기 위한 방법으로서, 내가 환자들에게 안내해 준 명상 기법을 사용하고 있음을 알게 되었습니다. 그런 후 그들은 자신의 친구들이 교통 체증으로 인한 스트레스로 유발된 두통을 치료하는 데서부터 괴로운 이혼소송 과정에서 평정심을 유지하거나, 직장과 세 아이의 육아를 효율적으로 해내는 동안 침착함을 유지하는 일에 이르기까지 모든 일을 극복하는 데 도움이 되도록 명상하는 법을 가르쳐 주었습니다.

파산 개편을 하는 과정에 있던 한 제조 회사의 최고 운영 책임자인 한 남성은 크리스탈 싱잉볼을 구입하여, 매일 명상을 하는 데 사용하고 있다고 내게 말했습니다. 그는 자신이 매일의 일상속에 갑자기 화내지 않는 일이 없도록 해줄 수 있는 모든 것을 기꺼이 시도해 보길 원했기 때문에 그렇게 한다고 했습니다.

나와 이야기를 나눈 또 한 명의 남성은 브로드웨이에서 처음으로 감정적으로 까다로운 역할에 출연하게 된 젊은 배우로, 그는 매 공연이 끝나고 나면 매우 진이 빠져 버려서 밤에 잠을 설친다고 말했습니다. 내 환자 중 하나였던 그의 가까운 친구 한 명이 그에게 싱잉볼을 중심으로 하는 명상으로 인도하였고, 그는 즉시 훨씬 더 나은 기분을 느껴서 자신을 위한 싱잉볼을 주문하게 되었습니다. 그가 일주일에 적어도 4일을 명상에 싱잉볼을 사용하게 되면서, 그의 불면증이 사라졌고, 또한 신체적으로 더 강해졌음을 느끼게 되었습니다. 그 배우가 소리 명상을 사용하게 된 후, 기나 긴 스트레스와 불면 후에 보통 발병하게 되는 질병 또한 피하는 데 도움이 되었습니다. 나는 소리 명상이 치료만큼이나 질병의 예방에 유용하다고 확신합니다.

한 젊은 여성은, 내 환자 중 하나였던 남동생이 그녀에게 권유했기 때문에 나의 워크샵 모임에 왔었는데, 그녀는 최근에 내게, 그룹에 대한 남동생의 흥미에도 불구하고, 그녀는 마지못해 참석을 했었다고 말했습니다. 그녀는 암을 앓고 있지 않았으며, 그래서 긴 업무를 마치고 거의 45분가량을 이동해서 그저 앉아서 누군가 크리스탈 싱잉볼을 연주하는 것을 봐야 하는 필요성을 느끼지 못했습니다.

그 경험은 그녀가 상상했던 것과는 전혀 달랐습니다. 두 시간 동안 한 무리의 암 환자들과 함께 시간을 보낸 후 우울하고 낙담한 기분으로 오는 대신에, "나는 모임이 끝나고 바로 나와, 거의 3마일 정도 되는 집까지 대부분 걸어 왔습니다. 그러한 힘든 업무 상황에 완전히 지쳐 버렸는데, 그곳을 떠나면서, 방 안에 가득한 용기와 힘을 통해 완전히 에너지를 얻고 새롭게 바뀐 기분이 들었어요. 나는 해변에 가는 것을 좋아하는데, 싱잉볼의 소리를 듣고 있노라면 완전히 깨끗하고 고요한 바다에서 수영을 하는 것 같은 기분이 들었어요."라고 말했습니다.

음악이 기분에 있어 어떻게 즉각적인 변화를 유발하는지를 생각해 보면, 그러한 반응을 쉽게 이해할 수 있습니다. 아기였을 때, 어머니가 불러 주시는 자장가는 공포심을 잠재우고 편안한 잠을 잘 수 있도록 해 줍니다. 연구에 따르면, 자궁 안에 있을 때조차, 우리는 어머니의 심장 박동을 인식하고 반응한다는 것입니다. 〈태아의 비밀스러운 삶〉의 저자인 토마스 버니 박사는 태아는 클래식과 다른 형태의 음악을 분명히 구분할 수 있음을 보인 연구에 대해 설명합니다. 이 연구에서, 모차르트와 비발디의 음악은 태아의 심장 박동을 안정시키고, 발차기를 감소시킨 반면, 록 음악은 대부분 태아의 집중을 방해하고 그래서 태아가 격렬하게 발차기를 하도록 만들었습니다.

소리와 음악에 대한 우리의 타고 난 반응성은 유아기에서 성인기에 이르기까지 발달 단계를 통해 계속 유지됩니다. 대부분의 사람들은 처음으로 사랑에 빠졌을 때, 별빛 아래에서 춤을 췄을 때, 대학을 졸업했을 때, 처음으로 자동차를 구입했을 때, 또는 기타 여러 가지 삶의 중요한 단계를 시작했을 때 어떤 기분을 느꼈는지 영원히 기억하게 해 주는, 좋아하는 노래가 있습니다. 라디오에서 구슬픈 발라드를 들을 때, 그러한 멜로디가 애도하지 못한 무의식적인 상실의 기억을 건드리기 때문에, 갑자기 울음을 터뜨리기도 합니다. 역으로, 생기 넘치는 곡은 절망에 빠진

상태에서 우리를 끌어 올릴 수 있습니다.

하지만 소리와 음악은 진정제 이상의 것입니다. 소리와 음악은 과거 또는 현재 진행 중인 트라우마와 연관된 억압된 감정을 발견하고 해결하는 데 치료적으로 도움을 주기 위해 사용될 수 있습니다. 감정적 표현과 해결을 위한 소리 간섭은 내 관점에서, 심리적 건강을 향한 가상의 지름길을 의미할 수 있는 강력한 양식입니다. 간단히 말하자면, 명상과 함께 싱잉볼, 다른 악기 또는 자신의 목소리를 사용하면 우리가 때로 기존의 심리 치료 또는 상담을 통해 가능한 것 이상으로 더 빠르게, 부담스러운 감정 상태를 지나갈 수 있습니다. 하지만, 이 과정은 우리가 변화의 힘든 작업을 피하게 된다는 뜻은 아닙니다.

바바라의 사례를 살펴보겠습니다. 나는 그녀가 림프절의 상당수로 전이된 난소암 진단을 받은 후에 그녀를 만났습니다. 그녀는 암 치료를 위한 전인적 접근법을 찾고 있었기 때문에 나를 만나러 왔습니다. 바바라는 암 가족력이 없었으며, 그녀는 식습관에 매우 주의를 기울이고 있었습니다. 그러나, 나는 그녀가 자신의 암과는 관계가 없어 보이는 깊은 슬픔으로 고통 받고 있음을 알게 되었습니다. 그녀의 가족에 관해 물었을 때, 그녀의 눈에 곧 눈물이 차올랐습니다. "내 아들은 심각한 뇌성 마비를 안고 태어났어요. 이제 5살이 되죠. 의사는 더 나아질 거라 예상하지만, 아들이 100퍼센트 괜찮아 지지는 않을 거라는 사실이 나를 미치게 만들어요."

바바라는 암 전문의와 수술의에게 그녀의 감정적인 고통이 지속되는 상태가 난소암에 영향을 미칠 것인지 물어보았습니다. 그들은 모두 아니라고, 절대 아니라고 했습니다. 그녀는 두 가지가 연관성이 있는지 내게 물었습니다. 나는 "네, 물론입니다," 라고 말했습니다.

나는 그녀에게 심리신경연구학 분야에서 고통 또는 우울감과 약하거나 불균형한 면역 체계 간의 연결을 보여 주는 수많은 연구가 있다고 말해 주었습니다. 이는 암세포의 확인되지 않은 성장에 원인이 되는 요인일 수 있습니다. 수많은 의사들은 환자들이 질병이 자신의 잘못이라는 결론을 이끌지 않도록 하기 위해서, 이러한 연관성에 관해 이야기하기를 꺼려합니다. 나는 정확히 그 반대로 생각합니다. 자신의 삶과 질병에 대한 통찰력, 그리고 그 둘의 상호 작용에 대한 통찰력을 발전시키는 것은, 자기 비난이 아니라 성장과 치유의 기회라고 생각합니다.

바바라에게 있어, 핵심적인 문제는 아들이 뇌성 마비에 걸리지 않을 수도 있었다는 확신에서 생겨나는 무의식적인 괴로움이었습니다. 그녀는 마치 두 번째 피부처럼 고통을 안고 있었으며, 그러한 고통은 모두 자기 아들에 대한 것이었습니다. 그녀는 운명이 아들에게 이런 불공평한 타격을 주었다고 믿고 있었습니다. "어떻게 내 아들에게 그런 일이 일어날 수 있었을까요?" 그녀는 내게 물었습니다. 내가 그녀가 납득할 만한 대답을 주지 못했기에, 대신에 나는 그녀가 남편과의 관계를 어떻게 특징지을 수 있는지, 그리고 남편이 그들의 결혼에 대해 어떻게 생각하고 있는지를 물었습니다.

"남편은 아마도 나를 거기 없다고 설명할 거에요,"라고 그녀가 말했습니다 "나는 아들을 돌보는 데 너무 몰두하느라 남편을 신경 쓸 틈이 없어요." 내가 좀 더 깊이 캐묻자, 그녀는 또한 자신이 친구들을 밀어낸다고 인정하였고, 자신이 주는 것보다 더 많은 것을 받는 패턴이 있다고 말했습니다. 이는 그녀가 이전에는 결코 살피지 않은 것이었습니다.

바바라는 자신이 왜 사람들을 밀어내고 있는지 이해하지 못하는 듯 보였고, 어떠한 감정으로 인해 세상으로부터 자신을 숨기고 있는지 이해하지 못하는 듯 보였습니다.

  하지만 그녀가 이러한 표현하지 못한 감정을 소리와 심상을 변화시키려 기꺼이 노력하겠느냐고 내가 물었을 때, 그녀는 빠르게 고개를 끄덕이며 동의하였습니다. 첫 단계는 그녀가 자신의 마음 주변에 둘러 싼 회색 벽이라고 인식하고 있는 괴로움을 설명하는 것이었습니다. 그 다음에 나는 그녀에게 그 이미지에 소리를 부여할 것을 요청하였고, 약간 생각을 한 후, 그녀는 마음 속에서 나오는 기분은 분노의 울부짖음이라고 대답했습니다. 자신의 사무실 안에서 화난 듯 소리를 내지르지 못했기 때문에, 그녀는 분노의 에너지로 가득 찬 울부짖음을 내놓을 수 있었습니다.

  그 다음에 나는 크리스탈 싱잉볼을 연주하였고, 그녀는 자신의 분노의 소리가 싱잉볼의 소리와 결합되도록 하였습니다. 크리스탈 싱잉볼이 거의 마법과도 같은 음조의 효과를 내는 부분입니다. 싱잉볼은 표면 위로 나타나야 하는 모든 것을 촉발하는 듯 보이며, 바바라의 경우와 마찬가지로, 듣는 사람들의 기분을 뚜렷하게 보여 줍니다. 바바라는 소리의 파동으로 자신의 괴로움을 배출할 수 있었습니다. 일단 그녀가 이러한 감정을 완전히 인식할 뿐 아니라, 그러한 감정을 터뜨릴 수 있게 되자, 그녀는 훨씬 더 큰 통찰력으로 가장 깊은 곳의 감정에 관해 이야기할 수 있게 되었습니다.

  바바라는 자신의 문제와 아들의 고통에 대해 신을 원망하고 있다고 말했습니다. 그녀는 또한 자신이 태어나지 말았어야 했다고 말했던 자신의 부모에게도 몹시 화가 나 있었습니다.(나는 암 환자들로부터 유사한 말을 자주 듣습니다.) 그녀는 어떤 핵심적인 차원에서 자신이 살 가치가 없는 인간이며 세상에 줄 것이 거의 없다고 생각하기 때문에, 사람들로부터 도망쳐 온 것입니다. 자신의 괴로움과 분노를 이렇게 방출함으로써 그녀는 이러한 통찰력을 갖게 되었지만, 바바라는 여전히 변화라는 힘든 일을 해야만 했습니다.

그녀의 분노는 더 이상 그녀를 두렵게 하지 않았기에, 나는 그녀가 소리 간섭을 통해서 분노를 변화시키도록 도울 수 있었습니다. 나는 그녀에게 근원 소리 명상(Essence Sound Meditation)을 가르쳤습니다. 이에 대해서는 다음 페이지에서 자세하게 설명할 것입니다. 그리고 또한 에너지 재창조도 가르쳤습니다. (다음 장에서 설명할 것입니다). 두 가지 방법 모두 마음의 평화와 본질의 인식을 이루기 위해 소리 만트라와 명상을 결합하고 있습니다. 그녀는 자신만의 인생의 노래를 만들었으며, 이는 실제로 그녀의 인생에 있어 수많은 역경, 특히 아들의 병에 대한 어려움을 통해서 그녀의 마음속에 조용히 자리 잡고 있던 분노의 소리를 대신하기 시작했습니다.

바바라는 분리의 과정을 진행하였습니다. 이 과정은 은유적으로 양파의 껍질을 까는 일과도 같으며, 감정과 통찰의 더 깊고 깊은 층 안으로 들어가는 일입니다. 이는 동화 같은 결말이 있는 마법과도 같은 과정이 아니며, 길의 끝에서 금화가 든 가방을 찾는 여행도 아닙니다. 그보다는, 이 과정은 한때 불안감을 주고 아주 신날 수 있는 교훈을 계속 주는 자아를 천천히 펼쳐 발견하는 일입니다.

바바라와 나는 계속해서 사적으로, 그리고 그룹 환경에서 함께 과정을 진행하였습니다. 그녀는 또한 치료사를 만나라는 내 제안을 받아들였고, 곧, 그녀의 분노의 원천이 사라지게 되었습니다. 그녀는 골수 이식을 성공적으로 받았고, 자신의 태도를 잃지 않고 그렇게 철저한 수술의 모든 스트레스와 고통을 인내하였습니다. 그녀는 거의 세포 차원에서, 자신의 분노, 그리고 분노에 대한 방어기재가 자신의 관계를 얼마나 제한해 왔는지 알게 되었습니다. 그녀의 남편은 바바라가 훨씬 더 개방적이 되었다고 내게 말하고 있으며, 그녀는 자신이 결혼에 대해 더 나은 기분이 들며, 아들이 병에 걸렸다는 사실에 대해서도 더 평온함을 느낀다고 말했습니다. 몇 주 전 그룹 모임 후에, 나는 그녀가 방을 떠나는 모습을 보면서, 이러한 이미지가 떠올랐습니다. 그녀는 하늘을 날고 있는 듯 보였습니다.

바바라의 이야기는 부정적인 감정에 소리를 주는 것이 어떻게 가능한지, 그리고 변화와 초월의 과정을 어떻게 시작할 수 있는지를 자세히 보여 줍니다. 바바라가 자신의 감정적 관점을 다시 세우도록 하고 자신의 본질을 되찾도록 해 준 이 전체적인 과정은 내가 근원 소리 명상이라 부르는 7단계를 포함합니다. 이러한 단계는 분노와 고통을 말로 표현하고, 그 후 점차적으로 본질을 포용하는 쪽으로 이동하는 과정을 포함하며, 부정적인 감정을 넘어 보편적인 삶의 힘의 빛으로 이동할 수 있도록 해 주는 기법입니다.

인도의 철학서인 우파니샤드(Upanishads)에는 이런 말이 있습니다, "그러므로 마음을 순수하게 하도록 하라, 사람이 생각하는 대로, 그렇게 되기 때문이다." 근원 소리 명상, 그리고 에너지 재창조 과정은 우리가 소리를 사용하여 마음을 순수하게 할 수 있도록 하며, 그래서 우리가 우리의 근원으로부터 세상과 삶을 바라볼 수 있도록 합니다. 점진적인 방법으로, 우리는 고통에 굴복하기 전에 고통을 말로 표현하고 입증하게 되며, 우리의 본질을 온 마음으로 포용할 수 있도록 이동하는 것입니다. 이는 무한한 용인, 사랑, 그리고 치유를 가능하게 합니다.

근원 소리 명상

    삶의 노래 명상에서, 자신 안에서 가장 공명하는 소리를 찾았습니다. 나는 또한 모든 부정적인 감정 또는 정서는 각각의 고유한 소리를 갖고 있다는 것을 알게 되었습니다. 공포스러운 비명 아(AAH), 슬픈 울음소리 오(OOH) 또는 히(EEH), 걱정스러운 울부짖음 쉬-(SHHH) 또는 우후-(UUHH)을 생각해 보세요. 근원 소리 명상을 시작하기 전에, 당신을 가장 괴롭게 하는 부정적인 감정의 소리에 대해 분명히 먼저 인식 하세요. 그 부정적인 정서에 초점을 맞추면서 큰 소리로 말을 하거나 비명을 질러 봅니다. 당신이 내는 첫 번째 자발적인 소리가 이 감정의 근원과 연관이 있는 소리입니다. 아래의 조화롭지 못한 소리 중에 선택할 수 있습니다:

슈 (SHOO)   쉬- (SHHH)
아 (AAH)   우후- (UUHH)
우 (OOH)   다- (DAA)
에 (EEH)   푸 (FOO)

    눈을 감고 편안하게 앉을 수 있는 조용한 장소를 찾아 이 명상을 할 준비를 합니다. 깊은 호흡을 몇 번 쉽니다. 코로 숨을 들이 마신 후, 복부에서 쇄골까지 모든 공간을 공기로 가득 채웁니다. 그런 후, 입을 통해 숨을 천천히 내쉬고, 이 과정을 반대로 합니다. 매 호흡에 집중합니다. 호흡을 통제하려 하지 말고 몇 분 동안 자신의 호흡을 관찰합니다. 복부의 위쪽 또는 태양신경총 차크라가 깨끗하고 고요한, 푸른 빛의 산속의 호수라고 상상합니다. 호흡이 이 호수 안으로 흘러 들어가는 것을 느껴 봅니다. 매 호흡과 함께, 내적 집중력이 아래의 긍정적인 사고를 향하도록 합니다:

무한한 사랑, 무한한 평화, 무한한 지혜, 무한한 조화, 무한한 치유, 무한한 생명, 무한한 빛, 무한한 성공, 무한한 가능성, 무한한 호흡, 무한한 희망, 무한한 에너지, 무한한 용기, 무한한 힘.

    아래에 있는 근원 소리 명상의 7단계를 읽고 숙지합니다. 그 목적은 소리를 통해 부정적인 감정을 경험하고 표현한 후, 또한 소리를 통해서 이러한 감정을 해소하고 자신의 근원과 다시 연결함으로써 부정적인 감정을 초월하는 것입니다. 이를 위해 일련의 감정 및 음성의 변화가 필요하지만, 연습을 계속 하다보면 더 부드러워지고, 제2의 천성처럼 느껴질 것입니다. 일단 7단계가 익숙해지면, 눈을 감습니다. 몇 분 동안 호흡 연습을 한 후, 근원 소리 명상을 시작합니다.

1. **경험.** 부정적인 감정이나 불편함, 또는 고통을 겪고 있는 신체 부위를 찾습니다. 정확한 위치를 느껴 보고 그 크기, 형태, 색상과 온도를 상상해 봅니다. 이 부위가 순수한 에너지라고 생각합니다. 신체 중 한 번에 한 곳만 선택합니다. 이제, 부정적인 감정을 위에 언급한 소리 중 하나로 경험해 봅니다. 예시로는 아(AHH,공포), 오(OOH,슬픔), 또는 다(DAA,갈망)등이 있습니다. 이러한 소리들이 목구멍 안에서 진동하도록 하고, 입을 열고 음조가 조금씩 커지도록 합니다.

2. **감각.** 자신의 인생의 노래 만트라를 사용하여, 자신의 근원의 조화로운 소리를 발성하여 이를 느껴 봅니다. 120 페이지에 있는 목록에서 만트라 소리를 선택합니다. 예시로는 람 마 삼 (LAM MA SAM) 또는 홈 리 숨 (HOME LEE SUME) 등이 있습니다.

3. **굴복.** 자신의 근원의 빛 속으로 위쪽으로 발산되는 에너지를 발성하여, 자신의 근원으로 부정적인 감정 또는 고통의 발산합니다. 그런 후, 자신의 목소리를 사용하여, 부정적인 감정의 소리를 소리를 다시 찾아, 그 끝에 자음 "음(M)"을 붙입니다. 이는 해결의 음성과 같은 것입니다. 예시로는 암 (AAHM), 람 (RAAHM), 또는 힘 (HEEM) 등이 있습니다.

4. **힘을 주기.** 고통이나 괴로움을 느끼는 부위로 매 호흡마다보내는 따뜻함, 치유의 빛으로서 자신의 근원을 느끼면서, 이 조화로운 해결방법에 좀더 힘을 줍니다. 숨을 깊이 들이 마시고, 숨을 내쉬는동안 1~3단계의 소리를 끌어 냅니다. 이를 5-6회 반복합니다.

5. **양육.** 부정적이거나 고통스러운 감정에 생명의 자유로움들에 대한 생각을 깃들게 해줍니다. 자신의 근원의 소리와 변화된 부정적인 소리를 번갈아 내면서, 조화를 이루어봅니다. (예시: "아 (AAH). 암 (AAHM). 아 (AAH). 암 (AAHM).") 싱잉볼이나 다른 악기를 연주하면서 5분에서 10분 동안 계속합니다. 싱잉볼의 소리와 자신의 목소리가 공명하도록 노력합니다. 노래를 계속하면서, 부정적인 감정이 자신의 근원과 조화롭게

합쳐지는 것을 느껴 봅니다.

6. **창조.** 싱잉볼을 연주하면서, 변화된 부정적인 감정의 소리를 부름으로써, 자신의 근원이 계속해서 안내 할 수 있는 공간을 창조합니다. 소리가 부조화스러운 감정적 부담을 얼마나 상실했는지 주목합니다. 2~3분 동안 계속 노래하고 연주합니다.

7. **구체화.** 수십억 개의 세포로 구성된 전체적인 육체를 상상하여, 긍정적인 에너지를 표면화합니다. 엄청난 수의 분자로 구성된 세포를 상상하고, 이러한 분자는 또한 엄청난 양의 원자로 구성된 그림을 그려 봅니다. 원자가 이동하는 모습을 상상해 보고, 또한 원자 안, 그리고 원자 사이에 광활한 공간이 있는 모습을 그려 봅니다.

싱잉볼이나 다른 악기를 연주하면서, 코로 숨을 들이마시고, 입으로 숨을 내쉽니다. 숨을 완전히 내쉬는 동안, 다음과 같은 긍정의 단어를 암송합니다. 무한한 사랑, 무한한 빛, 무한한 평화, 무한한 조화, 무한한 신뢰.

근원 소리 명상은 심각한 질병, 업무 스트레스, 영적 응급 상황, 또는 이런 여러 가지를 함께 가진 사람들에게 치유의 효과를 줍니다. 그러한 환자 중 한 명이 린지였습니다. 그녀는 30대의 수줍고, 예민한 도서관 사서로, 다른 의사로부터 수술 후 화학 치료와 함께 연조직 육종 치료를 받고 있었습니다. 린지는 화학 치료로 효과를 보고 있기는 했지만, 치료를 상상하는 것만으로도 메스꺼움을 느꼈기 때문에, 그녀의 암 전문의가 내게 그녀를 위탁하였습니다.

메스꺼움은 그녀가 치료를 받으러 병원을 가는 길에 보통 시작되었고, 의사의 대기실로 걸어가는 동안 훨씬 더 심해졌습니다. 그녀는 실제로 화학 치료를 실시하기 전에, 치료실로 들어가는 순간에 토하곤 했습니다.

그녀의 암 전문의는 내가 싱잉볼을 사용한다는 것을 알고 있었고, 소리 명상이 화학 치료의 부작용을 가라앉히는 데 도움이 될 거라는 희망을 갖고 린지를 내게 보냈습니다.

나는 그녀가 처음 내게 왔을 때, 린지가 화학 치료에 대해 갖고 있는 공포감이 어디에서 나오는지 즉시 알 수 있었습니다. 그녀는 내가 어떠한 약물도 사용하지 않을 것을 알고 있었지만, 내 사무실로 들어오는 그녀는 매우 창백해 보였습니다. 구토를 참으려는 노력 때문에 그녀의 이마에는 땀방울이 맺혀 있었습니다.

린지의 메스꺼움은 실제적이었습니다. 그러한 예상에 따른 메스꺼움은 암 환자들에게는 꽤 일반적인 양상이며, 정신-신체 효과를 생생하게 설명합니다. 단 1그램의 독성 화학 치료를 받지 않아도, 그런 사람들은 단순히 치료에 대한 예상만으로도 그러한 강렬한 메스꺼움과 구토를 경험할 수 있습니다.

린지는 신체적으로나 감정적으로나 매우 고통스러운 상태에 있었으며, 그래서 내가 제안하는 모든 해결책을 시도해 볼 준비가 되어 있었습니다. 나는 그녀가 싱잉볼의 소리를 듣고 근원 소리 명상을 통해 크게 나아질 수 있을 거라 생각했습니다. 나는 몇 가지 간단한 호흡 연습으로 시작하였고, 그 다음 그녀에게 12인치의 크리스탈 싱잉볼을 연주하는 법을 가르쳐 주었습니다.

일단 그녀가 좀 편안해진 후, 나는 그녀에게 만트라 목록에서 자신의 인생의 노래를 만들어 볼 것을 요청했습니다. 그런 다음, 나는 그녀에게 자신의 신체 중 메스꺼움을 가장 강하게 느끼는 곳을 경험해 볼 것을 요청하여, 근원 소리 명상의 첫 번째 단계를 진행하도록 하였습니다.

"그것은 마치 내 목을 감고 나를 질식시키는, 꽉 조이는 검은 띠

같아요," 그녀는 말했습니다.

· 내가 그녀에게 그 소리를 말로 표현해 보라고 말하자, 그녀는 이(EE)라고 대답했습니다.

· 그다음에 나는 그녀에게 자신의 근원의 소리를 자신 안에서 찾아볼 것을 요청했습니다. 몇 가지 소리를 실험해 본 후, 그녀는 '남 소 훔'(NAM SO HUME) 이라고 말했습니다.

· 나는 그녀에게 그 소리에 음(M) 또는 은(N)을 붙여서, 메스꺼움의 소리를 흘려 보내라고 요청하자, 그녀는 싱잉볼을 계속 연주하면서 임(EEM)이라는 소리를 내었습니다.

· "벌써 좀 차분해 진 것 같아요," 그녀는 말했습니다.

· 다음으로, 나는 그녀에게 깊은 숨을 쉬면서 임(EEM)이라고 말하여, 자신의 불안과 메스꺼움을 발산할 힘을 주라고 요청하였고, 호흡을 완전히 하는 동안 그 소리가 지연되도록 하라고 말했습니다. 그녀에게 그 말을 5회 반복하라고 말했습니다.

· 그다음에 나는 린지에게 자신의 근원의 소리와 변화된 메스꺼움의 소리를 번갈아 내어, 새로이 발견한 조화를 양육할 것을 제안했습니다. 그녀는 싱잉볼과 자신의 목소리의 음조를 맞추면서, 싱잉볼을 연주하면서 약 5분 동안 '임 남 소 훔'(EEM, NAM, SO, HUME) 이라고 계속 노래했습니다.

· 마지막으로, 나는 린지에게 자신의 몸 전체가 희미하게 빛나는, 엄청나게 많은 원자인 것으로 상상하면서, 자신의 근원을 노래함으로써, 변화된 관점을 구체화하도록 하였습니다.

· "부드럽고, 보호하는 안개가 내 머리 주변을 감싸고 있는 듯한 기분이 들어요," 라고 그녀가 말했습니다.

"몸 전체의 모든 세포를 통해 이 에너지를 호흡하고 있다고 상상해 보세요,"라고 내가 말했습니다.

몇 분 후에, 그녀는 눈을 뜨고 나를 보고 미소 지었습니다. "이제 훨씬 기분이 나아졌어요," 그녀가 말했습니다. "메스꺼움이 완전히 사라졌어요."

우리는 그녀가 다음 번 화학 치료를 위해 집을 떠나기 전에 근원 소리 명상을 사용하기로 동의했습니다. 필요할 경우, 그녀는 대기실에 도착해서도 조용히 그 과정을 반복할 것입니다. 2일 후에, 그녀는 약속 후에 내 사무실에 잠깐 들렀습니다. 그녀는 기뻐하면서, 방금 전에 어떠한 문제도 없이 화학 치료를 받았다고 보고하였고, 그녀는 주기적으로 명상을 하기로 계획했다고 말했습니다.

나는 린지가 더 이상의 메스꺼움 없이 치료 전 과정을 해내었다고 말할 수 있어 매우 행복합니다. 그녀의 사례의 최종 결과는 자신이 상상했던 대로 현실이 되었습니다. 화학 치료는 육종을 검사하는 데 도움이 되었고, 그녀는 마지막 치료를 받고 2주 후에 업무로 복귀할 수 있었습니다.

소리와 의식: 개인의 실천에서 사회적 유대감까지

여러 치유기법들과 마찬가지로, 소리가 가진 치유의 힘은 개인적인 면 뿐만이 아니라 광범위한 사회적인 맥락에서도 적용됩니다. 나는 마음을 하나로 모아서 소리로 작업하는 일이 훨씬 더 위대한 치유 가능성을 만들어 낼 수 있음을 알고 있었기 때문에, 환자들과 그룹을 운영하기 시작했습니다. 이 그룹은 비슷한 문제로 고민하는 사람들을 모은 그룹이기 때문에 치료에 있어 목소리와 음조가 서로 화합되는 특별한 무언가가 있었습니다.

나는 치유 워크샵을 북아메리카의 고립된 산맥, 사막과 해변에서 진행하며 소리 및 음악 간섭의 활용을 하는 마크 라이더로부터 영감을 받았습니다. 주술적 전통 및 아메리카 원주민의 전통에서 소리를 사용한 의식과 마찬가지로, 라이더는 참가자들이 자신의 핵심적인 자아를 표현하고, 그들 안에서, 또한 자신을 넘어서서 근원과 연결되도록 하기 위해 자신의 목소리를 사용하도록 안내하고 있습니다. 그들은 '삶속의 소음'들을 쏟아내기 시작합니다. 마크 라이더는 이것에 대해서 '삶의 순간들을 우주 진화의 흐름에 편승하는 원시적이며 자연발생적인 변화' 라고 이야기 합니다.

나는 라이더가 자신의 저서인 〈건강과 질병의 리드미컬한 언어(The Rhythmic Language of Health and Disease)〉에서, 음성이 참가자들을 어떻게 순수한 근원의 영역으로 이동시켰는가를 설명한 부분에 특히 감명을 받았습니다.2

> 결국, 소음은 들리지 않게 되며, 더 부드러운 이완의 한숨 소리에 길을 내주게 된다. 그러나, 천천히, 더 많은 음조의 멜로디가 나타나기 시작한다. 익숙하지 않은 자장가가 대기 중에 흔들리기 시작하며, 다른 이들은 한 가지 음조에 집중하여, 만트라와 같은 방법식으로 계속해서 노래 부른다. 점점 더 많은 음성이 혼합될수록, 한 명의 사람이 만들어 내는

소리보다 더 위대한 힘을 가지는 천상의 화음이 형성된다. 그 소리는 마치 오로라 북극광처럼, 우리 위의 대기 중에서 맴돌며, 다른 위치로 공간을 넘어 미끄러져 간다. 두 번째 정점에 도달하고, 이번에는 오직 조화롭기만 한다. 사람들은 후에 이는 자신이 스스로 분리되어 자신보다 훨씬 더 거대한 어떤 에너지 또는 힘과 연결되는 합창단의 즉흥곡에 있는 지점이라고 말할 것이다.

소리와 음성의 개인적이고 초인간적인 힘에 대한 라이더의 열정적인 설명은 우리의 이정표가 되어야 합니다. 우리는 이완상태를 끌어내는 기법을 긴장과 불안감의 해독제라고 생각하는 경향이 있으며, 그러한 기법은 그 목표를 달성하는 데 있어 기적처럼 효과적일 것이라 생각하는 경향이 있습니다. 그러나, 스트레스를 감소하기 위해서 소리, 명상, 깊은 호흡, 그리고 여러 가지 이완 기법을 사용하는 일은 즐거운 크루즈 여행길에 올랐지만 결코 갑판에 나오지 않는 고요한 여행과도 같습니다. 우리가 소리를 사용하여 우리의 개인적인 생체 리듬(심장 박동, 맥박, 뇌파)과 동조하게 되면, 우리는 또한 우리를 평온한 상태에서 우주의 무한한 에너지와 광활함으로 연결시켜주는 더 깊은 차원의 영적인 새로운 활력으로 안내할 수 있는 다리를 만드는 것입니다.

영혼의 소리

근원과 에너지 재창조

나의 환자의 대부분은 미래의 가장 소중한 희망과 계획을 앗아갈 수 있는 생명을 위협하는 질병에 직면하고 있습니다. 그들이 내 책상 앞에 앉아 있으면, 나는 그들의 얼굴에 새겨진 괴로움의 흔적을 볼 수 있습니다. 하지만 그 모든 것이 그들에게 질병이 생겼기 때문만은 아닙니다. 나는 그들의 이루지 못한 꿈에 대한 슬픔, 죄책감, 가슴속에 감춘 분노를 보게 됩니다. 환자들의 말하는 것들과 바디랭귀지에서 오는 정보를 통해, 그들이 어린시절부터 익숙하게 사용해온 방어기제를 다 써 버린 지점에 도달했음을 알게 됩니다. 정신-신체 과학자인 리디아 테모숔 박사는 이 지점을 '한계점'이라 부릅니다. 개인의 오래된 심리적 방어기재가 붕괴하기 시작하는 순간을 말합니다. 자신의 방어기재에 완고하게 집착하여, 과거에 깊숙이 갇혀 있는 사람들조차도 종종 너무 절망감에 빠져, 자신의 상태를 마음 속에 그려보고, 그들이 달리 시도해 보리라 생각해 보지 않았을 수 있는 치유 기전을 실험해 보게 됩니다.

질병이 공통적인 촉매가 된다 하더라도, 우리는 삶의 한계점에 도달하게 되는 생명을 위협하는 질병과 마주하지 않아도 됩니다. 결혼생활이 잘못되거나, 가족 중 누군가가 사망하거나, 재정 문제, 장기적인 감정적 고통 등 이러한 삶의 모든 문제가 우리가 피상적인 불안감과 걱정을 넘어 우리를 질병으로 유도하기에 충분합니다.

나는 우리는 우리의 에고로부터 멀리 떨어져 더 광범위한 관점에서 문제를 심사숙고함으로써, 우리의 마음 깊은 곳에 묻어 둔 상처를 치유할 수 있다고 믿고 있습니다. 우리가 애정 어린, 평화로운 마음의 상태에서 반응하게 될 때, 우리의 말과 생각, 행동, 감정은 모두 보편적인 삶의 힘인 무한한 에너지와 연결되게 됩니다. 그리고 영적 스승과 함께 20년이라는 짧다면 짧은 시간 동안 연구에 헌신하여 내가 발견한 것은, 우리를 평화로운 내적 장소로 인도하는 고요한 마음을 성취하기 위한 가장 간단하고, 직접적인 길은 내가 우리의 근원이라고 부르는 것입니다.

소리영혼이란 개념은 소리느낌이 가르치는 것과 가깝습니다. 일단 우리가 부정적인 감정의 그림자 상태를 통과하여 이동하면, 우리는 마침내 에고 중심적인 집착을 초월할 수 있습니다. 명상과 함께 결합된 소리의 양상은 우리가 우리의 근원에 도달하고 마침내 근원이 될 수 있는 영적 각성을 이룰 수 있도록 도와줍니다.

우리의 근원으로부터 세상과 우리 자신을 인식하는 일은 우리가 더 이상 사고, 감정 또는 개성 특질을 소유하지 않는다는 뜻이 아닙니다. 그보다는, 우리는 우리의 사고, 감정 및 특질에 의해 정의되지 않는다는 뜻입니다. 실제로, 초인간적 철학자인 켄 윌버와 여러 사람들은, 우리가 의식의 한 차원에서 다음 차원으로 넘어가는 치유와 해결의 사다리를 올라가야 한다고 주장합니다. 더 낮은 에고 기반의 식별과 신체 기반의 감정에서 더 높은 영적 각성의 상태로 말입니다. 우리가 많은 것을 바라게 되면(wish), 우리는 관계와 개인적인 성장에 있어 엉망인 모든 어려움들을 건너뛸 수 없게됩니다. 이는 우리가 심리 치료에서 자주 다루는 '그것(stuff)'으로, 기억, 갈등, 그리고 감정등입니다. 그리고 영적 각성으로의 길을 뛰어 넘을 수 없게 됩니다. 우리는 치료뿐 아니라, 명상, 소리 및 심상을 이용해서 이러한 문제점을 해결해야 합니다. 그런 다음에 우리는 내가 근원이라고 특징지은, 더 고차원적인 의식의 상태로 이동하기 위해 이러한 방법을 계속할 수 있습니다. 우리가 근원을 찾아내고 포용할 때, 우리의 개인적인 정체성이 더 높은 정체성이 되며, 나 자신과 세상에 대한 경험이 경계가 없는 동정과 용인의 경험이 일어나게 되는 것입니다.

에고를 넘어서, 근원을 향해

우리는 모두 보통 에고라고 부르는 제한적인 정신의 측면으로 우리 스스로를 확인하는 경향이 있습니다. 람 다스는 다음과 같이 말했습니다. "당신의 에고는 당신의 우주를 정의하는 일련의 생각(thought)이다. 이는 생각으로 형성된 익숙한 방과 같다. 당신은 그 창을 통해서 우주를 보는 것이다. 당신은 그 방 안에서 안전하지만, 바깥에 나가서 모험하기를 두려워하는 한, 그 방은 감옥이 되는 것이다. 당신의 에고는 당신을 속인다. 당신은 생존하기 위해서 그 구체적인 생각을 필요로 한다고 믿고 있다. 에고는 정체성을 상실할 것을 두려워하는 당신의 공포심을 통해서 당신을 통제한다. 이러한 생각을 포기하는 것은, 당신을 없애 버리는 것처럼 보이기 때문에, 당산은 그러한 생각에 집착하게 된다."

이는 우리 자신의 일부라고 우리가 인식하는 에고가 중요하지 않다거나 쓸모가 없다는 뜻이 아닙니다. 실제로, 우리가 에고라고 부르는 생각, 감정, 그리고 특질은 우리가 자신의 소망에 만족하고, 세상에서 안전하게 지낼 수 있도록 도와 줍니다. 그러나, 우리가 우리의 완전한 자아를 에고라고 인식하게 되면, 우리는 위험한 실수를 하게 되는 것입니다. 에고는 오직 우리의 무한한 천성의 한 부분일 뿐이기 때문입니다.

소리 간섭을 포함하여, 치유에 대한 내 전체적인 접근법은 에고에서 근원으로의 이동이라 요약할 수 있습니다. 우리의 근원은 선택할 수 없는 것입니다. 근원은 전체 천성의 일부이기 때문입니다. 이는 무한하고, 애정 어린 인식이라 정의할 수 있습니다. 데시데리위스 에라스뮈스는 이렇게 말합니다, "인간이 기꺼이 어떤 사람이 되고자 하는 것이 가장 주된 행복의 지점입니다."

우리가 자신 스스로 우리의 에고라 확인할 때, 자기 자신과 세상에 대한 편협한 관점이 우리 고통의 원인이 됩니다. 이는 고립감, 의미 없음, 그리고 궁극적인 단절의 감정을 느끼게 하며, 결국 절망으로 이어져, 때로는 신체적 질병이 됩니다. 우리의 시야가 오직 단조로운 가정 문제와 업무적인 압박에 대해 단련되면, 우리는 자신을 우주와 연결해 주는 더 거대한 현실에 대한 관점을 잃게 되었다는 것을 깨달을지도 모릅니다. 언제나 지금 여기에 존재하는 우리의 근원은 의식의 영역에서 완전히 빠져나가는 듯 보입니다.

내 환자들 중 한 명은 자신의 근원으로부터 분리되는 방법으로서 스스로를 업무에 가두고 있었습니다. 도널드의 암은 처음에 악성 림프종인 듯 보였으나, 수 년 후에, 그는 백혈병에 걸렸습니다. 확실히

일 중독인 회계사인 도널드는 20년 동안 단 한 번의 휴가를 보냈으며, 병 때문에 사무실을 떠나야 했던 시간을 진심으로 분해 했습니다. 그는 화학 치료와 함께 영양 치료를 받을 것에 동의했지만, 그는 그에게 휴식을 줄 것으로 내가 희망했던, 소리 기반의 명성 또는 기타 여러 가지 정신-신체 기법을 시도해 보자는 내 제안을 단호하게 거절했습니다.

도널드는 입원 해야 했음에도 계속해서 일을 하기로 결심했습니다. 그는 고열에 시달렸지만, 의자에서 굻아 떨어질 때까지 침대 위에 서류를 펼쳐 놓고 세세히 검토했습니다. 나는 그의 아내로부터, 그의 비현실적인 식이 요법은 완전히 자기가 스스로 원한 것이었다는 것을 알게 되었습니다. 그의 상사는 이해심이 많은 사람으로, 기쁘게 그에게서 책무를 덜어 주었습니다. 그러므로 나는 그가 어떤 깊이 묻어 둔 상처를 대면하지 않기 위해서 자신의 일을 사용한 것임을 확신하게 되었습니다. 하지만 그가 자신의 한계점에 도달한 것은 그의 백혈병이 더 악화되고 치료가 더 이상 효과를 보이지 않게 된 후였습니다. 나는 그가 마침내 마음 속에 담고 있는 고통을 이야기할 준비가 되었다고 느꼈습니다. 그래서 그에게 물었습니다, "어린아이였을 때 당신을 그렇게 망연자실하게 만든 일은 도대체 무엇이었습니까?"

도널드의 눈에는 눈물이 차올랐고, 그가 50년 이상을 부담스럽게 지고 있었던 비밀을 내게 털어놓았습니다. 심지어 아내에게도 이야기하지 않았던 비밀이었습니다. "전쟁 중에 나의 형이 해외에 있었습니다," 그가 말했습니다. "그리고 아버지는 일 때문에 자주 출장을 다녔죠. 어느 날 오후, 나는 학교에서 돌아와, 어머니가 울고 있는 것을 보았습니다. 어머니는 말했어요, "오늘 군대에서 누군가 다녀갔단다. 네 형이 죽었다는구나.'

"나는 엄청난 충격을 받았어요. 내 형은 나의 영웅이었어요. 그는 내게 모든 것이었어요." 우리는 아버지와 연락이 닿지 않아서, 그 후 며칠 동안, 어머니와 나는 함께 우는 수밖에 없었습니다. 아버지가 집에 돌아오자, 어머니는 이 끔찍한 뉴스로 아버지를 맞이했습니다. "편지는 어디 있소?" 아버지가 어머니한테 물었습니다. '전보나 어떤 서면 통지서가 있어야 할텐데.' 아버지는 전화를 여러 통화 했고, 형이 분명히 살아 있다는 것을 확인하였습니다. 어머니가 이야기를 만들어 낸 것이었어요.

"내가 더 나이가 들 때까지 이해할 수 없었던 것은, 어머니가 정신병적인 병증을 갖고 있었다는 것이었습니다. 그 사건이 어머니의 정신분열증의 시초였고, 결국 어머니는 정신 병원에 입원했습니다. 아버지는 출장이 잦은 직업이어서 나는 양육 위탁되었고, 거의 아버지를 볼 수 없었습니다. 그 후 내가 원한 것이라고는 다른 아이들처럼 부모님과 함께 한집에서 사는 것이었어요. 나는 내가 갖지 못했던 것을 내 아내와 아이들에게 주기로 단단히 결심했어요. 그래서 나는 동화 같은, 헐리우드에서나 존재할 법한 가정을 만들려고 노력했죠. 내가 충분히 열심히 일하면, 가족들이 원하는 모든 것을 줄 수 있을 거라 생각했어요."

언제나 일을 하고 있으며, 집에서 보내는 시간이 거의 없어 만나기 힘든 아버지가 되어, 도널드는 무의식적으로 자신의 어린 시절 경험과 유사한 상황을 자신의 아이들에게도 다시 만들어 주게 된 것이었습니다. 지금에서야 그는 자신의 고통을 말로 표현함으로써 그렇게 상처 받은 에너지를 치유할 준비가 되었습니다. 싱잉볼의 소리와 근원 소리 명상은 그가 어린 시절에 느꼈던 끔찍한 괴로움을 기억하고 표현하도록 한 수단이었습니다. 도널드가 명상이나 대화 치료에만 의존했다면, 그는 이러한 괴로움, 또는 그 아래 숨어 있는 더 깊은 근원을 알아내지 못했을 거라고 나는 생각합니다. 소리는 그가 치유사인 스테판 레빈이 가식적으로 행동하고 자신을 숨겨 온 세월이라고 적절히 설명한 것으로부터 자신을 풀어줄 수 있도록 한 완벽한 양식이었습니다.

그래서, 기억에서 처음으로, 그가 생명을 위협하는 혈액암과의 싸움에서 지게 되면서, 도널드는 자신의 근원에 이르는 길을 찾게 되었습니다. 그는 이 작업을 계속하면서, 마침내 가족들에게 왜 자신을 가족과 분리해 왔는지 그 이유를 설명할 수 있었습니다. 그가 가족과의 중요한 단계에서 놓쳤던 것은 사랑의 부족 때문이 아니었습니다.

내가 도널드의 생명을 구하기 위해 할 수 있는 일은 없었습니다. 그의 백혈병은 너무 진행된 상태였고, 우리에게 남아 있는 치료의 기회는 없었습니다. 하지만 그는 죽기 전에, 그는 자신 안에서, 그리고 가족과 함께 평화를 찾을 수 있도록 해 준, 영적인 치유를 이룰 수 있었습니다.

수피교도들은 에고에 관한 사람들의 관점이 너무 제한적이며 잘못된 판단임을 오래 전부터 알고 있었습니다. 수피교의 사색과 의식의 실천은 사람들이 신이 그들의 어려움과 그들의 세상을 어떻게 바라볼 것인지 상상하도록 장려합니다. 창조의 중심에서는 우리의 문제를 어떻게 바라볼 것인가? 우리는 더 고차원적인 관점, 근원의 관점을 발견하고 살아가기 위해서, 의식의 더 높은 중심에 연결된 사고하는 생각인 상상력을 사용할 수 있습니다.

근원의 동일시: 의식의 통일성

우리가 근원에 바탕이 된 삶을 살게 될 경우, 우리는 본능에서 지적 차원으로, 감정에서 영적 차원으로, 모든 의식 차원에서 성취감을 이룰 수 있습니다. 우리의 의식 또는 존재의 어떠한 부분도 근원과의 동일선 밖에 남아 있지 않습니다. 우리가 명상, 소리와 심상을 사용하여 우리의 근원으로부터 삶을 경험하게 되면, 우리는 아래 나열한 것과 우리의 연결성을 재정립할 수 있습니다.

- **조화(Harmony).** 우리는 근원을 포용할 때 조화를 이루게 됩니다. 우리는 삶이란 판단하거나, 비난하거나, 억압하는 것이 아니라, 경험하는 것임을 깨닫게 되기 때문입니다. 이기적인 문제로 가득한 불안하거나 억압된 마음은 오직 과거의 생각(후회, 죄책감 또는 격한 기억) 또는 미래의 생각(걱정, 공포와 꿈)만을 생성합니다. 우리가 오로지 이러한 에고에 기반한 관점에서 삶을 살아간다면, 우리는 더 이상 현재의 현실에 기반을 두지 못합니다. 우리가 자책, 후회 또는 환상 안에서 살아간다면, 우리는 현재의 순간에 기반을 두고 있는, 우리의 삶의 힘 또는 근원을 억압하게 됩니다. 우리는 현재에 단단히 기반을 두고, 방해 받지 않는 방법으로 우리의 삶의 힘이 흐르게 하도록 의식을 사용할 때에 조화를 다시 이룰 수 있습니다.

- **진정성(Authenticity).** 진실은 딱딱하게 굳어지지 않습니다. 진실은 유동적입니다. 진실은 신비스러운 것이 아닙니다. 진실은 실제적입니다. 진실은 멀리 있는 것이 아니며, 그보다는 우리 각각 안에 존재합니다. 우리의 진정한 자아, 우리가 누구인지, 우리의 근원은 소리 중재가 우리를 완전히 경험하게 하는 인지된 현실에 다가갈 수 있게 하는 에너지입니다. 대부분의 사람들에게 있어, 우리 자신의 존재 안에서 근원 또는 삶의 힘을

느끼는 방법을 잊어버리게 되면 순수함과 진정성을 잃어버리게 됩니다.

- **힘(Strength).** 자신의 근원을 되찾게 되면, 일과 관계에 있어 유리한 입장에 있게 됩니다. 자신의 근원은 선천적으로, 무한히 강한 것임을 깨닫게 됩니다. 영혼의 차원에서 살게 될 때, 당신의 에너지와 진정성이 매우 완벽하게 뚜렷하기 때문에, 독립심과 신뢰를 얻게 되고, 다른 사람들로부터 존경을 받게 된다고 주장하는 사람은 내가 처음이 아닙니다.

- **변형성(Transformability).** 근원의 삶은 달리 변경될 수 없는 것처럼 보이는 자기 자신, 건강, 환경, 또는 생활 조건을 변화할 수 있게 됩니다. 이는 과거와의 완전한 단절의 가능성을 시사합니다. 당신이 누구인가는 단지 조건일 뿐이지만, 당신은 그 조건을 변화시킬 수 있습니다. 그렇기에, 당신은 건강, 관계, 일, 믿음, 특질 등의 여러 측면을 완전히 변화시킬 수 있습니다.

조화, 진정성, 힘, 그리고 자신을 변화시킬 능력의 개발은 오직 에고를 넘어서서 근원을 향해 이동할 때에만 가능합니다. 하지만 스트레스 관리 기법만으로는 이러한 이행을 이루기에 충분하지 않습니다. 명상이 스트레스 감소를 위한 놀라운 도구임이 증명되기는 했지만, 고요와 휴식의 상태는 결국 지나가게 되며, 우리는 다시 한 번 고립감, 불확실성, 불안감 또는 단절감을 발견하게 됩니다. 그러므로 우리는 훨씬 더 깊은 차원, 우리의 관점이 에고에서 근원으로 이동하는 차원으로 이동할 필요가 있습니다. 소리 중재는 우리가 이러한 변화를 더 확실하고 더 빠르게 진행할 수 있도록 합니다. 소리에 중점을 둔 명상을 실천하는 내 환자들은 종종 자신의 근원의 관점으로의 절대적인 변화를 보고합니다. 이러한 측면에서 소리의 힘을 설명하는 것은 무엇일까요? 내가 바로 설명할 수 있는 간단한 해답은 우리의 근원은 일종의 진동하는 에너지라는 것입니다.

이러한 변화를 이루어 낸 환자 중 한 명이 바로 바바라입니다. 그녀의 이야기는 제6장에서 말씀 드렸습니다. 바바라는 자신의 삶을 부서진 마음으로 살아왔으며, 뇌성 마비를 안고 태어난 아들을 대신해서 슬퍼했습니다. 나는 명상을 하는 동안, 모든 영혼을 포용해야 하는 특별한 진실이 있다는 생각을 해 볼 것을 그녀에게 제안하였습니다. 크리스탈 싱잉볼의 진동과 결합하여, 에너지 재형성 과정을 통해서, 바바라는 자신의 근원에 유익한 관점에서 자신의 아들과 그들의 관계를 인지하기 시작했습니다. 판단이 없는 상태에서, 그녀는 에고에 기반한 죄책감, 무기력의 감정을 아들의 삶의 길을 위한 동정, 존중 및 지원의 감정으로 대체할 수 있었습니다.

근원과 에너지: 합일의 소리

근원의 개념은 심리적, 철학적, 초인간적, 또는 종교적 용어로 표현할 수 있습니다. 그러나, 근원은 또한 에너지로서 이해할 수도 있습니다. 수많은 영적, 비전통적 과학적 전통에서 반영되는, 내 세계관의 초석은 본질은 에너지라는 것입니다. 일본인들은 이를 기(ki)라고 부르며, 중국인들은 기(chi)라고 부릅니다. 기독교에서는 신의 영원성과 존재를 가르칩니다. 불교에서는 의식의 합일을 가르칩니다. 리오 타수는 이를 도

(Tao)라고 불렀습니다. 윌리엄 레이치는 삶의 에너지를 오르곤(orgone)이라고 불렀습니다. 우리는 물질적인 세상에서 살고 있는 인간일 뿐이라는 믿음을 지지했던 그리스 시대의 쾌락주의자들조차, 여전히 초월적 실체에 대한 잠깐의 경험을 제시했습니다.

측정할 수 없는 것을 측정하기 위해 삶의 무형의 본질을 특징짓고자 하는 과학을 필요로 한 것은 내가 처음이 아닙니다. 불행히도, 주류 과학은 주로 우리 자신과 우리의 우주에서 보이지 않으며 측정하기 어려운 에너지에 관심을 보이지 않았습니다. 칼 융은 이렇게 말했습니다, "과학적인 이해를 통해서, 우리의 세상은 비인간적이 되었다. 인간은 스스로 우주와 분리되어 있다고 생각한다. 인간은 더 이상 자연에 관여하지 않으며, 지금까지 인간에게 상징적인 의미를 가졌던 자연의 사건에 감정적으로 참여하지 않는다."

근원은 또한 에너지라는 나의 믿음은 왜 내가 나 자신과 내 환자들을 위해 소리 중재를 그토록 강하게 받아 들이는지를 설명합니다. 소리는 우리를 우리 자신의 근원의 진동, 그리고 우주의 진동과 동조시키는 고유하게 강력한 에너지 의학의 한 형태입니다.

에너지 의학의 전체 개념은 서양 의학에 절대적으로 반대하지만, 이는 5천 년 동안 전통적인 중국 의학(TCM)의 근본이었습니다. 전통적인 중국 의학은 몸 전체의 경락이라 알려져있는 가늘고 긴 경로를 통해 흐르는, 기(chi)라고 알려져 있는 신체의 생명의 힘을 일깨우고 다시 균형을 찾도록 하여 환자의 건강을 회복시키고자 합니다. 기는 호흡을 통해 우리의 몸 안으로 들어온다고 여겨지며, 음성은 들을 수 있는 호흡의 형태라고 간주합니다. 우리는 전통 중국 의학은 침술(기를 자극하기 위해 특정한 경락 지점에 바늘을 꽂는 일), 그리고 중국의 약초로 구성되어 있다고 생각하는 경향이 있습니다. 이들 또한 기의 패턴을 변화시키고 새로운 활기를 불어넣습니다. 하지만 중국 의학이 또한 깊고, 낮은 음조에서 부르는 신성한 음절로 구성된 만트라와 깊은 호흡을 포함하는 도교의 명상을 사용한다는 것을 알고 있는 이들은 거의 없습니다. 중국 의학 전문가인 다니엘 레이드에 따르면, "세 가지 가장 효과적인 음절은 신체를 안정시키는 옴(om), 에너지를 조화롭게 하는 아(ah), 그리고 정신을 집중시키는 훔(hum)입니다."라고 이야기 합니다.

그래서, 중국인들은 소리와 호흡은 삶의 에너지의 저장소이며, 우리의 신체-정신 체계의 균형을 회복하기 위해 긍정적인 방법으로 조작할 수 있다는 것을 알고 있었습니다. 이러한 균형을 회복하고 나면, 우리는 다시 우리의 근원에 집중할 수 있으며, 숨길 수 없는 신호는 우리가 풍기는 뚜렷한 빛 또는 광채입니다.

환자들과의 작업에 있어, 의사들은 바이탈 사인 또는 혈액 지질 수준의 불균형을 발견할 수 있는 것처럼 확실하게 환자들의 감정적 삶에 공감하기 위해 직관력을 사용할 수 있음이 분명해졌습니다. 공감적 관점은 나에게 환자의 심리 정신적 상태에 대해 많은 것을 알려 줍니다. 환자가 자신의 근원에 가까운 정도 말입니다. 우리 근원의 에너지는 기분 좋은, 조화로운 진동이라고 인지될 수 있는 반면, 에고 기반의 에너지는, 그토록 많은 고통과 소외감의 근원으로서, 거칠고 압축된 진동 범위를 포함합니다. 에고가 우리의 근원을 둘러 싼 벽과 같다면, 우리가 예외적으로 에고와 동일시하게 될 때, 우리는 에너지적으로, 그리고 영적으로 우리 자신의 한계를 정하게 되며, 영혼의 빛나는 에너지를 거부하게 됩니다.

싱잉볼의 소리, 근원 소리 명상, 그리고 에너지 재형성은 우리 자신으로부터 우리를 떼어 놓는 이중성을 해결하는 음성 기반의 방법으로, 본질을 특징짓는 조화로운 진동과 우리가 동조하게 합니다. 소리에 중심을 두는 명상을 한 후, 우리의 마음은 마치 우리 자신의 이기적인 집착의 무게가 덜어진 것처럼 더 가벼워집니다. 일단 이러한 일이 일어나고 나면, 근원의 관점에서 살아가고 세상을 인식하는 일이 더 쉬워집니다. 어떻게 그렇게 될까요? 우리가 내적 부조화 안에서 살게 되면, 우리는 세상으로부터 손쉽게 부조화를 끌어들이게 되며, 세상에는 그러한 부조화가 매우 많습니다. 하지만 우리가 우주의 에너지와 조화를 이루어 살게 되면, 우리는 사람들을 끌어들이고, 긍정적인 에너지와 조화를 이루는 환경으로 들어가게 됩니다.

우리는 본질적으로 현악기와 같습니다. 현의 한쪽 끝은 무한한 우리의 근원에 조율되어 있으며, 다른 쪽 끝은 유한한 물질적 세계, 우리의 몸, 우리의 에고와 조율되어 있습니다. 무한한 것이 더 좋으며 유한한 것이 더 나쁘다는 뜻이 아닙니다. 우리가 오직 유한한 것과 조율하게 되면, 우리는 거듭되는 절망, 좌절, 그리고 질병에 빠지게 됩니다. 우리가 오직 무한한 것과 조율하게 되면, 우리는 현실 세계에서 생존을 효과적으로 타협할 능력을 잃게 될 수도 있습니다. 우리의 목표는 무한한 것을 유한한 것으로 가져오는 것이어야 합니다. 그렇게 함으로써 우리는 우리 자신의 상처 또는 에고, 또는 다른 사람의 상처 또는 에고에 갇히지 않은 채 현실에 존재할 수 있게 됩니다. 무한함을 유한함으로 가져 옴으로써, 우리는 무감각한 말이나 행동으로 과거의 상처를 끄집어 내는 사람들로 인해 원상태로 돌아가지 않을 수 있습니다. 무한한 것에 조율하는 것은 우리가 날 때부터 갖고 있던 권리이며, 그렇게 함으로써 우리는 피해 의식, 우울감, 강박, 그리고 만성적으로 좋지 못한 건강이라는 인식의 감옥에서 자유로워질 수 있습니다.

우리가 싱잉볼을 사용하거나, 음조 맞추기를 연습할 때, 조화로운 진동이 즉시 우리를 우리 자신의 근원의 주파수에 동조 시킵니다. 우리가 배음 및 그 공명에 마음을 열면, 우리는 우리가 절대자를 어떻게 정의하는지와 관계 없이, 우리의 진정한 자아는 '무언가 더 거대한 것' – 더 높은 차원의 자아 또는 신과 불가분의 관계에 있다는 깨달음을 얻게 됩니다. 우리의 에고는 우리 근원의 한계가 없는 거대함과 비교할 때, 심리적인 영역의 아주 작은 조각일 뿐입니다. 그러므로 우리가 치유를 하기 위해 배워야 할 모든 것이 이미 싱잉볼 안에 있습니다. 소리의 진동은 우리를 우리의 진정한 본성에 동조시키는 튜닝포크(tuning fork)입니다.

우리가 근원에 가까운 삶을 살게 되면, 우리는 조화로움 속에서 살게 되는 것입니다. 우리의 삶은 개러지 밴드(Garage band: 차고에서 연주를 하는 아마추어 밴드)가 만들어 내는 불협화음이 아니라 아름다운 협주곡이 되는 것입니다. 우리가 우리의 근원으로부터 사랑을 하게 되면, 우리의 관계는 긍정적인 거울이 됩니다. 우리가 투사하는 자애심은 다시 우리에게로 투영됩니다. 이러한 정신과 마음의 틀 안에서, 우리는 모든 생명 에너지의 근원과 우리의 합일을 직관적으로 파악하게 되며, 우리는 가장 마음을 쓰는 사람들에게 조건없는 사랑을 주게 됩니다.

나는 생화학적인 용어로 잘 특징지어지지는 않았지만, 생명 에너지는 우리의 세포 구조와 더 고차원의 기관계에 생기를 불어넣고 침투하는 영혼의 '구성물질(stuff)'이자 생명력이라고 확신합니다. 이 에너지는 의식의 뿌리이며, 고유한 지성으로 가득합니다. 프랑스 철학가인 피에르 테야르 드샤르댕이 한때 말했듯이, "우주의 에너지는 사고하는 에너지여야 합니다." 우리는 소리 명상을 통해서 우주의 삶의 에너지의 지혜에 동기화될 수 있습니다.

소리 중심의 명상만으로는 우리가 즉시 우리의 길에 있는 모든 장애물을 해결하도록 할 수 없습니다. 나는 근원 소리 명상이 우리를 에고 기반의 문제에 막혀 있도록 하는 부정적인 감정을 통과하고 초월하기 위해 어떻게 사용될 수 있는지를 이미 보여 드렸습니다. 하지만, 영혼의 차원으로 이동하려면, 더 깊은 탐구와 연습이 필요합니다. 그런 이유로 나는 에너지 재창조라고 부르는 소리 명상의 과정을 개발하였습니다.

에너지 재창조란 무엇인가?

에너지 재창조는 음악적 소리와 음성의 조화를 이용하여 우리 자신과 세상 안에 존재하는 갈등과 양극성을 초월하는 과정입니다. 우리 대부분은 우리의 집착이라는 유한함과 무한함 사이의 연결을 갈망하는 것에 사로잡혀 있으며, 이러한 양극화 속에 갇혀 있습니다. 달리 말하자면, 우리는 천성적으로 다이나믹한 정신을 가지고 있는 존재로, 우리는 때때로 우리 자신이 잘못된 길로 가고 있다는 것을 깨닫거나, 또한 동시에 몇 개의 다른 방향에 대해 깨닫습니다. 하나의 긍정적인 방향은 무한한 것 (예. 신뢰)를 의미하는 반면, 다른 부정적인 방향은 유한한 것 (예. 미래에 대한 두려움)을 의미합니다. 우리는 단순히 우리가 부정적인 상태에서 벗어나 있다고 말할 수 없으며, 우리의 찬란한 무한한 사랑과 받아들임이라는 타고난 권리로 다시 인도하는 긍정적인 상태에 있다고도 할 수 없습니다. 그러나, 우리는 소리를 사용하여, 이중성을 초월하고 통일성의 의식을 포용하는 쪽으로 나아가기 전에, 이중성을 유기적으로, 그리고 조화롭게 받아 들일 수 있습니다. 에너지 재창조는 체계적인 방법으로 이를 성취하기 위해 내가 개발한 기법입니다.

　내 환자와 내 강의를 들은 사람들은 종종 내게 묻습니다. "에너지 재창조가 작용하는 이유는 뭔가요?" 어린 시절을 다시 떠올려 보면, 우리 대부분이 그러하듯, 세상은 서로 상반되는 존재의 상태로 나누어진다는 것을 배운 사실을 기억할 수 있을 것입니다. 사람들은 좋거나 나쁘고, 부자이거나 가난하고, 건강하거나 아프고, 영리하거나 멍청하고, 친절하거나 이기적입니다. 그러나, 우리가 다시 우리의 근원과 연결되면, 우리는 이러한 극단적으로 단순화하여 왜곡된 흑백 논리의 사고를 넘어서서, 이러한 양극성의 상태를 초월하게 됩니다. 우리의 내적 갈등은 지혜와 사랑을 통해 조화의 상태로 변화하며, 이를 통해 양극성이 해결됩니다. 에너지 재창조를 연습할 때, 우리는 우리의 근원의 관점에서 갈등 (불행, 편협 또는 죄책감)을 어떻게 겪을 것인지 배우게 됩니다. 그 결과는 새로운 통찰력이며, 진정한 치유가 일어나는 변화한 관점입니다. 이는 우리의 관계, 건강 및 일뿐 아니라, 마음의 감정적 상태에 모든 측면에 적용됩니다.

　기억하세요. 우리의 생각은 믿을 수 없을 정도로 강력합니다. 우리가 계속해서 공포, 수치심, 분노와 슬픔의 감정에 집중하게 되면, 우리는 일상에서 이러한 상태를 표현하게 됩니다. 같은 표시를 통해서, 초점을 우리의 근원으로 이동하게 되면, 우리는 우리의 일상에 새로운 차원의 치유와 항상성을 가져올 수 있습니다.

　우리가 에너지 재창조를 실행할 때, 우리는 더 깊은 차원의 조화를 이루어, 우리의 의식을 떠다니는 생각을 간단히 관찰할 수 있게 됩니다. 겨울 풍경이 담긴 스노우볼(문진:paperweight)을 상상해 보세요. 스노우볼을 위 아래로 흔들면 그 안에 우주의 축소된 세계 속에 눈송이들이 떠다니게 됩니다. 오직 머리로만 우리의 문제를 해결하려 하는 것은 스노우볼을 흔드는 것과 같습니다. 우리는 각각의 떠다니는 생각의 각 흐름들을 따르려 노력하면서, 우리 자신을 잃게 될 수도 있습니다. 에너지 재창조를 통해서 우리의 사고 과정을 차분히 하는 법을 배울 때, 변덕스러운 마음의 끊임없는 수다를 마침내 중단시킬 수 있습니다. 달리 말하면, 눈송이가 가라앉고, 우리는 내적 풍경과 외부 세상에 대한 분명하고, 방해받지 않는 관점을 갖게 됩니다.

에너지 재창조 기법

세상과 타인과의 관계에 있어, 우리는 심리적인 위협으로부터 우리를 방어하는 임무를 가지는 에고로부터 반응하는 경향이 있습니다. 그래서 에고는 스스로를 올바른 것으로 보고, 그에 반대하는 모든 것을 잘못된 것으로 봅니다. 이러한 심적인 양극화는 내부와 외부의 갈등을 초래합니다. 부모, 교사, 그리고 종교 지도자들로부터 선의로 배운 이러한 교훈에 힘입어, 이러한 과정의 일부로서, 우리는 사회가 용인할 수 없는 것으로 판단하는 우리 자신의 일부를 분리시킵니다. 우리의 에고는 우리 자신의 받아 들일 수 없는 측면을 억압함으로써 우리를 정렬시킵니다.

에너지 재창조는 우리가 근본적인 내적 조화의 발견을 통해서 양극성을 초월하도록 합니다. 이 연습은 근원 소리 명상을 모델로 합니다. 이 연습은 먼저 우리가 분리해 놓은 자신의 일부를 표현하고 초월하기 위해 소리와 리듬의 변화를 사용하기 때문입니다. 나는 대부분의 사람들이 경험하는 양극성의 5가지 기본 상태를 확인하였습니다. 에너지 재창조는 우리가 각 양극성의 긍정적인 측면을 받아들이도록 강요하는 것이 아니라, 우리로 하여금 자신의 근원에 기반하여 자아 또는 감정의 부정적인 측면 위로 떠오르도록 하는 것입니다. 달리 말하면, 우리는 에너지 재창조를 통해 우리 대부분이 결코 벗어날 수 없는 긍정/부정적인 감정적 덫인 5가지 구체적인 양극성을 표현하고 초월하는 것입니다. 그러한 5가지 양극성은 다음과 같습니다.

- 신뢰/미래에 대한 공포
- 행복/불만
- 자기애/자부심의 부족
- 관용/편협
- 감사/저항

에너지 재창조는 근원소리 명상 모델을 따라, 우리가 이러한 양극성을 통합하고 초월할 수 있도록 합니다. 다음 페이지에서 설명하는 신뢰/미래에 대한 공포의 예시를 참고하세요. 5가지 양극성 각각에 동일한 모델을 적용할 수 있습니다.

에너지 재창조 사례

자신의 영적인 길을 따라 앞으로 도약했던 환자들을 떠올려 보면, 브루스가 즉시 머릿속에 떠오릅니다. 뉴욕의 거대 법률 회사의 파트너였던 브루스는 슬픈 이혼을 겪음과 동시에 특히나 공격적인 형태의 림프종 진단을 받게 되었습니다. "나는 어린 시절에 동화책을 갖지 못했었다고 생각합니다," 내가 그에게 어린 시절 가족과의 생활이 어떠했는지 물었을 때 브루스는 이렇게 대답했습니다. "아버지는 엄격하게 규칙을 강조하는 사람이었습니다. 아버지는 내가 조금의 변명이라도 하면 나를 두들겨 팼고, 온갖 욕을 했고, 나에게 멍청한 패배자라고 했어요."

브루스는 아버지에게 느꼈던 모든 억압된 분노를 가진 채 결혼 생활을 시작했습니다. 그는 아내를 자신의 분노의 대상으로 삼았고, 자신이 받았던 부당한 대우와 마찬가지로 아내를 학대하였습니다. 암이 발병했을 때, 그와 그의 아내의 관계는 매우 소원해져서, 모든 대화가 공격적인 싸움으로 끝이 났으며, 그들 대화의 대부분은 각각의 변호사를 통해서 진행되었습니다. 그가 나에게 부부간의 전쟁에 대해 이야기하는 동안, 나는 결혼 생활의 지치고, 질질 끌린 파경에 대한 마이클 더글라스와 케틀렌 터너의 영화 장미의 전쟁(The War of the Roses)이 떠올랐습니다.

내가 브루스를 만났을 때, 그의 결혼 생활은 거의 끝나가고 있었으며, 그는 2주에 한 번씩만 어린 아들을 만날 수 있었고, 그의 건강은 심각하게 위협받고 있었습니다. 그는 명상이나 기타 여러 가지 정신-신체 요법을 생각해 본 적조차 없었습니다. 하지만 그는 신체적, 감정적, 그리고 영적으로 위기 상태에 있었기 때문에, 그는 내가 제안하는 모든 치료법을 시도해 볼 준비가 되어 있었습니다. 그리고 그가 처음으로 내가 연주하는 크리스탈 싱잉볼의 소리를 들었던 그 순간, 그는 완전히 매료되었습니다. 그런 다음 내가 그에게 근원 소리 명상과 에너지 재창조를 시험해 볼 것을 제안하자, 그는 잃어버린 보물을 찾는 심해의 다이버처럼 그 실천에 빠져 들었습니다.

미래에 대한 두려움을 해소하고 신뢰를 쌓기 위한 에너지 재창조명상

눈을 감고 편안히 앉을 수 있는 조용한 장소를 찾아 이 명상을 준비합니다. 몇 번의 깊은 호흡을 합니다. 코를 통해 숨을 들이쉬고, 복부에서 쇄골까지 모든 길을 공기로 가득 채웁니다. 그런 후 입으로 천천히 숨을 내쉬고, 이 과정을 반대로 합니다. 매 호흡에 집중합니다. 호흡을 통제하려 하지 말고 몇 분 동안 호흡을 관찰합니다. 복부의 상단 또는 태양신경총 차크라가 깨끗하고, 고요하며 푸른 산호수라고 상상해 봅니다. 호흡이 이 호수로 흘러 들어가는 것을 느껴 봅니다. 각 호흡으로, 아래의 긍정적인 생각으로 내부의 주의를 기울입니다:

무한한 사랑, 무한한 평화, 무한한 지혜, 무한한 조화, 무한한 치유, 무한한 생명, 무한한 빛, 무한한 성공, 무한한 가능성, 무한한 건강, 무한한 희망, 무한한 에너지, 무한한 용기, 무한한 힘.

1. 현재 당신에게 가장 큰 고민 거리인, 미래에 대한 두려움을 떠올립니다. 그것은 일어날까 두려워하는 어떤 일일 수도 있으며, 당신이 통제할 수 없을까 봐 두려워하는 미래의 사건일 수도 있습니다. 이러한 두려움을 소리로 표현해 봅니다. 예. 아(AAH), 라(RAH) 또는 히(HEE) (나의 경우에). 다음 단계로 이동하면서, 당신의 근원으로 의식을 이동시킵니다. 당신의 머리 정수리 위에 위치한 하얀 빛이라고 상상해 봅니다.

2. 당신의 근원이 가지고 있는 조화로운 소리를 느껴 봅니다. 예시로는 람(LAM) 마(MA) 삼(SAM) 또는 홈(HOME) 리(LEE) 숨(SUME) 등이 있습니다.

3. 그 소리의 끝에 자음 음(M)을 붙여, 미래에 대한 두려움의 소리에 굴복하거나 해소합니다. 예시로는 아흠(AAHM), 라흠(RAHM), 또는 히음(HEEM)이 있습니다.

4. 깊게 숨을 들이 마시고, 3단계에서 만들어 낸 소리를 발음하고, 숨을 완전히 내쉬면서 그 소리를 끌어 내어, 이 조화에 힘을 줍니다. 이를 5-6회 반복합니다.

5. 당신의 근원의 소리와 변화된 부정적인 소리를 번갈아 내어 조화를 양성합니다. 5분에서 10분간 싱잉볼을 연주하거나 소리 테이프를 플레이하면서 계속 노래합니다. 싱잉볼의 소리와 당신의 목소리가 공명하도록 노력합니다. 노래하면서, 미래에 대한 두려움이 당신의 신뢰감과 조화를 이루는 것을 느껴 봅니다.

6. 싱잉볼을 연주하면서 미래에 대한 두려움의 변화된 감정의 소리를 내면서 더 깊은 신뢰감을 형성합니다. 부정적인 감정이 그 부조화스러운 정서를 어떻게 상실하는지에 주목합니다. 이를 2-3분 동안 계속합니다.

7. 당신의 몸 전체가 수십억 개의 세포로 구성된 것이라 상상해 보면서 신뢰의 에너지를 구체화합니다. 세포가 엄청나게 많은 분자로, 그리고 분자는 다시 엄청나게 많은 원자로 구성되어 있음을 그려 봅니다. 원자가 이동하고 있으며, 원자 안에, 그리고 원자 사이에 광활한 공간이 있음을 상상해 봅니다.

8. 싱잉볼이나 다른 악기를 연주하면서, 당신의 근원의 소리를 노래하며, 당신의 몸을 구성하는 모든 원자들 안에서, 그리고 원자들 사이에 있는 공간을 소리가 이동하고 있는 모습을 그려 봅니다. 2-3분 동안 근원의 소리를 노래하면서, 소리의 진동이 더 조화롭게 변화해 가는 것을 그려 보고 느껴 봅니다. 코를 통해 숨을 들이 마시고, 입으로 숨을 내쉬면서, 완전히 숨을 내쉬는 동안 아래의 무한한 긍정의 표현을 암송합니다:

무한한 사랑, 무한한 빛, 무한한 평화, 무한한 조화, 무한한 신뢰

화학 치료를 받는 동안, 브루스는 내 지원 그룹의 모임에 여러 번 참석하였고, 곧 매일 집에서 명상을 하기 시작했습니다. 명상과 싱잉볼을 통해서, 그는 아버지의 물리적 학대와 언어적 학대에 의해 자신이 얼마나 심각하게 상처를 받았는지 이해하게 되었습니다. 신뢰감의 부족, 그리고 취약함의 감정을 인내하는 능력의 부족이 아내, 친구 또는 동료와의 관계이든, 그의 관계에 있어 되풀이되는 주제가 되었습니다. 어린 아이일 때, 그는 아버지의 잦은, 피할 수 없는 폭행을 벌벌 떨며 기다릴 수 밖에 없었습니다. 금방이라도 닥칠 듯한 재앙의 가능성이 지속적으로 그의 뇌리를 떠나지 않은 것이었습니다. 성인이 되어, 그는 세상은 여전히 공포스럽고 불확실한 곳이라는 생각을 하였고, 그 안에서 그는 언제라도 자신이 정당한 이유 없는 공격의 희생자가 될 수 있다고 상상한 것입니다.

에너지 재창조를 실천하는 동안, 브루스는 자신의 공포심을 표현하였고, 그런 후 그는 그 소리를 자신의 근원 명상 만트라와 번갈아 내었습니다. 곧, 이 과정을 통해 그는 아버지에 대한 분노, 신뢰할 수 없는 감정과, 미래에 대한 두려움을 자신의 근원에 대한 신뢰와 동정적인 인식으로 변화시킬 수 있었습니다.

나는 약 8개월 동안 브루스를 치료하였고, 그는 싱잉볼을 중심으로 한 실천과 에너지 재창조를 통해서 자신의 관점이 얼마나 변화하였는지를 전형적으로 보여 주는 놀라운 이야기를 내게 들려 주었습니다. 지난 금요일에, 그는 주말에 아들과 함께 시간을 보내기 위해 그날 오후 곧 이혼할 아내에게 아들을 데리러 가겠다는 약속을 하기 위해 전화를 했습니다. 전화를 받을 때 아내는 기침을 하고 있었습니다. 그녀는 그에게 자신은 감기에 심하게 걸려 침대에 누워 있지만, 계획한 대로 그가 아들을 데리러 와야 한다고 말했습니다.

아파트로 가는 길에, 브루스는 아내를 위해 꽃 한 다발을 샀습니다. "예전에," 그는 말했습니다, "나는 왜 아내를 위해 꽃을 사야 하는지 궁금해 하면서, 그러한 결정을 미친 듯이 후회하곤 했습니다. 아내가 이 행동을 잘못 이해할 수도 있습니다. 그녀는 아마 내가 다시 그녀와 함께 하는 생활로 돌아가고 싶다는 뜻으로 이해할 수도 있습니다."

그러나 이제, 그는 자신의 근원의 관점에서 아내에게 집중할 수 있게 되었습니다. 주말 내내 침대에서 감기 때문에 고생하고 있을 아내를 생각하는 것입니다. 그의 적대감은 동정심, 아내의 고통에 솔직할 수 있는 능력, 다른 사람에게 자신의 마음을 보여 주는 한 인간으로서 자신의 취약점을 기꺼이 드러내는 능력으로 바뀌었습니다. 그는 그 과정에 대한, 다른 사람들에 대한, 그리고 가장 중요하게도, 자기 자신에 대한 신뢰를 할 수 있는 명확한 감정을 발전시켰습니다.

자신의 근원을 재발견하게 되어, 그는 힘과 지지를 받았습니다. 나는 그에게 화학 치료는 더 이상 효과가 없으며, 회복을 위한 유일한 희망은 골수 이식이라고 말했습니다. 브루스는 이 몹시 힘든 과정에 대해 엄청난 용기와 은총을 가지고 대하기 시작했습니다. 매우 위험한 상태에 있는 면역 체계를 보호하기 위해서 실제적으로 격리된 상태로 한 달 이상을 보내야 하는 이 상황에 직면해서, 브루스는 병원에 크리스탈 싱잉볼을 가져가기로 결정했습니다.

나는 브루스가 격리된 지 1주일만에, 그의 이식을 감독한 의사로부터 받은 한 통의 전화를 결코 잊지 못합니다. 그는 매우 잘 해내고 있다고, 내 동료가 나를 안심시켰습니다. 하지만 이식 병동의 의료진이 매일 아침 저녁으로 그의 방에서 흘러 나오는, 이상하고 놀라운 소리에 익숙해 지는 데에는 수 일이 걸렸습니다. 후에 나는 브루스에게 그 이야기를 했고, 그는 웃으며 자신이 싱잉볼을 연주했을 때 나온 반응들을 말해 주었습니다. "처음에 그들은 내가 미쳤다고 생각했어요," 그는 말했습니다. "하지만 곧, 간호사들이 걸음을 멈추고 싱잉볼의 소리를 들었고, 그 후 나는 다른 환자들이 내 방 밖에 모여서 싱잉볼의 소리를 듣고 있다는 걸 알게 되었죠." 나는 브루스가 과장되게 이야기하고 있지 않다는 것을 알고 있었습니다. 5주 후에 그가 병원을 떠날 때쯤, 나는 크리스탈 싱잉볼을 어디에서 살 수 있는지 알고 싶어하는 의사와 간호사들의 전화를 받았기 때문이었습니다.

현재, 브루스는 완전히 회복되어 건강을 되찾았고, 계속해서 명상을 하고 에너지 재창조를 실천하고 있습니다. 브루스는 내가 처음 만났을 때와는 완전히 다른 사람이 되어 있습니다. 그는 오랫동안 일했던 법률 회사를 떠났습니다. 더 이상 많은 스트레스와 업무로 인한 잦은 출장을 기꺼이 참아내려 하지 않았기 때문입니다. 그는 암에서 완전히 회복되었습니다. 그리고 나는 그가 암을 이겨낼 수 있었던 중요한 이유는 그가 소리와 명상의 사용을 통해 스스로를 철저하게 변화시켰기 때문이라고 믿고 있습니다.

브루스처럼, 수많은 내 환자들은 문자 그대로 싱잉볼 명상을 통해 처음으로 자신의 심각한 고통을 표현해 왔습니다. 그들은 어린 시절부터 안고 있었던 부정적인 에너지를 방출하였고, 분노를 용서로, 미래에 대한 두려움을 앞날에 대한 신뢰감으로, 자부심의 부족을 자신에 대한 사랑으로 바꾸어 놓았습니다. 그들은 에고의 관점에서보다는 근원의 관점에서 세상을 바라보게 되었습니다.

아픈 사람들은 스스로를 치유할 수 있게 되기 전에 치유의 가능성을 인식할 필요가 있습니다. 달리 말하면, 그들은 자신의 영적 능력과 힘을 인정해야 합니다. 너무 많은 사람들이 활동을 중단한 치유 에너지를 거의 또는 전혀 인식하지 못한 채 삶을 살아가고 있습니다. 하지만 내 환자들은 근원의 유리한 관점에서 세상에 참여함으로써, 스스로 자신의 치유사가 됩니다.

　우리가 영혼을 일깨우고 에너지 재창조의 5가지 영적 경로를 포함하기 위해서 근원 소리 명상을 실천할 때, 우리는 정신과 신체, 그리고 영혼의 평정을 이루게 됩니다. 이러한 균형의 상태에서, 마음은 평화를 얻게 되고, 신체는 건강해 지며, 영혼은 급상승합니다.

　우리가 영혼과의 합일, 우주의 무한한 근원과의 통일성에 훨씬 더 가까이 이동할수록, 우리는 영혼의 눈을 통해 매 순간을 경험할 수 있고, 진정성의 삶을 현실화할 수 있는 특권을 갖게 됩니다. 판단 없이 펼칠 수 있게 되면, 우리의 삶의 힘 – 우리의 근원- 은 우리에게 우리의 고유하고 신성한 내적 진리, 그리고 우리가 추구하는 것으로 여겨지는 길을 드러내 보일 것입니다.

제 3 부

치유를 위한 새로운 패러다임의 형성

내부의 방 탐험

직관과 치유의 결합

슬픔에 잠긴 생각이 내 의식을 사로잡았던 당시 나는 여섯 살이었습니다. 어머니가 곧 돌아가실 것 같았습니다. 슬픔에 잠겨 흐느끼면서, 나는 부모님에게 달려가 위안을 받고자 했습니다. 부모님이 나를 진정시키기 위해서 뭐라고 이야기했는지 정확하게 기억하지는 못했지만, 내 상상이 심각하게 받아 들여지지 않았던 것만은 확신합니다. 아이들이 종종 고통스러워 하는, 벽장 안에 괴물이 있다거나 침대 밑에 뱀이 있다거나 하는 상상에 대한 전형적인 공포심과 불안감으로 여겨졌습니다. 그 후, 1년이 지난 후에, 어머니가 아프기 시작했습니다. 어머니는 의사와 상담을 하고 일련의 검사를 받았습니다. 진단이 나왔습니다. 어머니가 암에 걸린 것입니다.

그렇게 무서웠던 예지력의 기억이 내가 경험했던 중 기억할 수 있는 최초의 직관적인 순간이었습니다. 하지만, 그 사건의 고통은 그 후 내 어머니는 내가 아홉 살이 되었을 때 돌아가셨습니다. 내가 정상적으로 내 경험을 알리는 분명한 의식은 넘어서 볼 수 있게 하는 나 자신의 직관적인 부분을 무의식적으로 차단하도록 만들었습니다. 나는 스스로 교훈을 배운 것이었습니다. 나는 내게 가장 가까운 사람들에 대해 더 이상 직감하고 싶지 않았습니다. 그 후 나는 의과 대학에 들어갈 때까지, 가장 분명하고 확실한 것만을 보도록 나 자신을 가두어 두었습니다. 의과 대학에서, 2학년이 되었을 때, 나는 질병을 진단하는 법과, 고통에 대한 다양한 생리적 신호를 알아차리는 법을 배우기 시작했습니다.

그러나, 어느 누구도 질병의 물리적인 표현을 넘어서서 예견하는 법을 알려주지 않았습니다. 내 환자들의 바디랭귀지와 얼굴 표정에 주목하지 않았습니다. 그들이 보내는 비언어적 메시지에 귀 기울이지 않았습니다. 내가 어린 시절에 버리고 떠났던 직관력의 중요성을 깨닫기 시작한 것은 내가 수 년 동안 의학을 실천하고 영적 전통과 실천을 더 깊이 탐구하기 시작한 후의 일입니다.

내가 직관력에 관해 이야기할 때, 나는 우리의 근원 안에 있는 귀를 통해 우리 자신과 세상에 귀 기울이는 능력을 언급합니다. 우리는 모두 우주의 직관력을 갖고 태어나지만, 내게 일어났던 일처럼, 우리 대부분은 우리 의식의 그러한 부분을 무시하는 경향이 있습니다. 우리의 근원로부터 반응하고 우주의 무한한 지혜에 조화되기보다는, 우리는 필연적인 갈등과 모순과 함께 우리를 지금 여기에 속박하는, 두렵고, 에고 기반의 관점에 갇혀 있게 됩니다.

내 친구이자 환자였던 오샬은 내게 수많은 위대한 것을 가르쳐 주었지만, 내가 얻은 가장 중요한 교훈은 그가 자신의 생에 남은 마지막 몇 개월을 살아가는 모습을 보면서 얻은 것이었습니다. 여기 수많은 역경을 극복해 낸 한 남성이 있습니다. 그는 고향에서 추방당했으며, 극도로 비참한 가난을 겪었고, 사랑하는 부모님과 고통스럽게 헤어졌으며, 결국 유명 대학에서 교수직을 약속 받은, 매우 존경 받는 학자가 되었습니다. 그는 인생에서 훨씬 더 많은 것을 이루었지만, 그는 30대 중반까지도 여전히, 자신의 신체를 천천히 파괴하고 있는 끔찍하고 심신을 쇠약하게 하는 질병에 걸려 있었습니다.

　하지만 오샬은 비통함이나 분노, 또는 우울함 속에서 살지 않았습니다. 나는 그가 잔혹하게 자신의 나라를 탄압한 것에 대해 중국인들에게 격분하는 것을 들어본 적이 없으며, 어린 시절의 곤경을 슬퍼하거나, 자신이 고통 속에서 죽어가고 있음에 대한 자기 연민을 표현하는 것을 들어 본 적이 없습니다. 오샬은 보편적인 인식의 관점에서 자신의 현실을 경험하였으며, 그 안에는 부정적인 감정이 있을 공간이 없었습니다. 그는 무한한 사랑과 동정, 감사와 용기를 가지고 삶 그리고 죽음에 접근하였습니다.

　오샬의 특별한 사례는 내가 다양한 영적 전통을 계속해서 깊이 탐구하는 데 있어 나를 안내하는 힘이 되었습니다. 나는 그의 제약 없는 관점이 나 자신을 세우는 고결한 목표였다는 걸 알게 되었습니다. 하지만 내가 싱잉볼을 연주하고, 내 인생의 노래를 부르고, 명상을 하는 정기적인 실천에 더욱 몰두하게 되면서, 나는 점차 내 어린 시절을 정의하는 순간이 되었던, 어머니의 이른 죽음의 고통을 다시 형성하고 지나갈 수 있음을 알게 되었습니다.

　싱잉볼을 연주할 때마다, 30분 동안 명상을 할 때 마다, 내 시야는 넓어지고 변화했습니다. 우주가 끊임없이 스스로를 창조하는 것과 마찬가지로, 나는 내 자신이 끊임없이 재창조되고 있음을 느꼈으며, 나 자신의 문제에 대해 더 위대한 지혜와 통찰력을 발전시키고 있음을 알게 되었습니다. 나는 더 이상 치료를 받으러 나를 찾아오는 사람들을 단순히 암 환자로만 보지 않게 되었습니다. 이제 나는 어떠한 심리 정신적 요인이 그들의 암의 원인인지, 환자들이 과거로부터 어떠한 짐을 안고 있는지, 그들이 무의식 속에서 어떠한 부조화의 음악을 무의식적으로 반복 재생하고 있는지를 더 잘 이해하고 싶어졌습니다. 이러한 이해는 정신-신체 관련 문헌을 철저히 연구하고, 또한 내 창의력을 발전시키고 직관력을 연마하여 얻을 수 있음을 깨닫게 되었습니다.

초자연적인 순간: 근원과 직관

대단히 훌륭한 저서 〈당신의 육감(Your Sixth Sense)〉에서, 밸루스 내퍼스터크는 그녀가 심리치료중 자주 겪게 되는, 그녀 스스로는 초자연적인 순간이라고 부르는 사람의 논리와 인식수준을 넘어서 인지되는 지식과 감각의 상태를 설명하고 있습니다. 내퍼스터크은 이러한 순간들은 타인에게 내 마음을 열고, 그들에게 완전히 보여 주며 그들을 완전히 느끼게 되는 순간이라고 설명합니다.

그녀의 설명을 통해 나는 나와 내 환자들 사이에 자주 일어나는 일을 떠올립니다. 나는 내 싱잉볼 중심의 명상과 시각화 때문에, 상처와 트라우마의 표현을 넘어, 누군가의 찌푸린 얼굴 또는 눈물을 돌아보고, 그 사람이 모든 차원에서 치유 하기 위해 가장 필요한 것이 무엇인지 직감해 내는 능력을 받게 되었음을 알고 있습니다. 나 자신의 근원으로부터 살게 되어 얻을 수 있는 이러한 고조된 인식은 내가 개인적인 영혼의 여행을 하도록 안내해 줍니다.

몇 년 전에, 나는 일본에서 일주일간 머무르면서, 기공(Qi Gong)의

대가인 마사요시 야마구치와 함께 연구를 한 적이 있습니다. 치유사로서 그의 연구는 내 인생에 가장 큰 영향을 미친 것 중 하나입니다. 야마구치는 개인의 기 또는 생명 에너지에 집중하고, 건강과 안녕을 증진하기 위해 신체 전체에 에너지를 집중시키는 방법을 배우는 일과 관련된, 이 고대 중국의 예술을 자신만의 형식으로 발전시켰습니다. 그와 작별 인사를 하면서, 나는 곧 아내와 어린 아들과 함께 페루로 여행을 가서 그 곳의 원주민들이 암을 치료하기 위해 사용하는 약초 치료를 연구할 것이라는 말을 했습니다.

"당신의 가족이 당신과 함께 가야 합니까?" 야마구치가 물었습니다. "당신이 그곳에서 위험에 빠지게 될 것 같은 강한 기분이 듭니다. 당신은 그곳에서 매우 고립된 지역에 가게 될 것이고, 그곳에서 큰 곤경에 빠질 것입니다. 기억하십시오. 당신의 핵심에서 나오는 에너지는 무한히 긍정적입니다. 당신이 그 사실을 인식하고 있는 한, 어떠한 부정적인 것도 당신에게 해를 입힐 수 없습니다."

나는 야마구치의 걱정에 감사했지만, 나는 여행 내내 우리와 동반할 믿을 만한 가이드를 이미 섭외해 놓았기 때문에, 그의 걱정은 근거가 없는 것이라 생각했습니다. 나는 충고를 해 주어 고맙다고 그에게 인사한 후, 뉴욕으로 돌아올 때까지, 그의 충고에 관한 것을 모두 잊어버렸습니다.

우리는 12월 23일에 리마에 도착했습니다. 도시 곳곳에 색색의 크리스마스 장식이 가득했습니다. 친구들과 휴일을 보낸 후, 우리는 쿠즈코로 떠났고, 그 곳에서 마츄픽츄를 방문하고, 다시 푸노로 이동했습니다. 주로 판잣집과 지저분한 도로로 이루어 진 작은 마을인 푸노는 안데스 산맥의 가장 높은 지점 중 한 곳에 위치해 있으며, 지구상에서 완전히 사라지고 싶을 때의 완벽한 여행지인 곳입니다. 마을에서 약 2마일 정도 외곽에 있는 호텔에 체크인할 때, 데스크 직원이 우리가 야외 활동을 할 때 언제나 가이드가 동행하도록 하라고 말했습니다. 불행히도, 우리의 가이드가 나타나지 않았습니다. 야마구치의 충고가 마음에 걸리기 시작했지만, 나는 그 충고를 무시했고, 마침내 우리는 자신을 아투로라고 소개한 한 남자의 전화를 받았습니다.

"나초가 아픕니다," 그가 내게 말했습니다. "내가 당신들을 오늘 티티카카 호수로 데려가고, 오늘 밤에 다시 마을로 데려다주겠습니다."

인공 섬에서 수 세기 동안 인디언들이 살아온 호수에서 하루를 보낸 후, 아투로는 우리를 마을로 데려다주었으며, 푸노를 보호해 주고 있는 성자인 산 블라스의 축제 준비를 보여 주었습니다. 그런 후 우리는 토속 음식이 훌륭하다고 아투로가 추천해 준 레스토랑에서 맛있는 저녁 식사를 했습니다. 레스토랑에서 세 살인 내 아들은 음악과 안데스 후아이노스(huaynos) 춤에 신나게 빠져들었습니다.

밤이 깊어갔고, 매니저가 우리 테이블로 왔습니다. "아투로가 떠나야 합니다," 그가 말했습니다. "그가 나에게 당신들이 호텔로 돌아갈 수 있도록 택시를 준비해 달라고 요청했습니다. 하지만 걱정하지 마세요, 세뇨르. 나는 훌륭한 운전사들을 많이 알고 있습니다."

우리가 막 밖으로 나오자, 가볍게 내리던 이슬비가 억수같이 쏟아지는 비로 바뀌었습니다. 눈에 들어오는 빈 택시가 없었습니다. 헝클어진 검은 수염에 사납게 생긴 한 남자가 우리에게 다가와 서비스를 제안했습니다. 매니저가 그에게 손을 흔들며 몰아냈습니다. "아니, 괜찮습니다." 그 남자가 두 번째로 우리에게 다가왔을 때도 매니저는 똑같이 반응했습니다.

최소한 10분이 지난 후에, 매너지는 짜증이 난 듯 보였으며, 안으로 들어갔습니다. "당신을 돕기 위해 웨이터 한 명을 보내겠습니다," 그가 말했습니다. 잠시 후에, 우리 옆에 십 대 소년이 나타났습니다. 수염이 난 남자가 그 옆으로 주저하듯 다가가, 둘은 내가 알아 들을 수 없이 빠른 스페인어로 간단한 대화를 나누었습니다.

"이 운전사와 함께 가도 좋습니다," 라고 웨이터가 말했습니다. "그렇게 하지 않으면, 다른 택시를 타기 위해 아주 오래 기다려야 할 수도 있습니다."

그때까지, 우리는 옷 속까지 흠뻑 젖어 있었고, 아들은 아내의 품에서 잠이 들었습니다. 케이시와 나는 모두 긴 하루에 지쳐 있었고, 우리는 다음 날에도 똑같이 긴 여정이 남아 있었습니다. "갑시다," 라고 내가 말했습니다. "호텔은 여기서 2마일밖에 안 되는걸. 이 남자랑 아무 문제도 없을 거야."

나는 거의 즉시 내 결정을 후회했습니다. 운전사가 우리의 호텔과는 정반대인 듯 보이는 황량한 길로 들어섰기 때문입니다. 내가 영어와 스페인어 모두를 사용하여 이 사실을 그에게 지적했지만, 그는 내 말을 무시하고 계속 운전을 했고, 그의 시선은 어둡고 지저분한 도로에서 바로 정면에 고정되어 있을 뿐이었습니다. 케이시는 아들을 더 꽉 끌어 안았습니다. 나는 아내의 눈에서 두려움을 볼 수 있었고, 이 순간이야말로 야마구치가 내게 경고한 순간임을 알게 되었습니다.

나는 아내의 손을 잡고 그녀를 안심시키려 노력했습니다. 그런 후 눈을 감고, 천천히 숨을 들이마시며, 숨을 내쉬면서 명상을 시작하여 내 스스로 내 근원의 에너지가 되는 상상을 하였습니다. 나 자신이 내 존재의 핵심을 향해 점점 더 깊이 이동하면서, 운전사가 계획하고 있는 나쁜 의도가 무엇이든 간에 그것을 좌절시킬 힘이 모이는 것을 느꼈습니다.

"Sal del carro, ahora!" 도로 한쪽으로 차를 세우면서, 운전사가 우리에게 으르렁거리듯 말했습니다. "당장 차에서 내려!"

이상하게 보일지 모르지만, 나는 완전히 차분해졌으며, 조용히 나의 삶의 노래를 부르면서 야마구치가 내게 가르쳐 주었던 확언에 집중하였습니다. 나는 우주의 무한한 근원으로부터 흘러 나오는 긍정적인 에너지의 파동을 상상했습니다. 그것은 나 자신의 근원으로부터 흘러 나오는 진동과 공명하는, 가장 미묘한 주파수의 진동이었습니다. 내 마음 속에 우리는 안전할 것이라는 확신이 있었습니다.

나는 눈을 뜨고, 단호하게, 그리고 조용히 말했습니다. "우리는 내리지 않겠습니다. 이제 우리를 호텔로 데려다주십시오."

그 운전사는 자신의 차 문을 밀어 열며 대응했습니다. 그가 차에서 내릴 수 없음을 알게 되자 누가 더 놀랐는지 나는 알 수 없습니다! "No puedo, no puedo! 할 수 없어, 할 수 없다구!" 그는 미친 듯이 노하여 중얼거리며, 문을 쾅하고 닫았습니다.

그가 다시 1마일쯤 길을 따라 달린 후 다시 차를 세우자, 나는 케이시의 몸이 불안감으로 뻣뻣해지는 것을 느낄 수 있었습니다. "Sal del carro, ahora!" 이전보다 훨씬 더 위협적인 목소리를 내려 노력하면서, 그가 다시 명령했습니다.

나는 나의 내면의 소리가 우주의 진동 에너지와 동조하도록 다시 나 자신을 집중하였습니다. "우리를 호텔로 데려다 주십시오," 완전한 용인과 평정에 기인한 확신을 가지고 내가 말했습니다.

그는 다시 차 문을 밀어 열었고, 차에서 내리려는 시도를 반복했습니다. "No puedo," 그는 거의 훌쩍이며 말했습니다.

여전히 비는 퍼붓고 있었으며, 따뜻한 공기는 수분으로 무거워져, 마치 공기를 만질 수도 있겠다는 기분이 들었습니다. 헤드라이트의 불빛을 제외하고, 우리는 어두운 안데스의 밤의 침묵에 둘러싸여 있었습니다. 가장 크게 들리는 소리는 자고 있는 내 아들이 조용하게 규칙적으로 숨을 쉬는 소리였습니다. 운전사는 뒤를 돌아보며 어깨너머로 나를 노려보았습니다. 나는 그와 시선이 마주치자 계속해서 우주와 나의 삶의 힘 사이의 연결을 상상했습니다.

여러 순간이 지난 후, 다시 앞을 보고, 길 한가운데에서 황급히 U턴하고, 바로 우리를 호텔로 데려다주었습니다. 그는 속도를 높여 먼지 구름 속으로 사라지면서 여전히 혼잣말을 중얼거리고 있었습니다.

그 후 페루에서의 우리 여행은 더 이상 파란만장하지 않았다고 이야기할 수 있어 기쁩니다. 왜 그 운전사가 차에서 내릴 수 없었는지에 대해, 지금까지도 나는 어떠한 분명한 설명도 할 수 없습니다. 아마도 양심의 가책 때문에 우리에게 하려고 계획했던 일을 하지 못했을 수도 있습니다. 하지만 이 특별한 에피소드는 내가 결코 잊을 수 없는 일입니다. 그것은 단순히 그 상황의 극적인 부분 때문만은 아닙니다. 그 사건은 내게 직관력의 힘의 놀라운 예시일 뿐 아니라, 또한 우리의 근원의 무한하게 긍정적이고 애정 어린 성질이 공격성과 부정성과 싸우기 위해 우리가 갖고 있는 가장 강력한 무기라는 야마구치 상담의 진실이기도 합니다.

직관력이라는 뜻의 일본어 단어는 직접적인, 인식, 그리고 힘이라는 이 세 가지 개념을 의미하는 세 가지 글자로 구성되어 있습니다. 내가 이러한 언어적 사실을 처음 알게 되었을 때, 나는 직관력의 본질을 깊이 탐구하기 위한 이러한 패러다임의 간결한 우아함에 경탄하지 않을 수 없었습니다. 간단히 말하자면, 세계 평화 기도 사회의 의장이자, 그 사고방식이 내 스승인 야마구치와 나 자신에게 큰 영향을 미쳤던 마사미 사온지에 따르면, 직관력은 '무언가를 직접적으로 인식할 수 있는 힘'을 말합니다.

"직관력이라는 단어는 우리 삶의 원천에서 기원하는, 볼 수 있는 힘의 기능을 말합니다," 라고 샤욘지는 말합니다. "직관력을 개발한다는 것은 하늘의 진동이 직접 당신의 몸 안으로 받아들이는 능력을 키우는 일을 뜻합니다."

당신이 심각한 질병이나 삶의 도전적인 위기를 극복하기 위해 노력할 때, 직관적인 힘의 원천에 깊이 들어갈 수 있다고 상상해 보십시오. 나는 신비화, 또는 마법과도 같은 생각의 힘을 통해서가 아니라, 환자들이 소리, 명상, 그리고 심상을 통해서 타고 난 직관력을 발전시키도록 체계적으로 도움으로써, 내 환자들이 이러한 능력을 배양하도록 돕고 있습니다. (내가 앞서 이야기한 것과 같은, 초자연적인 현상인 듯 보이는 일이 언제나 일어날 수 있으며, 또한 일어나고 있습니다. 하지만, 나는 환자들에게 그들이 암이나 다른 질병이 사라지기를 바라거나, 그것을 위해 명상해야 한다고 제안하지 않습니다. 그보다는, 나는 그들 자신이 우주의 에너지와 동조하고, 자신의 가장 깊은 본능에 따르는 것이, 물리적 치료가 아닐지라도, 치유로 가는 확실한 길이라고 강조합니다.)

게다가, 직관에 대한 인간의 능력, 그리고 신체, 관계, 그리고 개인의 환경에 대한 그 효과는 비술이나 비사에 기반을 두는 것이 아니라, 물리학과 철학의 위대한 지성인에 의한 어려운 과학적 연구에 기반을 두고 있습니다.

에너지의 바다: 비국소적 의식

　정신-신체 과학자들은 명상, 심상 유도 기법과 시각화, 기도, 그리고 기공(Qi Gong)은 '우뇌의 활동'이라고 믿고 있습니다. 뇌의 우측 반구는 직관적이고, 감정적이며, 창의적인 자극과 프로세서의 자리이기 때문입니다. 그러한 활동은 무의식 속에 저장된 이미지와 정보를 검색하는 능력을 증진한다고 여겨지며, 이는 우리가 때로 직관력이라고 부르는, 보편적인 지혜에 접근하는 능력을 강화합니다. 우리의 뇌파 패턴이 변화하는 것은, 우리가 조용한 명상을 하며 앉아 있거나, 기공이라고 알려진 명상적 수련을 하거나, 싱잉볼을 연주하면서, 우주의 더 미세한 진동에 우리 자신을 조율하는 때입니다. 우리는 활발히 관여하는 베타의 상태에서, 간단히 눈을 감아 일반적으로 이룰 수 있는, 더 중립적이고 마음속으로 집중된 상태인 알파를 지나, 깊은 이완의 차원과 연관된, 수면과 각성 사이의 경계를 아우르는 주파수인 세타로 이동합니다.

　엘머 그린 박사는 수년 동안 매닝어 조합에서 바이오 피드백과 기타 여러 가지 자기 조절적 생리 기능에 대한 자기조절 방법을 연구해 왔습니다. 1970년대 초반에, 그린박사와 그의 아내이자 조력자인 앨리스는 세타 상태의 구체적인 속성을 연구했습니다. 선불교의 승려와 그 제자들에게 있어 명상이 뇌파의 패턴에 어떠한 영향을 미치는지 연구한, 그 이전에 일본에서 진행된 연구는, 피험자들이 명상의 상태로 더 깊이 들어가면서, 알파 수준이 감소하고 세타파가 우세해졌음을 보고하였습니다.

　그들 자신의 연구에서, 그린박사와 그의 동료들은 바이오 피드백

지시를 통해서, 그들은 사람들에게 베타파에서 알파 및 세타 상태로의 이동을 통제하는 법을 가르칠 수 있음을 알게 되었습니다. 게다가, 피험자의 거의 절반은, 특히 세타파 상태에 있을 때, ESP 에피소드의 높은 발생 정도를 보고하였습니다. "우리는 세타파가 깊이 내면화한 상태와 연관된다는 것을 알게 되었습니다," 그린 박사는 〈바이오 피드백을 넘어(Beyond Biofeedback)〉에서 이렇게 말합니다. "세타 훈련 중에 이룰 수 있는 신체, 감정 및 정신의 깊은 고요함의 상태는 의식과 무의식 과정 간의 다리를 형성하는 듯 보이며, 보통 들리지 않는것이 의식으로 나타나도록 합니다." 실제로, 밸루스 내퍼스터크에 따르면, 로잘린 브루이어, 에밀리 콘래드, 켄 코헨과 같이 매우 존경 받으며 오랜 시간 동안 직관력을 발휘한 사람들은 깨어 있는 시간 대부분 세타 상태에 있다는 것이 밝혀졌습니다.

    세타 뇌파 연구는, 국부적인 자아를 정의하는 피부의 경계를 넘어, 우리 자신의 외부에 있는 다른 현실뿐 아니라, 내적 현실에 더 많이 조율되는 인간의 의식 차원이 있음을 우리에게 말해 줍니다. 하지만 과학자들은 물리학자인 래리 도씨가 비국소적 의식이라 부르는, 훨씬 더 포괄적인 설명으로 이동하고 있습니다. 우리는 우리의 정신, 실제로 우리의 개인적인 자아는 우주의 더 위대한 의식과 분리할 수 없으며, 또는 더 영적으로 표현하자면, 근원 또는 절대적인 것과 분리할 수 없다는 것을 알고 있습니다. 이러한 이해의 선두에 있는 것은 소수의 이론 물리학자 집단이며, 그들의 연구는 인간 의식의 비국소적 특성을 해명하고 있습니다. 우리는 기도, 시각화, 소리, 그리고 직관력은 우리가 자기 본위의 기존의 경계를 넘어서서 우리의 마음을 이동시키는 데 도움을 주어, 우리가 진정으로 무한한 의식을 끌어낼 수 있도록 하는 과정임을 알아가고 있습니다.

지금은 고인이 된 데이비드 보흠은 물리학자들의 선두에 있었으며, 이 비국소적 의식 이론을 제기한 사람입니다. 보흠은 우주는 광활한 에너지의 바다이며, 시간에 대한 우리의 생각은 환상에 불과하다고 생각했습니다. (우리는 연속된 현재의 순간들 속에 존재하고 있으며 과거와 현재는 기본적으로 의미가 없습니다) 그가 눈에 보이는 세계라고 언급했던, 우리가 알고 있는 대로의 객관적인 세상은 실제로 에너지의 바다, 또는 눈에 보이지 않는 부분들에 의해 영향을 받으며 생명에너지를 얻습니다. 그리고 이 두 가지 영역은 그가 전일적인 흐름(holomovement) 이라고 부르는, 거대하게 흐르는 전체의 일부입니다. 밸루스 내퍼스터크는 보흠의 견해를 아래와 같이 요약합니다:

우리는 실제로 하나의 차원이 다른 모든 차원과 연결되어있는 우주에 살고 있습니다. 이 우주는 눈에 보이지 않는 질서를 가지고 있으며, 광활한 삶의 터전이며, 의식 자체이며, 지성 에너지의 근원이기도 합니다. 또한 언제나 주위에 둘러 쌓여있으며, 중첩된 차원의 형태로 존재합니다. 그리고 우리가 일상적으로 살고 있는 우리의 세계와 내적으로 동일합니다. 그리고 이러한 눈에 보이지 않는 질서는 우주의 근원의 질서입니다. 그것은 실제로 매우 광활하며, 무한한 정보장이고, 태고의 지성, 눈에 보이지 않는 질서의 에너지를 구성하며, 그것들 속에 녹아있습니다. 눈에 드러나지 않는 부분 그리고 더 깊숙히 존재하는 우주 근원의 질서(그 안에 무한의 수로 무한하게 펼쳐진)로부터 우리가 경험하는 세계가 나타나게 됩니다.

이런 관점에서, 인간의 의식은 보여지는 현실 세계의 드러나는 부분을 훨씬 넘어서서 확장되는 눈에 보이지 않는, 더 깊은 우주 근원의 측면을 이해할 수 있습니다. 내퍼스터크는 비국소성에 대한 보흠의 개념을 정확히 이야기합니다. "모든 것은 다른 모든 것 안에서 포함되기 때문에, 이 광활한 정보장은 어디에든 있습니다. 우리의 안에도, 우리의 밖에도 있습니다. 이는 우리의 일상적인 현실 안에서 공존하며 요동칩니다. 이러한 비국소성의 특질 때문에, 모든 순간의 정보는 동시에, 그리고 그 전체 안에서 존재합니다."

 그렇다면, 인간의 직관력은 단순히 뇌 또는 정신의 활동의 산물이 아니라 눈에 보이지 않는, 더 깊은 우주의 정보들을 활용하는 능력이라고 생각할 수 있습니다. 소리가 그런 파워풀한 형태로, 이 광활한 에너지의 바다에서 헤엄칠 수 있도록 하는 이유는 무엇일까요? 그러한 보흠의 믿음 중 하나를 요약하여 내퍼스터크는 문제의 핵심을 건드립니다. "유사한 사물은 유사한 방법으로 진동하며, 일종의 동기화된 반향을 통해서 이러한 미묘한 차원에서 서로 순간적으로 대화하고 영향을 미칩니다."

 나는 하나의 에너지 체계가 다른 체계에 동시적으로 영향을 미치는 영향인 동조에 대해 이보다 더 나은 정의를 상상할 수 없었습니다. 그리고 내가 이 책 전체에서 이야기하듯이, 음악, 배음, 싱잉볼과 여러 가지 신성한 악기의 소리는 실제로 일종의 동기화된 반향을 통해서 정신과 신체에 영향을 미칠 수 있습니다. 이는 또한 소리의 형태는 우리의 건강한 상태로 조율하거나, 심지어 한번도 경험하지 못했던 상태로 나아갈 수 있게 하며 우리의 타고난 직관력(우리를 가득 채우고 우리를 둘러싸고 있는 눈에 보이지 않는 질서들을 이해하는 것)에 영향을 미칩니다. 이러한 개념들에 대해 보흠이 눈에 보이지 않는 질서라 부르는 것을 나는 근원이라고 말하지만, 그 용어는 우리 개개인의 자아 속에 깃들어 있는 우리보다 더 위대한 무언가에 대해 우리의 마음을 여는 연습에 몰두하는 것만큼 중요하지는 않습니다.

보흠의 이론이 눈에 보이지 않는 질서들에 대해 상대적으로 완벽하고 심오한 이해를 제시하는 반면, 이론가이자 연구자인 이착 벤도프는 우리가 이러한 경계 없는 우주의 에너지의 영향을 받을 수 있는 방법에 대해 더 구체적이고 과학적인 이해를 제시하였습니다. 자신의 저서 〈우주심과 정신 물리학(Stalking the Wild Pendulum)〉에서, 벤도프는 고체는 순수한 진동에 지나지 않는다는 이론을 설명하였고, 입자는 파동들의 묶음(wave packets)이라고 설정했습니다. 그러므로 인간의 신체 또한 진동으로 구성되어 있으며, 대략 초당 7회의 속도로 진동합니다. 그러나, 우리는 보통 우리가 정상적으로 깨어 있는 상태에서 이러한 빠르고 미묘한 움직임을 감지할 수 없습니다.

벤도프의 파속의 진동, 그리고 우주 안의 다른 모든 것은, 그러한 이유로, 마치 추처럼 행동합니다. 추가 반대 방향으로 움직이기 시작하기 전에 한쪽 방향에 있는 한, 추가 움직이는 매 순간 정지하는 지점에 도달하게 됩니다. 벤도프에 따르면, 모든 진동계는 이러한 속성을 갖고 있습니다. 내퍼스터크는 인간의 직관력에 대한 벤도프의 생각의 중요성을 정확히 파악하고 있습니다:

우리의 신체는 펜듈럼입니다. 그것은 초당 약 7주기의 속도로 위아래로 진동하며, 그렇기에 초당 14회의 이완 상태에 도달합니다. 이는 매초 14회 (그리고 아마도 그보다 더 적을 수는 없지만, 그보다 더 많은 수도 있지만), 우리는 주관적인 시간을 통해 객관적인 공간으로 매우 빠른 속도로 확장합니다. 곧, 우리는 다시 돌아오지만, 그러한 곧 이라는 시간 동안, 우리는 다른 차원과 현실로 들어가게 되어, 정보를 제공하고 정보를 수집합니다.

　때로, 특정한 상황 하에서, 우리는 우리의 3차원 세상으로 데이터를 불러올 수 있습니다. 우리가 긴밀히 연결되어 있을 경우, 또는 그렇게 하도록 정신을 훈련한 경우에 그렇습니다. 보흠과 벤도프 모두 그러한 찰나의 시공간 속에서 마음을 쏟는 시간을 더 오랜 시간 보내기 위해 정신을 훈련하는 가장 좋은 방법이 명상이라고 생각합니다. 이러한 이유로 명상은 우리의 뇌파의 주파수를 낮추어 주며, 명상 상태일 때 우리가 내적세계로 여행을 떠나 있는 것을 인지하는 시간을 늘려줍니다.

　벤도프의 펜듈럼 개념은 우리가 다른 차원에서(눈에 보이지 않거나 더 깊은 차원의) 정보를 얻는 동안, 그러한 지점을 향해 진동할 수 있음을 이해하는 데 도움을 줍니다. 내 경험에 있어, 소리의 동조와 깊은 명상은 우리가 시간-공간의 연속체 안에서 이 작은 정지의 순간을 최대한 활용할 수 있도록 하는 실제적이고 강력한 도구입니다. 우리가 수집하고 제공하는 정보는 우리 자신과 타인을 이해하고, 우리의 신체를 치유하기 위해 무엇이 필요한지 알아내고, 우리의 가장 깊은 영적 본질을 실현하는 데 도움을 줄 수 있습니다.

신체의 직관력과 지혜

　사운드 힐링의 실천은 내가 나만의 직감을 발달시키는 데 도움을 주었고, 그 결과로 나의 감정과 감정에 실린 통찰력은 나의 환자들에게 큰 혜택을 주었습니다. 나는 의학적 치료에 대한 결정을 할 때에는 직관에 의존하지 않으며, 나 자신을 심령술사 또는 의료적 직관자라고 여기지도 않습니다. 하지만 나는 내 환자의 건강을 해칠 수 있는 감정적 또는 영적인 문제를 인식하게 되는 몇 번의 순간을 기억할 수 있으며, 또한 이전에는 치유에 대한 방해물이라고 인정하지 않았던 것을 환자가 극복해 내도록 돕기 위해 그러한 인식을 사용할 수 있었습니다.

그러한 환자 중 한 명이 웬디였습니다. 그녀는 가슴에 혹 같은 것을 발견하였고, 3개월 후에 마침내 진찰을 받기 위해 의사를 찾아가기로 결심했습니다. 3개월을 망설인 일은 심각한 결과를 초래했습니다. 그녀가 유방암 진단을 받았던 당시에, 종양은 거대해졌으며, 그녀의 림프종에 전이성 질환이 발견되었습니다. 웬디는 이제 차후 재발의 위험을 피하고자 훨씬 더 공격적인 화학 치료가 필요했습니다.

그녀의 치료에 관해 이야기를 나눈 후, 나는 그녀에게 검진을 받으러 오기 전에 왜 그렇게 오래 기다렸는지 물어보았습니다. 웬디의 어깨가 체념으로 축 처졌습니다. "나는 그 혹이 낭종일 수도 있겠다고 생각했어요," 그녀는 말했습니다. "난 그저 혹이 그냥 사라져 버리기를 바랬던 거에요."

그녀가 의사에게 진찰받기를 미뤄 온 또 다른 이유가 있었습니다. 그녀는 최근에 직장을 그만두었고, 의료 보험을 상실했습니다. 그녀는 치료를 받을 돈이 충분하지 않았지만, 저소득층 의료 보장 제도를 신청할 계획이었습니다. 나는 그녀에게 수술비를 어떻게 지불했는지 물었습니다.

"내 친구 중 한 명이 사업을 경영하고 있어요. 그리고 매우 부유하지요. 그 친구가 수술비를 내겠다고 말했어요." 웬디는 마치 내가 어떤 반감의 표현을 할 것이라 예상한 듯, 빠르게 나를 힐끗 쳐다보았습니다. 그런 후 그녀가 말했습니다, "그 친구는 화학 치료 비용도 내주고 싶어했지만, 나는 그녀가 그렇게 하도록 내버려둘 수 없었어요. 그리고 물론, 나는 그녀가 이미 나를 위해서 쓴 돈을 다시 돌려줄 거에요."

  그녀는 머리를 숙이고 계속 시선을 피했습니다. 내가 느낀 메시지는 여기 있는 사람은 자신이 전혀 사랑스럽지 않다고 생각하는 사람이라는 것이었습니다. 그녀의 에너지는 매우 나약해 보였고, 오랜 세월 동안 안에서 곪아 버린 수치심으로 막혀 있는 듯 보였습니다.

  내 직관에 따르면, 그녀는 어린 시절부터 사랑을 받지 못했다고 생각해 왔으며 부모로부터 도움을 받지 못했다는 것이었습니다. 나는 또한 그녀는 이 문제를 결코 다루어 본 적이 없었다고 느껴졌기에, 그녀에게 가족에 대한 이야기를 해 줄 것을 정중히 요청했습니다.

  그녀는 5남매 중 셋째라고 말했습니다. 그녀가 기억하는 한 부모는 모두 알코올 중독자였다고 했습니다. 아버지가 직장 생활을 오래 하지 못했기 때문에 자주 이사를 다녔으며, 때로 집세를 낼 돈이 없었다고 했습니다.

  그녀는 매우 화려한 연애를 했고, 놀랍지도 않게, 알코올 중독인 남자와 25살에 결혼했습니다. 그는 3년 후에 그녀를 떠나 버렸지만, 오래지 않아, 그녀의 신용 카드로 아주 많은 빚을 졌고, 그들의 공동 계좌에 있던 약간의 돈도 모두 써버렸습니다. "나는 아이를 원했어요," 그녀가 슬프게 말했습니다. "나는 차라리 아이를 갖지 않은 것이 좋은 일이었다고 생각합니다."

  "당신은 친구가 당신의 치료비를 내도록 하는 게 왜 그렇게 끔찍한 일이라고 생각하나요?" 라고 내가 물었습니다.

  "잘 모르겠어요," 그녀가 대답했습니다.

"왜 그녀가 당신에게 돈을 주고 싶어한다고 생각하나요?"

그녀는 고개를 저었습니다. 그녀는 이 질문에도 대답할 수 없었습니다.

"아마도 순수하게 사랑하기 때문이겠죠," 내가 말했습니다.

웬디는 울음을 터뜨렸습니다.

"당신은 자신이 사랑을 받을 수 없다고 생각하기 때문에 이 일이 어려운 겁니다," 라고 내가 말했습니다. "당신은 어떤 것도 받아들일 수가 없는 거예요. 심지어 그것이 당신의 생명을 구할 수 있는 일이라도요. 왜냐하면 당신은 그것을 받을 자격이 없다고 생각하기 때문입니다."

그녀는 놀라움에 나를 바라보았습니다. 그녀가 무슨 생각을 하는지 알아내는 데 엄청난 직관력이 필요하지는 않았습니다. 그녀가 무슨 생각을 하고 있는지 내가 어떻게 알았을까요? 그 순간에, 나 스스로가 그녀의 마음 속에 놓인 짐을 느낄 수 있었기 때문입니다. 내 의식 안으로 들어온 이미지는, 그녀를 억압하고 있는 무거운 부츠였습니다. 그것은 그녀가 사랑을 받아들이지 못하도록, 누군가 그녀에게 가까이 다가가지 못하도록 하는 것이었습니다.

다행히도, 화학 치료를 통해 그녀의 암 재발 가능성은 줄어 들 것입니다. 하지만 어떠한 화학 약물로도 그녀의 영혼을 죽이고 있는 자기 비하의 질병을 낫게 할 수는 없었습니다. 의사로서, 나는 오직 암을 치료할 뿐이었습니다. 치유사로서, 나는 우주가 나에게 준 지혜를 그녀와 공유함으로써, 그녀가 자신의 근원과 다시 연결될 수 있도록 직관적으로 도울 수 있었습니다.

신성한 소리와 그림: 직관적인 사고 개발

어린아이였을 때, 질 퍼스는 부모님과 함께 아일랜드 서해안에 있는 외딴 섬에 놀러 간 적이 있었습니다. "우리 가족 외에 작은 배에 타고 있던 유일한 사람들은 집으로 돌아가는 그 섬에 사는 여성들이었어요," 라고 퍼스는 말합니다. "맹렬한 폭풍우가 불어왔고, 우리 모두 물에 빠져 죽을 게 분명해 보였어요. 갑자기, 그 여성들이 고대의 힘과 깊은 열정으로 노래하기 시작했어요. 거의 즉시 우리의 공포심이 사라졌고, 강한 힘의 파도가 우리에게 밀려왔어요. 그리고 마침내 우리는 더없는 행복과 황홀감의 감정이 넘쳐 흘렀죠."

〈신비로운 소용돌이(The Mystic Spiral)〉의 저자이자, 성가의 주제 분야에서 유명한 권위자인 퍼스는 이 사고를 목소리의 힘을 처음 전달한 경험으로 기억합니다. 그 이후로, 그녀는 고대의 목소리 테크닉과 그룹 챤팅의 힘을 오랜 시간 연구해 왔습니다. "내 목표는 겸손하지 않습니다," 라고 그녀는 말합니다. "나는 온 세상에 다시 마법을 걸기 위한 노력을 하고 있습니다. 이는 성가를 통해 세상을 마법과도 같이 만들겠다는 뜻입니다."

그녀는 자신의 나라인 영국, 유럽 전역, 그리고 미국에서 소리의 치료적 활용에 집중하는 워크숍을 개최하여 자신의 목표를 이루고자 합니다. 퍼스는 규토 탄트릭 대학에서 티베트의 성가 마스터와 함께 배움을 연구했으며, 특히 몽고인들의 배음 성가에 관심이 있습니다. 그들의 성가는 "단일음만을 포함하지만, 입의 형태를 포함하여 공명하는 모든 구멍을 조절하여, 사람들이 천상의 음악이라고 생각하도록 만드는 방법으로, 지속적인 기본음 위를 떠다니는, 들을 수 있는, 높은, 종 모양의 소리를 만드는 것입니다. 배음은 성가로 부르는 기본적인 음의 구성 요소이며, 보통은 너무 조용해서 들을 수 없습니다. 여기서 그러한 음은 음 자체보다 더 크게 들을 수 있는 방법으로 걸러집니다."라고 이야기 합니다.

퍼스의 정의는, 내가 제1장에서 논의한, 배음에 대해 내가 들어 본 중 가장 뛰어난 설명입니다. 내가 그러하듯이, 퍼스는 호흡이 우리의 목소리와 정신을 연결해 주며, 목소리를 통해서, 우리는 티베트 인들이 깨어있는 텅빈 의식상태로 불리는 '리그파(원초적인 깨닮음:rigpa)'의 의식상태로 들어가는 것을 배울 수 있습니다. 이는 우리가 그러한 인식의 상태에 살고 있는 순간입니다. 특히 우리가 싱잉볼과 함께 우리 자신의 목소리를 사용하는 순간에, 우리는 우주의 리듬과 동조하게 되며, 우리의 DNA에 영향을 미칠 수 있는 세포 차원에서 정신과 신체와의 조화를 회복하게 됩니다.

내가 반복적으로 이야기하듯이, 시각화와 사운드 힐링 방법의 결합은 심리 정신적, 그리고 생리적 치유 과정을 더욱 확장하는 상상과 직관의 층에 관여할 수 있습니다. 소리/이미지 양식의 가장 유명한 실천가인 헬렌 보니박사는 유도된 심상 및 음악(GIM) 기법을 개발한 음악 치료사입니다. 이 기법은 무의식으로부터 깊이 내포된 이미지와 신화적인 표현을 소환하기 위해서, 주의 깊게 선택한 클래식 음악 작품에 의존합니다.

유도된 심상 및 음악 기법은 1960년대에 메릴랜드 정신 의학 연구 센터에서 보니와 여러 연구자들이 실시한 연구에서 발전하였습니다. 이 연구들은 LSD(마약중 한 종류)를 포함한 환각제와 더 전통적인 형태의 심리 치료를 결합하여, 인간의 의식을 탐구하도록 설계되었습니다. 보니는 결국 클래식 음악은 인간의 정신의 가장 깊은 층을 연구하고, 감정적 카타르시스를 촉진하기 위한 매우 효과적인 로드맵을 제공하였기 때문에, 약물은 필요하지 않다는 결론을 내렸습니다. 우리를 무의식으로 인도하기 위해 융이 신화적인 상징을 사용한 데 기반하여, 그녀는 고객 또는 여행자와 유도된 심상 및 음악 훈련을 받은 안내자간에 치유의 파트너십을 형성하는 음악, 그리고 이미지 심상 방법을 만들어 내었습니다. 고객은 안내자가 환기하고자 하는 감정의 유형, 그리고 고객이 다루고자 하는 문제에 따라, 미리 선택된 클래식 음악 프로그램을 녹음한 테이프를 들으면서, 깊은 휴식의 상태로 들어가게 됩니다. 어떤 의미로, 공동 치료사가 되는 음악이 펼쳐지면, 풍부한 상징, 이미지와 환상이 의식의 표면으로 상승하게 되며, 그 곳에서 고객과 안내자가 함께 탐구를 하게 됩니다.

미국 동부 연안의 유도된 심상 및 음악 훈련 기관의 공동 책임자인 사라 제인 스톡스 박사는 40대 중반의 고객인 도리스의 이야기에서 유도된 심상 및 음악의 힘의 감동적인 사례에 대해 이야기합니다. 그녀는 개인적, 그리고 직업적인 정체성 문제로 고심하고 있었습니다. 한 특별한 회기 중에 스톡스는 현악기를 위한 아다지오와 봉헌송, 성 세실리아 미사곡 중 '거룩하시다'가 포함된 긍정적인 영향의 테이프를 듣는 것을 선택했었습니다. 연결됨(union)과 부활, 풍부한 상징성과 널리 알려진 이미지의 음악적 주제로 대표되는 도리스는 전체성의 환희적인 감각에 대해 다음과 같이 설명하고 있습니다.

"음악이 그 힘과 파워로 나를 사로 잡았습니다." 그녀는 나중에 이렇게 말했습니다, "나는 내 안에서 출산 후에 따뜻한 양수가 쏟아져 나오는 것 같은 느낌을 느꼈고, 속속히 스며드는 밝은 빛과 온 몸을 전체에 듣기 좋은 화음으로 연주되는 오케스트라가 내 주위를 감싸고 있는듯 느꼈습니다. 음악이 끝나자, 나는 내가 아이를 낳은 것이 아니라, 나 자신에게, 거대하게 빛나는 태양과 달을 낳았다는 것을 알게 되었습니다. 나는 황홀감으로 살아 있음을 느꼈습니다!"

유도된 심상 및 음악의 특징 중 하나는, 심상은 구체적인 설명 또는 지시된 목표 없이 자발적으로 일어난다는 점입니다. 어떤 의미로, 고객들은 스스로 자신의 치유사가 됩니다. 고객과 그들의 안내자 모두 회기 중에 생겨나는 상징과 이미지를 해석하는 직관적인 능력을 신뢰하고, 그에 의존해야 합니다. 내가 내 환자들과 함께 진행하는 치유 작업에 대한 정신과 유사하게, 유도된 심상 및 음악의 궁극적인 목표는 고객이 우주의 무한한 지성을 듣고 경외함으로써 자신의 상처 받은 영혼을 치유할 수 있는, 안전한 감정적 공간을 제공하는 것입니다. 인증된 유도된 심상 및 음악 안내자이자 〈치유의 심상 및 음악(Healing Imagery and Music)〉의 저자인 캐롤 부쉬는 우리에게 켈 월버는 "인간은 보편적인 정신의 다층적 표현입니다. 유도된 심상 및 음악에서, 음악은 이러한 보편적인 의식의 경험을 위한 최고의 촉매가 된다"고 말했다고 우리에게 상기 시킵니다.

부쉬는 반대의 연습을 제안합니다. 이는 유도된 심상 및 음악 기법의 자기 지시적인 버전을 탐구하여 진행할 수 있습니다.

의심의 여지 없이 20세기 최고의 인물 중 하나인 알버트 아인슈타인은 직관력의 주제에 관해 이렇게 말했습니다: "발견의 과정에서 지적 능력이 하는 일은 거의 없습니다. 의식에 있어서의 도약이 있을 뿐입니다. 그것을 직관력이라 부르든 다른 어떤 것으로 부르는 말입니다. 그리고 해결책이 나타날 것이며, 당신은 어떻게 또는 왜 그렇게 되는지 알지 못합니다."

　　내가 환자들을 만날 때 자주 경험하게 되는 '의식의 도약'은 치유사이자 의사로서 내가 신체의 질병뿐 아니라, 정신과 영혼의 질병을 진단할 수 있도록 도와 주었습니다. 이는 또한 내가 내 직업 및 인간 관계에 있어 더 성취감을 느끼고 창의적이 되도록 도와 주었습니다. 심리학자인 로렌스 르샨 박사는 암 환자와의 선구적인 심리 치료 연구로 잘 알려져 있는데, 우리 모두가 존재하고, 관계를 맺고, 창조하기 위한 고유한 방법을 찾을 수 있기 위해서 어떻게 우리 자신의 노래를 불러야 하는지를 은유적으로 설명했습니다.

연습

　　방해받지 않고 15분에서 30분 정도 휴식을 취할 수 있는 조용한 장소를 찾습니다. 손이 닿는 곳에 CD 또는 카세트 플레이어와 노트 또는 일기장을 둡니다.

● 당신에게 영향을 미치고 있는 곳 혹은 당신이 창의적인 생각의 흐름을 만들기를 원하는 내용을 구체화시켜 집중을 합니다. 일기장에 확인한 것을 적습니다. 이 단계는 마치 당신의 내적 자아에 질문 하는 것과 같습니다. 당신이 집중하고 있는 당신의 주문이 작동을 하게 하기 위해서는 개인적으로 관련이 있는 이슈에 집중을 하는 것이 필요합니다. 마치 여행을 떠나기 전에 "준비를 하듯이", 마음의 표면에 나타나는 모든 생각을 적어 봅니다. 일기장에 간단한 문장을 적어 봅니다. 그런 다음 어울리는 음악을 선택합니다.

● 음악 선택하기. 지구의 음악은 광범위한 심상의 경험을 자극하면서도, 지지적인 음악으로 "안전한 공간(container)"를 제공합니다. 이는 당신을 내면 세계의 느낌과 상상 속으로 초대합니다.
베토벤: 7번 교향곡, 제2악장
베토벤: D 단조의 9번 교향곡, 제3악장
브람스: 4번 교향곡, 제2악장

드뷔시: 목신에 오후에의 전주곡
라벨: 다프니스와 클로에, 모음곡 2번, 제1부

● 불의 음악은 더 뜨거운 감정을 탐구할 수 있는 용기의 강한 느낌을 떠올리게 합니다. 이 음악은 표현 할 수 있도록 강한 느낌을 느끼도록 해줍니다.
바흐: D 단조의 토카타와 푸가
브람스: 피아노 콘체르토 2번, 대단히 빠르게 (Allegro Ma non Troppo)
브람스: F 장조의 3번 교향곡, op. 90, 제1악장
드뷔시: 바다 제1악장

● 공기의 음악은 상상의 힘을 방출합니다. 창의적인 연결의 자유로운 흐름을 자극하면서 창의적인 상상을 일깨웁니다. 소리의 우아함과 넓은 범위는 창의적인 브레인스토밍을 위한 여러 가지의 인상을 환기하는 데 도움이 됩니다.
바흐: D 장조 관현악 모음곡 3번, 제2악장
베토벤: 9번 교향곡, 제1악장
베를리오즈: 환상 교향곡, 제 2악장
라벨: 서주와 알레그로

● 물의 음악은 감정적인 음악입니다. 이 음악은 탐구하고, 심상 안에서 표현하기 위해 감정이 수면 위로 떠오르도록 합니다. 물의 음악은 특히 더 온화한 정서를 환기합니다.
바르토크: 현악기, 타악기, 첼레스타를 위한 음악, 제1악장
베토벤: C 장조의 현악 4중주 곡, op. 131
브람스: 2번 교향곡, 제3악장, 안단테
드뷔시: 신성한 춤곡과 세속적 춤곡(Dances Sacred and Profane)

● 이완 연습. 내부로 초점을 변화하기 위해서, 신체는 이완을 위한 잠시 동안의 간격이 필요합니다. 이러한 간격은 신체와 정신이 속도를 변화시키고, 곧 나타날 이미지와 감각에 조율하도록 하는 신호를 제공합니다. 꽉 조이는 옷을 느슨하게 합니다. 눈을 감고 깊은 호흡을 시작하여, 긴장된 곳이 있는지 몸을 살펴 보면서 초점을 내부로 돌립니다. 숨을 내쉴 때 마다, 긴장이 풀리고 있는지 느껴 보도록 합니다.

근육이 풀어지는 것을 느껴 봅니다. 어깨를 풀어 주고, 목과 머리, 그리고 긴장감을 안고 있는 모든 부위를 풀어 줍니다. 긴장감을 뱉어 내면서, 실제로 긴장과 스트레스를 제거하게 되는 것입니다. 발에서부터 시작해서, 점차적으로 호흡을 하체, 그 다음에 중간 부분, 어깨, 그리고 머리로 집중하고, 전체 몸으로부터 긴장감을 계속 의식적으로 뱉어 냅니다.

● 음악과 함께 내면 여행하기. 음악이 시작되면, 음악을 그저 따라갑니다. 음악이 당신을 경험 속으로 데려가도록 둡니다. 떠오르는 심상에 주의를 계속 집중합니다. 어떤 장면이 떠오르면, 스스로 그 안에 관여하도록 내버려 둡니다. 예를 들어, 숲 속 풍경이 나타나면, 그 안으로 들어갑니다. 어떤 길이 보이면, 길을 따라 갑니다. 어떤 사람이 나타나면, 그 사람이 이야기를 나눌 수 있습니다. 직관력은 종종 이 과정에서 활성화되는 힘이기 때문에, 스스로 심상과 함께 무엇을 할 것인지 또는 어디로 갈 것인지 느껴보도록 합니다. 완전히 의식을 하고 있든 아니든 간에, 음악은 심상을 함께 데려가며, 차원, 움직임, 감정, 그리고 드라마를 이용하도록 합니다. 자발적으로 음악이 당신을 데리고... 당신이 가야 할곳으로 가도록 합니다!

● 돌아오기. 음악이 끝나면, 잠시 시간을 두어 자신이 경험한 것을 돌아봅니다. 점차 정상적인 상태로 돌아오도록 합니다. 이미지와 인상은 여전히 본래의 상태로 있으며, 다소 꿈을 회상하는 기분일 것입니다. 당신의 원래 초점으로 연결되기 위해서는 연상적인 처리가 필요할 수도 있습니다. 이러한 작업 후 과정을 시작하려면, 즉시 떠오르는 모든 연상과 함께 기억하는 것을 적어 봅니다. 그 경험에 제목을 달아 봅니다. 이렇게 하면 연상된 사물의 상당 부분을 구성하는 데 도움이 됩니다. 우화적인 제목을 붙이는 것보다, 그 내용과 관련된 제목을 붙이는 것이 가장 좋은 방법입니다.

● 경험한 일에 대한 간략한 설명을 적습니다.

즐거운 여행 되세요!

우리가 싱잉볼의 소리와 조화를 이루어 자신만의 인생의 노래를 부르고 에너지 재창조를 실천할 때, 우리는 오랫동안 억압해 온 상처의 감정을 경험하기 위해서, 우리의 몸 안에 저장되어 있는 소리와 기억을 듣기 시작합니다. 우리는 다양한 의식의 영역으로 이동합니다. 그중 하나는 우리의 관점이 이곳, 여기의 제한적인 인식에서 우주의 무한한 공간으로 이동하는 영역입니다.

그러한 무한한 관점에서, 우리는 과거의 우리보다는, 변화하는 과정에서 현재의 우리로서 우리 자신을 인식하기 시작할 수 있습니다. 이를 염두에 두고, 나는 직관력이라는 주제에 대해 마사미 사욘지의 간단하고, 명상적인 고찰을 공유하겠습니다:

직관력은 언제나 내 안에 있다.
그것은 태초부터 그 곳에 있었다.
그것은 인간이 만든 것도, 인간이 만들 필요도 없는 것이다.
그것은 당신 안에 있다.
그것은 당신 주변에 있다.
그것은 당신이다.

그것을 찾아 나설 필요는 없다.
당신은 그저 그것을 인식하기만 하면 된다.
당신이 신으로부터 나온 영혼임을 인식하는 것이다.

당신은 더 이상 잠들지 않는다.
당신은 더 이상 꿈꾸지 않는다.
당신은 진리를 보게 될 것이다.

진리는
당신이 밝게 빛나는 신의 아이라는 것,

소리의 합성

홀리스틱 의학에 대한 새로운 패러다임

　자신의 계몽적인 저서인 〈영혼의 회복(Recovering the Soul)〉에서, 의학박사인 래리 도씨는 자신이 '제3시대의 의학'이라 부르는 것을 설명하고 있습니다. "정신이 어디에나 있으며, 무한하고, 영원한 시간입니다." 도씨의 개념은 우리로 하여금 오직 신체만을 치료하는 화학치료와 수술 등의 방법, 또는 정신-신체 치료법의 더 광범위한 모델에 기반하는 의학의 정의를 넘어서도록 합니다. 제3시대의 의학은 비국소적 의식의 치유 가능성에 의지한다고 도씨는 말합니다. 그는 인식에 대한 우리의 초월적인 상태는, 내가 이 책에서 계속 정의하고 있는 대로, 근원의 개념을 반영한다고 이해하고 있습니다. 도씨는 의식은 신과 같이, 공간과 시간에 있어 무한하며, 궁극적으로 절대자이기 때문에, 비국소적일 수 있다고 생각합니다.

　무한한 의식에 대한 도씨의 개념은 사운드 힐링의 원리와 실천에 완벽하게 들어 맞습니다. 내가 개별적으로, 또는 집단으로 환자들과 함께 앉아 있을 때, 그리고 우리가 자신의 목소리와 합쳐진, 크리스탈 싱잉볼의 공명하는 소리를 공유할 때, 우리 주변 공간은 진동으로 가득 찹니다. 그래서 우리는 모두 보편적인 에너지로 연결되어 있으며, 의식은 실제로 공간과 시간에 있어 무한하다는 것을 알게 됩니다.

수많은 모습을 가지는 소리는 켄 윌버가 의식의 스펙트럼이라고 부른 것을 가로지르는 데 사용할 수 있습니다. 의식의 스펙트럼이란, 감정 및 인지를 통해서 감각적이고 물리적인 것에서부터 궁극적이거나 초월적인 것까지 포함하는 인식의 띠입니다. 언급한 바와 같이, 윌버는 우리는 마치 사다리의 가로대를 오르듯이, 하나의 차원을 완전히 포용한 후, 더 높이 이동해야 한다고 말합니다. 소리와 음성은 문자 그대로 이러한 모든 차원에서 공명하며, 우리가 그들과 완전히 하나가 되고, 궁극적인 깨달음으로 향할 수 있게 하며, 그 무한함을 직접적으로 경험할 수 있게 해줍니다.

우리가 신체의 질병으로 고통받던, 건강한 축복을 받든 간에, 우리는 모두 전체성과 영적으로 연결된 느낌을 갈망합니다. 하지만 때로는, 그러한 갈망은 우리 자신의 감정적 방해물로 인해 모호해집니다. 마치 내 환자 중 하나였던, 49세의 전직 여배우처럼 말입니다. 브로드웨이에서의 수많은 성공을 인정하지 않았던 알코올 중독자인 이블린은 무력함과 절망감을 느끼며 삶을 살아왔습니다. 무대에서 은퇴한 뒤 수년 동안, 그녀의 음주는 더욱 심각해 졌습니다. 그녀의 기침이 수일 동안 지속되었고 가슴에 통증을 느꼈기에, 나를 찾아왔습니다. 평소에는 표현력이 있는 듯 보였을 그녀의 커다란 갈색 눈은 감기로 인한 열과 스카치를 너무 많이 마셔서 흐릿해 보였습니다.

그녀는 신체와 정신의 위기 때문에 벼랑 끝에 불안정하게 서 있는 듯 보였습니다. 나는 그녀의 몸 상태에 대해 주의 깊게 살펴보았고, 심각한 폐렴이 있는 것으로 판명이 났습니다. 하지만 나는 또한 그녀의 음주 이면에 있는 문제를 정면으로 다루어야 한다고 생각했습니다.

그녀가 대답하지 않을 거란 걸 알고 있었지만, 나는 그녀에게 왜 술을 마시는지 물었습니다.

그녀의 대답은 내가 예상한 그대로였습니다. "잘 모르겠어요. 때로 나는 그냥 엄청 마셔대요." 하지만 그 순간 그녀가 나를 놀라게 했습니다. "나는 정말로 내 자신에게 상처를 주고 있다는 걸 알고 있어요. 멈출 수 있었으면 좋겠어요."

"어떤 감정을 잊고 싶은 건가요?" 나는 단도직입적으로 물었습니다.

그녀는 대수롭지 않게 대답했습니다. "그냥 인생이요, 그런 것 같아요."

나는 이블린을 꽤 오랫동안 알아왔고, 그녀를 매우 좋아했습니다. 그녀의 대답은 나를 매우 슬프게 만들었지만, 아마도 내 마음이 그 순간에 그녀에게 열려 있었기 때문에, 나는 직관적인 생각이 하나 떠올랐습니다. 나는 그녀가 어린 시절부터 짊어지고 온 괴로움의 마음의 짐에 가까이 다가가 느낄 수 있었습니다. 하지만, 내가 그녀를 보아 온 시간 동안, 그녀는 힘들었던 과거에 대한 어떠한 힌트도 주지 않았습니다. 그럼에도 불구하고, 나는 그녀가 어린 시절에 무언가 끔찍한 일이 일어났다는 것을 알게 되었습니다.

"당신은 어렸을 때 매우 고통스러웠던 것 같군요," 나는 직설적으로 말했습니다. "부정적인 사건이나 트라우마를 가지고 있나요?"

지금까지도, 이블린은 훌륭한 배우이지만, 그 순간만큼은 자신이 받은 충격을 감출 수 없었을 겁니다. "나는 17살 이후로 이 일에 대해 말해 본 적이 없어요. 심지어 그 일에 대해 생각해 본 적도 없어요," 그녀는 이렇게 말하면서 흐느끼기 시작했습니다. "그건 결코 좋지 못한 일이에요. 나는 그 문제를 절대 해결할 수 없을 거에요. 내 삶은 이미 망가졌고, 끝났어요."

"당신은 바로 지금 그걸 해소할 수 있습니다," 내가 말했습니다. "당신은 이곳을 걸어 나가기 전까지 당신의 비밀을 없앨 수 있어요."

그녀는 나를 노려보며, 조용하게 약속을 지킬 것을 내게 요구했습니다. 하지만 나는 또한 그녀의 표정 변화를 알아챌 수 있었습니다. 마치 누군가 기꺼이 이야기를 들으려 한다는 사실로 그녀의 에너지에 변화를 이루기에 충분한 듯 보였습니다. 그리고 나서 그녀는 말을 쏟아내기 시작했습니다. 그녀의 말이 너무 빨라서, 나는 그녀가 매우 오랫동안 그 말들을 마음속에 담아 두었다는 것을 알게 되었습니다.

그녀는 펜실베이니아에 있는 작은 마을에서 자랐다고 했습니다. 이웃 사람들은 서로를 잘 알고 있고, 문을 잠그지 않아도 서로를 믿고 사는 그런 마을입니다. 그녀의 옆집에 살던 남자는 그녀가 다니던 교회의 집사였고, 매우 강직하고 존경받는 사람이었습니다. 그녀가 5살이던 어느 비 오는 날, 그는 그녀가 가족의 차고에서 인형을 가지고 노는 것을 발견했습니다. 그는 문을 닫고, 그녀의 옷을 끌어 올리고, 그녀의 허벅지 안쪽에 손을 대고 세게 문질렀습니다. 그녀는 그가 무슨 일을 하고 있는지 이해하지 못했지만, 그 남자의 얼굴에서 이상한 표정을 보고 나쁜 일이라는 것을 느꼈고, 아마도 내버려 두기에는 너무 무례한 일임을 알게 되었습니다.

그 남자가 떠나고 난 뒤, 그녀는 더러운 기분을 느꼈습니다. 마치 그녀가 끔찍한 잘못을 저지른 것 같은 기분이었습니다. 그녀는 그 일에 대한 나쁜 감정을 멈출 수 없었기 때문에, 그녀는 어머니한테 말하기로 결심했습니다.

"거짓말쟁이!" 어머니는 소리를 치며 그녀의 얼굴을 세게 때렸습니다. "그 분은 그런 짓을 할 사람이 아니야!"

하지만 이블린은 자신이 사실을 말하고 있다는 걸 알고 있었고, 그 남자가 두 번째로 자신을 만졌을 때, 그녀는 그런 일이 다시 일어나지 않도록, 그가 다니는 길에 다니지 않아야겠다고 생각했습니다. 그럼에도 불구하고, 그녀는 어머니가 자신에게 그렇게 반응한 것은 자신이 몹시 나쁜 아이이기 때문이라고 확신하였고, 수치심과 더러움을 느꼈습니다.

그녀가 고등학생이 되고, 남학생들이 그녀에게 데이트 신청을 했을 때, 그녀는 거의 응하지 않았습니다. 신청에 응할 때라도, 그녀는 맥주를 한 두잔 마시기 전까지는 데이트가 편하게 느껴지지 않았습니다. 때로 그녀는 남자애들이 그녀와 함께 노닥거리도록 내버려 두었습니다. 달라질 게 뭐 있겠어? 라고 생각한 것입니다. 그녀는 이미 더럽혀졌으니까요. 그녀는 17살이었고, 막 졸업을 앞두고 있던 때에, 어머니에게 다시 한 번 그 때 이야기를 꺼내기로 결심했습니다. 그녀는 이제 거의 성인이었기에, 어머니의 반응은 훨씬 더 이해하기 어려운 것이었습니다. "그런 일은 있을 수 없어," 어머니는 단언했습니다. 그리고 나서 어머니는 다시는 절대 그 이야기를 꺼내지 못하도록 했습니다.

그때가 바로 이블린이 심각하게 술을 마시기 시작한 시기였습니다. "술을 마시면 최소한 잠시 동안은 내가 나쁜 생각이나 혐오스러운 생각을 하지 않을 수 있었어요," 라고 그녀는 말했습니다. "나는 여러 남자들과 수많은 나쁜 관계를 맺었지만, 그들 중 누구와도 결혼하지는 않았어요. 나는 내가 믿을 수 있는 남자와 관계를 가질 수 없었어요."

어려운 일이었지만, 나는 마침내 소리, 명상과 시각화를 통해서 그녀가 자신의 고통의 근원을 탐구하는 일을 내가 도울 수 있게 해 달라고 이블린을 설득했습니다. 갑자기, 그녀는 자신이 겪은 일을 부인하고 자신에게 수치감을 안겨 준 어머니를 향해 엄청난 분노를 느끼게 되었습니다. 그녀의 인생에서 처음으로, 그녀는 치료를 받기 위해 그녀 자신을 연기하게 된 것입니다.

죄책감과 분노에 압도된, 이블린과 같은 환자들에게 있어, 소리는 심리치료에 특별한 도움이 될 수 있습니다. 우리가 함께 치료를 진행하면서, 그녀는 악몽을 꾸며, 잠을 잘 자지 못한다고 내게 말했습니다. 그녀는 또한 매우 짜증스러운 기분을 느끼며, 자주 운다고 했습니다. 나는 그녀에게 그러한 불신을 경험한 어린 소녀에 대해 생각해 보도록 요청했습니다. 그 감정은 어떤 소리가 납니까? 그녀의 죄책감의 소리는 어떠했습니까? 그리고 그녀의 분노에 대해서는 어떠합니까?

그녀는 신음소리라기보다는, 마치 어린 소녀의 울음소리와도 같은, 낮은 흐느끼는 소리를 내었습니다. 그런 후, 나는 그녀에게 자신의 삶의 노래를 생각해 보도록 요청했습니다. 나는 그녀를 위해 싱잉볼을 연주하였고, 우리는 함께 비자(bija) 만트라를 낭송했습니다. 그리고 나서 나는 그녀를 시각화로 안내하였고, 그녀는 자신의 고통의 소리에 대해, 그리고 근원명상을 통해 그러한 소리가 어떻게 변화할 수 있는지 생각해 보았습니다.

윌버가 설명한 의식의 차원을 그녀가 가로지르면서 그녀에게 나타난 변화는 분명히 볼 수 있는 것이었습니다. 그 날이 바로 그녀가 술을 끊은 날이었습니다. 궁극적으로, 그녀는 알코올 중독에서 회복되었을 뿐 아니라, 감정적, 영적 치유를 경험할 수 있었습니다.

이블린의 건강을 위한 여정은 치유의 변화는 우리의 통제 안에서 잘 이루어짐을 잘 설명해 줍니다. 우리는 우리의 근원 안에서 평화와 통일감을 얻기 위해서, 먼 나라의 산꼭대기에 올라가 고요한 명상을 할 필요가 없습니다. 우리는 그저 소리, 명상 및 마음의 여러 가지 양식을 사용해서 래리 도씨가 '신체의 음악'이라고 설명하는 것을 들을 수 있으면 충분합니다.

나는 3세대의 의학이 이러한 소리 양식을 포함하게 되는 때를 상상해 봅니다:

• 심리 정신적 발전과 생리적 동조 모두를 위해, 생명을 위협하는 질병과 만성 질병을 앓고 있는 환자를 위한 그룹 워크샵에서 크리스탈 싱잉볼과 여러 가지 악기의 사용.

• 향상된 수술 결과, 통증 관리, 면역력 강화, 심혈관계 건강, 그리고 기분 장애의 치료를 위해 소리 및 음악 간섭의 광범위한 실행.

• 감정의 표현, 방출, 창의성, 그리고 치유를 위한 음조 맞추기 및 노래하기의 기본적인 기법에 대해 간호사와 의사를 훈련시키는 일과 함께, 의료 전문가들 사이에서 치유에 있어 음성의 역할을 받아 들이는 일.

• 수많은 환자들이 죽음의 과정을 지나가는 동안, 그들에게 안락함과 평정심을 가져다 주기 위해, 병원 및 요양원에서 음악 사망론의 원리와 실천법을 널리 적용.

• 신체의 장기, 조직, 세포 및 DNA에 대한 소리 및 음악의 치유 기전의 분자 차원 및 에너지 차원의 연관성과 결과에 대한 연구를 위한 의료계의 헌신.

물론, 이미 보조적 의료 접근법을 더욱 받아들이기 위한 길에 있는 주류 의학이 이러한 목표를 위해 작용하며, 전국적으로 병원에서 소리와 음악 양식에 대한 연구에 재정 지원을 하고 그러한 양식을 실행하게 되는 것이 나의 강렬한 소망입니다. 하지만 현실적으로, 그러한 발전에 박차를 가하는 것은 주로, 자신의 경험과 직관력을 통해서 소리와 음악은 월등히 강력한 치유의 도구임을 깨닫게 된, 의료계의 소비자인 환자들이라는 것을 알고 있습니다. 나는 보통은 예외적으로 환자 주도적인 현상이 아닌 것으로 여겨진, 의학의 인간화는 곧 소리와 음악을 포용할 것이라 확신합니다. 실제로, 헬렌 보니가 말했듯이, "의학이 몸과 마음, 그리고 감정을 통합해서 생각하는 홀리스틱한 접근법을 향해 나아가는데 있어, 개인의 존재를 완전히 드러내고 그 자체로 영향을 미칠 수 있는 것은 음악입니다."

소리와 음악이 기술적으로 우세하지만, 인도적인 의학의 한 요소로서 완전히 통합되는 날이 오면, 의사와 환자들이 함께 일하면서, 인간의 영혼의 원대한 잠재력을 해방시킬 수 있을 것입니다.

참고 문헌

Achterberg, Jeanne. Imagery in Healing. Boston: New Science Library Shambhala, 1985.

Achterberg, J., B. Dossey, and L. Kolkmeier, Rituals of Healing. New York: Bantam Books, 1994.

Andrews, Ted, Sacred Sounds: Transformation through Music & Word. St. Paul, Minn.: 1996.

Beaulieu, John. Music and Sound in the Healing Arts. Barrytown, N.Y.: Station Hill Press, 1987.

Benson, Herbert, M.D. The Relaxation Response. New York: Avon, 1975.

Bentov, Itzhak. Stalking the Wild Pendulum. Rochester, V t.: Destiny Books, 1988.

Berendt, Joachim-Ernst. The World Is Sound: Nada Brahma. Rochester, V t.: Destiny Books, 1987.

Borysenko, Joan, Ph.D. Minding the Body, Mending the Mind. New York: Ban-tam Books, 1988.

Brodie, Renee. The Healing Tones of Crystal Bowls. Vancouver, B.C: Aroma Art Ltd., 1996.

Bush, Carol. Healing Imagery and Music. Portland, Ore.: Rudra Press, 1995.

Campbell, Don. The Mozart Effect. New York: Avon Books, 1997.

_. The Roar of Silence. Wheaton, Ill.: The Theosophical Publishing House, 1989.

Campbell, Don, Ed. Music: Physician for Times to Come. Wheaton, Ill.:

Quest Books, 1991.

_. Music and Miracles. Wheaton, Ill.: Quest Books, 1992.

Dossesy, Larry, M.D. Healing Words: The Power of Prayer and the Practice of Medi-cine. New York: HarperCollins, 1993.

_. Recovering the Soul. New York: Bantam, 1989.Dreher, Henry. The Immune Power Personality. New York: Dutton, 1995.

Feuerstein, Georg. The Shambhala Guide to Yoga. Boston: Shambhala Publications, 1996.

Gardner, Kay. Sounding the Inner Landscape. Rockport, Mass.: Element Books, 1990.

Gardner-Gordon, Joy. The Healing Voice. Freedom, Galif.: The Crossing Press, 1993.

Garfield, Laeh Maggie. Sound Medicine: Healing with Music, Voice, and Song. Berkeley, Calif.: Celestial Arts, 1987.

Gaynor, Mitchell L., H.D., and Jerry Hickey, R.Ph. Dr. Gaynor's Cancer Prevention Program. New York: Kensingtion Books, 1999.

Gaynor, Mitchell L., M.D. Healing Essence: A Cancer Doctor's Practical Program for Hope and Recovery. New York: Kodansha, 1995.

Gerber, Richard, M.D. Vibrational Medicine. Santa Fe, N.M.: Bear & Company, 1998.

Goldman, Jonathan. Healing Sounds. Rockport, Mass.: Element Books, 1992.

Goleman, Daniel, and Joel Gurin, Eds. Mind/Body Medicine: How to Use Your Mind for Better Health. Yonkers, N.Y.: Consumer Reports Books, 1993.

Halpern, Steven, with Louis Savary. Sound Health: The Music and Sounds that Make Us Whole. San Francisco: Harper & Row, 1985.

Harner, Michael. The Way of the Shaman. San Francisco: HarperCollins: 1990.

Janse, Eva Rudy. SingingBowls: A Practical Handbook of Instruction and Use.

Diever, Holland: Binkey Kok Publications, 1990.

Judith, Anodea. Wheels of Life. St. Paul, Minn.: Llewellyn Publications, 1995.

Kabat-Zinn, Jon. Full Catastrophe Living. New York: Delacorte Press, 1990.

_. Wherever You go, There You Are. New York: Hyperion Books, 1994.

Katsh, Shelley, and Carol Merle- Fishman. The Music Within You. Gilsum, N.H.: Barcelona Publishers, 1998.

Keyes, Laurel Elizabeth. Toning: The Creative Power of the Voice. Marina del Rey, Calif.: De Vorss and Co., 1973.

Khan, Hazrat Inayat. The Music of Life. New Lebanon, N.Y.: Omega Publications, 1988.

Lerner, Michael. Choices in Healing. Boston: The MIT Press, 1994.

Levine, Stephen, Guided Meditations, Explorations, and Healings. New York: Anchor Books, 1991.

_. Healing into Life and Death. Garden City, N.Y.: Anchor Press, 1987.

Locke, Steven, M.D., and Douglas Colligan. The Healer Within: The New Medicine of Mind and Body. New York: New American Library, 1986.

Madaule, Paul. When Listening Comes Alive. Norval, Ontario: Moulin Publishing, 1994.

Maman, Fabien. The Role of Music in the Twenty-first Century. Redondo Beach, Calif.: Tama-Do Press, 1997.

Maranto, Cheryl Dileo, ed. Music Therapy: International Perspectives. Pipersville, Pa.: Jeffrey Books, 1993.

McClellan, Randall. The Healing Forces of Music. Rockport, Mass.: Element Books.

Moyers, Bill. Healing and the Mind. New York: Doubleday, 1993.

Naparstek, Belleruth. Your Sixth Sense. San Francisco: Harper San Francisco, 1997.

Newham, Paul. The Singing Cure. Boston: Shambhala, 1993.

Pert, Candace B., Ph.D. Molecules of Emotion: Why You Feel the Way You Feel. New York: Scribner, 1997.

Rider, Mark. The Rhythmic Language of Health and Disease. St. Louis: MMB Music, 1997.

Rossman, Martin L. Healing Yourself. New York: Pocket Books, 1987.

Saionji, Masami. Infiniti Happiness: Discovering Your Inner Wisdom. Rockport, Mass.: Elemen Books. 1996.

Schwartz, Tony. What Really Matters. New York: Bantam Books, 1995.

Siegel, Bernie. Love, Medicine & Miracles. New York: Harper & Row, 1986.

Simonton, O, Carl., Stephanie Matthews-Simonton and James L. Creighton. Getting Well Again. New York: Bantam Books, 1992.

Spintge, R., M.D., and R. Droh, M.D., Eds. Music Medicine. St. Louis: MMB Music, 1992.

Tomatis, Alfred A. The Conscious Ear. Barrytown, N.Y.: Station Hill Press, 1991.

도움이 될 만한 곳

Sound, Music, and Guided Imagery

Mitchell Gaynor, M.D.
E.G.I.
P.O. Box 33
Planetarium Station
New York, NY 10024
Telephone: (800) 777-2002
Website: www.mgaynormd.com

The Venerable Shyalpa Rinpoche
Ranrig Yeshe Center
P.O. Box 1167
Stockbridge, Massachusetts 01262
Telephone:(413) 528-9932
E-mail: mhlafrance@earthlink.net
For information and instruction in Tibetan and Dzogchen meditation practices.

Belleruth Naparstek
Image Paths, Inc.
891 Moe Drive, Suite C

Akron, Ohio 44310-2538

Telephone: (800) 800-8661

Fax: (330) 633-3778

E-mail: hjtapes@aol.com

Website: www.healthjourneys.com

For information about the Naparstek's speaking schedule, to order imagery tapes, or to receive Health Journeys Network News.

Linda Rodgers

Audio Prescriptives Foundation

70 Maple Avenue

Katonah, New York 10536

Telephone: (914) 232-6405

To order tapes designed to alleviate anxiety before, during and after surgery, using guided imagery, calming music, and suggestions.

Jonathan Goldman

Sound Healers Association

P.O. Box 2240

Boulder, Colorado 80306

For information on sound-related seminars and workshops.

Steven Halpern

Inner Peace Music

P.O. Box 2644

San Anselmo, California 94979

Telephone: (415) 485-5321

Fax: (415) 485-1312

E-mail: innerpeacemusic@innerpeacemusic.com

Website: www.innerpeacemusic.com

To order Steven Halpern's CDs, cassettes, videos and CD-ROMs.

MMB Music, Inc.

Contemporary Arts Building

3526 Washington Avenue

St. Louis, Missouri 63103

Telephone: (314) 531-9635, (800) 543-3771 (United States/Canada)

E-mail: mmbmusic@mmbmusic.com

Website: www.mmbmusic.com

Excellent source for books on music, sound and healing

Jim Oliver

Oliver Music

P.O. Box 6508

Santa Fe, New Mexcio 87502-6508

Telephone: (505) 466-9991

Fax: (505) 466-9992

E-mail: jomusic@compuserve.com

To order CDs and tapes composed and orchestrated by Oliver to promote relaxation and healing.

Jeffrey Thompson, M.D.

Brain/Mind Research

204 N. El Camino Real, E116

Encinitas, California 92024

Telephone/Fax: (800) 349-7358

Website: www.body-mind.com

For more information about Dr. Thompson's research and to order tapes.

For information about GIM therapists and training

Association for Music and Imagery

Attn: James Rankin

331 Soquel Avenue, Suite 201

Santa Cruz, California 95062

The Bonny Foundation

2020 Simmons Street

Salinas, Kansas 67401

Mid-Atlantic Institute

Attn: Carol A. Bush

Box 4655

Virginia Beach, Virginia 23454

Telephone: (757) 498-0452

Sound, Music, Healing, and Medicine

Don Campbell, Inc.

The Mozart Effect Resource Center

P.O. Box 4179

Boulder, Colorado 80306

Telephone: (800) 721-2177

For information on seminars, workshops, and classes by Campbell and to order books and tapes.

Chalice of Repose Project
Therese Schroeder-Sheker, Coordinator
School of Music Thanatology
554 West Broadway
Missoula, Montana 59802
For information about services to the dying, as well as music-thanatology training program at St. Patrick's Hospital in Missoula.

Crystal Tones
P.O. Box 520956
Salt Lake City, Utah 84152
Telephone: (800) 358-9492
Website: www.crystalsingingbowls.com

Mitchell Gaynor, M.D.
E,G,I.
P.O. Box 33
Planetarium Station
New York, NY 10024
Website www.mgaynormd.com
Healing tapes, CD's, books, and other information on integrative healing.

International Society for Music in Medicine
Ralph Spintge, Director
Sporkrankenhaus Hellerson
Paulmannshoher Strasses 17

D5880 Ludenscheild, Germany

International organization for research, meetings, and publishing.

The Open Ear Center
Pat Moffitt Cook, Director
6716 N.E. Marshall
Bainbridge Island, Washington 98110
Telephone: (206) 842-5560
For information about courses, seminars, and resources for music and healing.

Jill Purce
Healing Voice
20 Willow Road
Hampstead, London NW31TJ
England
Telephone: 0171-794-9841
Fax: 0171-435-4331
Website: www.jillpurce.com
For information about how to order Purce's tapes and books,
as well as schedule of workshops on overtone chanting, sonic meditation, and other sound-related topics.

SoulSongs
Shulamit Elson
The Center for Sound Healing
P.O. Box 465
High Falls, New York 12440
Telephone: (914) 687-7783, (212) 714-4611

E-mail: soulsongs@aol.com

Website: www.soulsongs.com

For information about workshops, retreats, and healing circles that focus on toning and healing

Tama-Do

Attn: Christina Ross

The Academy of Sound, Color, and Movement

22937 Arlington Avenue, #203

Torrance, California 90501

For information about Fabien Maman's healing and sound workshops in the United State and France.

Tibet House U.S

22 West 15th Street

New York, NY 10011

E-mail: ganden@mindspring.com

Tree-of-Life Mystery School

Joseph-Mark Cohen, Director

TLMS, Box 1355

Ainsworth, British Columbia V0G 1A0

Canada

Telephone: (800) 775-0712, X 3777 (between 3 and 5 P.M., PST)

E-mail: jm-cohen@netidea.com

For information about workshops on sound and Kabbalistic healing, harmonics, meditation, and movement, as well as to order video and audiotapes on these and other subjects.

The Weill-Cornell Center for Complementary
and Integrative Medicine
Telephone: www.med.cornell.edu
Mitchell L. Gaynor, M.D
Medical Director and Director of Medical Oncology

For information about the Tomatis method

The Listening Centre, Tomatis Canada
Paul Madaule, Director
599 Markham Street
Toronto, Ontario M6G 2L7
Telephone: (416) 588-4136

Sound Listening and Learning Center, Tomatis USA
Billie Thompson, Ph.D.,Director
2701 E. Camelback, Suite 205
Phoenix, Arizona 85016
Telephone: (602) 381-0086

Tomatis International Headquarters
Christian Tomatis, Director
144 Avenue des Champs Elysees
Paris 75008, France
Telephone: 01 53 53 42 40

Music Therapy

The American Music Therapy Association
8455 Colesville Road, Suite 1000
Silver Spring, Maryland 20910
Telephone: (301) 589-3300
Fax: (301) 589-5175
E-mail: info@musictherapy.org
Website: www.musictherapy.org

The Certification Board for Music Therapists
589 Southlake Boulevard
Richmond, Virgina 23236-3093
Telephone: (800) 765-2268, (804) 379-9497
Fax: (804) 379-9354

The World Federation of Music Therapists, Inc.
P.O. Box 585
01080
Vitoria-Gafteiz, Spain
Telephone: 3445-143-311
Fax: 3445-144-224

참고

1. 소리의 본질

30. "The Popul Vuh": David MacLagan, Creation Myths (London: Thames & Hudson, 1977), p. 30.

30. The Athabascan tribe: Merlin Stone, Ancient Mirros of Womanhood: Our Goddess and Heroine Heritage, vol. 2 (New York: New Sibylline Books, 1979), p. 97.

30. According to the Hopis: MacLagan, Creation Myths, p. 30.

31. In Navajo mythology: Jamake Highwater, Ritual of the Wind (New York: Viking Press, 1977), p. 17.

31. For Native Americans: Highwater, ibid., p. 36.

31. Bruce Chatwin, in his splendid book: Bruce Chatwin, The Songlines (New York: Penguin Books, 1987), p. 13.

31. "[They]. . . wandered over the continent. . . .": ibid., p. 2.

31. The Hindu tradition traces its origins: Georg Feuerstein, The Shambhala Guide to Yoga (Boston: Shambhala Publications, 1996), pp.98-104

33. Singing is a form of communication: Yehudi Menuhin and Curtis W.N. Davis, The Music of Man (New York: Simon & Schuster, 1979), p. 7.

34. Eskimos of eastern Greenland: Edmund Carpenter, I Breathe a New Song: Poems of the Eskimo, ed. Richard Lewis (New York: Simon & Schuster, 1971), p. 22.

34. The tribeswomen of New Guinea: Steven Feld, Sound and Seniment

(Philadelphia: University of Pennsylvania Press, 1982), p. 33.

34. In ancient Greece: Randall McClellan, The Healing Forces of Music (Rock-port, Mass.: Element Books, 1991), p. 5.

34. The story is told: ibid.

34. The Apaches: Penelope Washburn, ed., Seasons of Women (San Francisco: Harper & Row, 1979), p. 15.

34. Women in Finland: ibid., p. 54.

34. Among the {ueblos: ibid., p. 104.

34. In East Africa: David Meltzer, ed., Birth: An Anthology of Ancient Texts, Songs, Prayers, and Stories (San Francisco: North Point Press, 1981), p. 215.

36. In his seminal book, The Way of the Shaman: Michael Harner, The Way of the Shaman (San Francisco: HarperCollins, 1990), p. 51.

37. Neher theorized: ibed., p. 52.

37. Research conducted by Wolfgang Jilek: ibid

40. One Kabbalistic source, the Sefer Bahir: Edward Hoffman, The Way of Splendor: Jewish Mysticism and Modern Psychology (Northvale, N.J.: Jason Aronson, 1992), p. 156.

41. The thirteenth-century Zohar: ibid., p. 157.

42. My ideas about well-being: Hazrat Inayat Khan, The Music of Life (New Lebanon, N.Y.: Omega Publications, 1988), p. 261.

42. As summarized by Steven Locke, M.D.: Steven Locke and Douglas Colligan, The Healar Within: The New Medicine of Mind and Body (New York: New American Library, 1986), pp. 14-15.

43. Inayat Khan eloquently articulated this idea: ibid., p. 27.

45. "They discovered ways . . . of shaping their vocal cavities": Jonathan Goldman, Healing Sounds (Rockport, Mass.: Element Books, 1992), p. 66

49. As I searched for information on the subject: Joachim-Ernst Berendt, The World is Sound: Nada Brahma (Rochester, Vt.: Destiny Books, 1987), p. xi.

50. "We ourselves are rhythm . . .": Khan, The Music of Life, p. 12.

2. 아름다움으로 떠오르기

53. Among the most notable was . . . Claude Bernard: Henry Dreher, The Immune Power Personality (New York: Dutton, 1995), p. 19.

54. All of these conditions: Locke, and Colligan, The Healer Within, p. 15.

54. all of our various biological systems are connected: Dreher, The immune Power Personality, p. 14.

55. But the interactions that reveal: Candace B. Pert, Ph.D., Henry E. Dreher, and Michael R. Ruff, Ph.D., "The Psychosomatic Network: Foundations of Mind-Body Medicine," Alternative Therapies in Health and Medicine, vol. 4. No. 4 (July 1998): 30.

67. Think back to Huygene's observation: Berendt, The World is Sound, p.116.

68. Brian L. Partridge . . . has said: ibid., p. 118.

68. Referring specifically to this predilection: ibid., p. 119.

68. Consider this extraordinary example: ibid., p. 117.

69. RudolfHaase, a German musicologist: ibid., p. 119.

69. Other forms of entertainment: ibid., p. 117.

70. Condon filmed many conversations: Anodea Judith, Wheels of Life (St. Paul: Llewellyn Publications, 1995), p. 286.

70. "Listeners were observed to move . . .": W. S. Condon, Journal for Autism and Childhood Schizophrenia, 5:1 (1975): 43.

70. "Synchronized heartbeats have been reported . . .": Berendt, The World Is Sound, p. 118.

70. Research over the past two decades: Jonathan S. Goldman, "Sonic Entrainment," in Music-Physician for Times to Come, ed. Don Campbell (Wheaton, Ill.: Quest Books, 1991), p. 221.

72. Siegel cites a study: Bernie Siegel, Love, Medicine & Miracles (New York: Harper & Row, 1986), p. 37.

74. Jeanne Achterberg cites an analysis: Jeanne Achterberg, Imagery in Healing (Boston: New Science Library Shambhala, 1985), p. 44.

75. Researchers Stephen Garret and Daniel Statnekov: Goldman, "Sonic Entrainment," p. 229.

75. "Our ability to have a world": George Leonard, The Silent Pulse (New York: E. P. Dutton, 1978), p. 18.

3. 음악과 음성의 힘

77. Joseph Moreno, a music therapist: Joseph J. Moreno, "The music therapist: creative arts therapist and contemporary shaman," in Music-Physician for Times to Come, p. 167.

78. "Being in harmony with oneself . . .": Steven Halpern with Louis Savary, Sound Health: The Music and Sounds that Make Us Whole (San Fran-cisco: Harper & Row, 1985), p. 39.

78. During a 1956 visit with Tilly: William McGuire and R. F. C. Hull, eds., C. G. Jung Speaking: Interviews and Encounters (Bollingen Series XCVII, Princeton, N.J.: Princeton University Press, 1977), pp. 273-275.

79. Guzzetta has explored: B. Dossey, L. Keegan, C. Guzzetta and L. Kolkmeier, Holistic Nursing: A Handbook for Practice (Aspen, Colo.: Aspen Publishers, 1988), pp. 263-288.

80. Reduced anxiety, heart and respiratory rates: J. M. White, "Music therapy: an intervention to reduce anxiety in the myocardial infarc-tion patient," Clinical Nursing Specialities, 6:2 (1992): 58-63.

80. Reduced cardiac complications: C. E. Guzzetta, "The effects of relaxation and music therapy on patients in a coronary care unit with pre-sumptive

acute M.I." Heart and Lung, 18:6(1989): 609

80. Lowered blood pressure: Olav Skile, "Vibroacoustic Research 1980–1991," in Music Medicine, ed. Ralph Sprintge and R. Droh (St. Louis: MMB Music, 1991), p.249

81. Reduced blood pressure and heart rate: Tony Wigram, "The Psychological and Physiological Effects of Low Frequency Sound and Music," Music Therapy Perspectives, 13 (1995): 16–35.

81. Blood pressure and excessive noise: Bill Gottlieb, ed., "Sound Ther-apy," New Choices in Natural Healing (Emmaus, P.A.: Rodale Press, 1995), p. 126.

81. Reduced blood pressure, heart rate and noise sensitivity: J. F. Byers and K. A. Smyth, "Effect of a music intervention on noise annoyance, heart

81. Increased immune cell messengers: Dale Bartlett, Donald Kaufman, and Roger Smeltekop, "The effects of music listening and perceived sensory experiences on the immune system as measured by inter-leukin-1 and cortisol," Journal of Music Therapy, 30 (1993): 194–209.

82. Drop in stress hormones during medical testing: J. Escher, et al. [Music during gastroscopy] [German]. Schweiz. Med. Wochenschrift, 123 (1993): 1354–1358.

82. Boost in natural opiates: "Music/Endorphin Link," Brain/Mind Bulletin (Jan. 21 and Feb. 11, 1985): 1–3.

83. ". . . music therapy ranks high on the list": Arthur W. Harvey, "Music in Attitudinal Medicine," in Campbell, Music – Physician for Times to Come, p. 189.

83. "half an hour of music . . .: quoted on the Music for Healing and Tan-sition Program website at www.vashonisland.com/MHTP.

83. Anesthesiologist Ralph Spintge, M,D.: Ralph Spintge, "Music as a Physiotherapeutic and Emotional Means in Medicine," Musik, Tanz und Kunst Therapie 2/3 (1988): 79

84. Harvey paid a visit: Campbell, Music-Physician for Times to Come, p. 186.

84. A similar perspective :interview, Nov. 12, 1998. Linda Rodgers, "Music for Surgery," Advances, 11:3(1995):49-57.

85. One recent clinical trial: Henry Dreher, "Mind-body interventions for surgery: evidence and exigency," Advances, 14:3 (1998): 207-222.

87. "For people who have motor problems . . .": Evelyn Gilbert, "Musical Medicine," Village Voice, Sept. 2, 1997, p. 45.

87. At a 1991 Senate special committee meeting: hearing before the Senate Special Committee on Aging, "Forever Young: Music and Aging," U.S. Senate, Aug. 1, 1991, reported in Music Therapy Perspectives, 10 (1992): 59-60.

88. Clarkson reports the case of Jerry: Ginger Clarkson, "Adapting a Guided Imagery and Music Series for a Nonverbal Man with Autism," Association for Music and Imagery Journal (1995): 123-137.

89. Fifty percent of women: R. Droh and Ralph Spintge, Anxiety, Pain, and Music in Ansthesia (Basel: Roche Editions, 1983).

89. A group of women in Vancouver, Canada: Carlos E. Gonzalez, "The music therapy-assisted childbirth program: a study evaluation," Pre- & Peri-Natal Psychology Journal, 4:2 (1989): 111-124.

89. periods of music alternating with periods of silence: Suanne B. Hanser, Sharon C. Larson, and Audree S. O'Connell, "The effect of music on relaxation of expectant mothers during labor," Journal of Music Therapy, 20:2 (1983): 50-58.

89. Research conducted with infants: Jacquelyn Michele Coleman, Ros-alie Rebollo Pratt, Ronald A. Stoddard, et al., "The effect of the male and female singing and speaking voice on selected physiological and behavioral measures of premature infants in the intensive care unit," international Journal of Arts Medicine, 5:2 (1997): 4-11.

90. In a Tallahassee, Florida, hospital: Keith Caine, "The effects of music on the selected stress behaviors, weight, caloric and formula intake, and length of hospital stay of premature and low birth weight neonates in a newborn intensive care unit,: Journal of Music Therapy, 29 (1991): 180-192.

90. Schroeder-Sheker stumbled upon her calling: Therese Schroeder-Sheker, "Music for the dying: A personal account of the new field of music thanatology-history, theories, and clinical narratives," Ad-vances, 9:1 (1993): 36-48.

92. "The fetus hears an entire range . . .": Alfred A. Tomatis, The Conscious Ear (Barrytown, N.Y.: Station Hill Press, 1991), p. 127.

92. "By his very structure . . ." ibid., p. 125.

93. As part of his research: ibid., p. 127.

93. "I do not treat children": ibid., p. 127.

93. To bring clients: Paul Madaule, When Listening Comes Alive (Norval, Ont.: Moulin Publishing, 1994), p. 36.

94. According to Paul Madaule: ibid., p. 60.

94. This phenomenon led Tomatis to conclude: ibid., p. 34.

94. Tomatis offers this answer: Tomatis, The Conscious Ear, p. 160.

95. . . . Campbell cites research: Campbell, The Mozart Effect, p. 15.

95. In his book Pourquoi Mozart: ibid., p. 27.

95. "Alana and her twelve-year-old daughter": Joy Gardner-Gordon, The Healing Voice (Freedom: Calif.: The Crossing Press, 1993), pp. 100-101.

97. "Toning is an ancient method . . .": Goldman, Healing Sounds, p. 136.

97. "Toning is a system of healing . . .": Garfield, p. 57.

97. "Tone is simply an audible sound": Don G. Campbell, The Roar of Silence (Wheaton, Ill.: The Theosphical Publishing House, 1989), p. 62.

97. "Toning is the process of making vocal sounds": John Beaulieu, Music and Sound in the Healing Arts (Barrytown, N.Y.: Station Hill Press, 1987), p. 115.

97. Toning is "the sustained vocalization": McClellan, op. cit.

97. "Toning is an activity": Steven Halpern, Tuning the Human Instrument (Bel-mont, Calif.: Spectrum Research Institute, 1978), p. 169.

98. "Toning is the use of the voice": Goldman, Healing Sounds, p. 136.

98. On page 99 are simple directions: Gordon, op.cit., pp. 67-69.

99. See the adapted versions: ibid., pp. 108-109.

101. "Anyone can use toning": Campbell, The Mozart Effect, p. 92.

101. Keyes described the sense of exhilaration: Laurel Elizabeth Keyes, Toning: The Creative Power of the Voice (Marina del Rey, California: DeVorss and Co., 1973) pp. 12-13.

101. According to Hazrat Inayat Khan: Khan, The Music of Life, pp. 274-275.

101. Lisa Sokolov . . . believes that voice: Shelley Katsh and Carol Merle-Fishman, The Music Within You (Gilsum, N.H.: Barcelona Publishers, 1998), p. 152.

102. Here are two exercises: ibid., pp. 152-154.

103. She describes the latter: Pythia Peay, "Singing the Soul Home," Com-mon Boundary, July/August 1998, p. 24.

4. 좋은 진동

110. When Soos asked what he could do: Eva Rudy Jansen, Singing Bowls: A Practical Handbook of Instruction and Use (Diever, Holland: Binkey Kok Pub-Iications, 1990), p. 5.

111. In the words of Tibetan monk: Mitch Nur, Sacred Matals of Tibet, pamphlet compiled for Sacred Sounds Workshop Retreat, October 1997, p. 10.

113. According to one legend of Atlantis: Renee Brodie, The Healing Tones of Crystal Bowls (Vancouver, B.C.: Aroma Art, 1996), p. 18.

114. When electric current is applied: Richard Gerber, M.D., Vibrational

Medicine (Santa Fe, N.M.: Bear & Company, 1988), p. 337.

114. "The crystalline structure . . .": ibid., p. 338.

115. As Michael Harner explains: Harner, The Way of the Shaman, p. 109.

115. Marcel Vogel, who worked as a senior scientist: Gerber, Vibrational Medicine, p. 338.

115. As Gerber points out: ibid.

5. 소리와 몸

133. Dr. Greer and his colleagues showed: S. Greer, K W. Pettingale, T. Morris, et. al., "Mental attitudes to cancer: an additional prognostic factor," Lancet, 1 (1990): 49-50.

134. " The physical effect of sound . . .": Khan, The Music of Life, p.269.

135. Candace Pert has pointed out: Pert et al., "The Psychosomatic Net-Work."

135. Walleczek has proven: J. Walleczek and R. P. Liburdy, "Nonthermal 60Hz sinusoidal magnetic-field exposure enhances 45Ca2+ uptake in rat thymocytes: dependence on mitogen activation," FEBS Letter, Oct. on cells of the immune system: the role of calcium signaling," FASEB Journal, 6:13 (1992): 3177-3185. J. Walleczek and T. F. Budinger, "Pulsed magnetic field effects on calcium signaling in lymphocytes: depen-dence on cell status and field intensity," FEBS Letter, Dec. 21, 1992 (314-3): 351-355.

136. Maman's dual interest: Fabien Maman, The Role of Music in the Twenty-first Century (Redonodo Beach, Calif.: Tama-Do Press, 1997), pp. 45-46.

136. Maman found that the most visibly dramatic results: ibid., pp. 59-61.

136. Based upon his findings: Don Campbell, The Mozart Effect (New York: Avon Books, 1997), p.243.

137. "This finding indicates...": Maman, The Role of Music, pp. 117–118.

137. Maman also collaborated: ibid., p. 61.

138. I was especially fascinated to learn: Kay Gardner, Sounding the Inner Landscape (Rockport, Mass.: Element Books, 1990), p. 120.

139. Sir Peter Guy Manners... has researched and developed: compiled by Burton Goldberg Group, Alternative Medicine (Fife, Wash.: Future Medicine Publisher, 1994), p. 446.

139. Manners views disease Gardner, Sounding the Inner Landscape, p. 125.

139. "By intercepting the electrical messages...": Goldberg, ibid., Alterna-tive Medicine, p. 446.

139. Crymatic therapy... has been used to treat: Gardner, Sounding the Inner Landscape, p. 126.

139. Manners hopes: Goldberg, Alternative Medicine, p. 446.

140. Thompson creates an acoustical mix: Jeffrey Thompson, D.C., interview, May 27, 1997.

141. Thompson believes that this similarity: ibid.

143. Potanin finds the blending: Con Potanin, M.D., interview, May 25, 1997.

143. a group of university students was lectured: Mark S. Rider and Cathy Weldin, "Imagery, improvisation, and immunity," Arts in Psychotherapy 17:3 (1990): 211–216.

144. In anothere experiment: M. S. Rider, J. Acherberg, G. E. Lawlis, et al., "Effect of immune system imagery on secretory IgA," Biofeedback and Self-Regulation, 15:4 (1990): 317–333.

144. Rider and Achterberg carried out a study: M. S. Rider and J. Achterberg, "Effect of music-assisted imagery on neutrophils and lympho-cytes," Biofeedback and Self-Regulation, 14:3 (1989): 247–257.

144. "Amazingly, only the blood cell [type]...": Rider, The Rythmic Language of Health and Disease, p. 130.

144. Pioneering work conducted in the mid-'70s: J. Achterberg, G. E. Lawlis, O. C. Simonton, et al., "Psychological factors and blood chemistries as disease outcome predictors for cancer patients," Multi-variate Experimental Clinical Research, 3 (1977): 107-122.

145. an increase in natural killer cell activity: R. Zachaiae, J. S. Kristensen, P. Hokland, et al., "Effect of psychological intervention in the form of relaxation and guided imagery on cellular immune function in nor-mal healthy subjects," Psychoterapy and Psychosomatics, 54 (1990): 32-39.

145. increased production of IgA: M. L. Jasnoski and J. Kugler, "Relaxation, imagery, and neuroimmunomodulation," Annals of the New York Acad-emy of Sciences, 496 (1987): 722-730.

146. significantly greater activity and numbers: H. Hall, "Hypnosis and the immune system: A review with implications for cancer and the psy-chology of healing," American Journal of Clinical Hypnosis, 25 (1983): 92-103.

146. slective boosting or dampening: G.R. Smith, J.M. Mckenzie, D.J. Marmer, et al, "Psychologic modulation of the human immune re-sponse to varicella zoster," Archives of Internal Medicine, 145 (1985): 2110-2112.

150. Jeanne Achterberg eloquently describes: Jeanne Achterberg, Imagery in Healing, pp. 19-20.

150. During the Middle Ages: Therese Schroeder-Sheker, "Music for the dying: A personal account of the new field of music thanatology-history, theories, and clinical narratives," Adavances, 9:1 (1993): 36-48.

6. 소리 느낌

160. He was astonished to discover: Herbert Benson, M.D. and Eileen M. Stuart, R.N., M.S., The Wellness Book (New York: Birch Lane Press, 1992), p. 35.

161. In one study of twelve shift-working nurses: Mark S. Rider, Joe W. Floyd, and Jay Kirkpatrick, "The effect of music, imagery, and relax-rhythms," Journal of Music Therapy, 22 (Spring 1985): 46-58.

162. An enterprising group of Japanese researchers: Y. Satoh, H. Nagao, H. for surgical patients," Masui: Japanese Journal of Anesthesiology, 32 (10), (1983): 1206-1211.

162. As Mark Rider points out: Mark Rider, The Rhythmic Language of Health and Disease (St. Louis: MMB Music, 1997), p. 106.

168. Research has shown that even in utero: Lee Salk, M.D. "Mother's Beat as an Imprinting Stimulus," in R. O. Benezon, ed., Music Therapy Manual (Springfield, Ill.: Charles C. Thomas, 1981).

168. Dr. Thomas Verny . . . describes studies: Dr. Thomas Verny, The Secret Life of the Unborn Child (New York: Dell, 1981).

178. As with the ritual uses of sound: Rider, The Rhythmic Language, p. 187.

178. "Eventually, the cacophony drowns out . . ": ibid.

7. 영혼의 소리

183. As Ram Dass has written: Ram Dass, "Relative Realities," in Roger N. Walsh and Frances Vaughn, Beyond Ego: Transpersonal Dimensions in Psychol-ogy (Los Angeles: Jeremy P. Tarcher, 1980), p.139.

190. According to Daniel Reid: Daniel Reid, The Complete Book of Chinese Health and Healing (Boston: Shambhala Publications, 1994), p. 293.

8. 내부의 방 탐험

207. Belleruth Naparstek describes a phenomenon: Belleruth Naparstek, Your Sixth Sense (San Francisco: Harper San Francisco, 1997), p. xiv.

207. "opening my heart to this other person": ibid., p. xviii.

211. The Japanese word for "intuition": Masami Saionji, Infinite Happiness: Discovering Your Inner Wisdom (Rockport, Mass.: Element Books, 1996), pp. 24-25.

213. In their own research, the Greens: Tony Schwartz, What Really Matters (New York: Bantam Books, 1995), pp. 148-149.

213. such highly respected ... intuitives: Naparstek, Your Sixth Sense, p. 41.

214. "We actually inhabit a universe . . .": ibid., pp. 100-101.

216. Bentov described a theory of solid matter: Itzhak Benotov, Staling the Wild Pendulum (Rochester, Vt.: Destiny Books, 1988).

216. "Our body is the pendulum": Naparstek, Your Sixth Sense, p. 104.

219. As a small child, Jill Purce: Jill Purce, "The Healing Voice," brochure published by Inner Sound, London, England.

221. a moving example of the power of GIM: Sara Jane Stokes, "Letting the Sound Depths Arise," in Music and Miracles, compiled by Don Campbell (Wheaton, Ill.: Quest Books, 1992), p. 194.

222. the ultimate objective of GIM: Carol Bush, Healing Imagery and Music (Portland, Ore.: Rudra Press, 1995), p. 84.

226. this simple, meditative reflection: Saionji, Infinite Happiness, p. 30.

9. 소리의 합성

227. Larry Dossey, M.D., describes what he calls Larry Dossey, M.D., Recovering the Soul (New York: Bantam, 1989).

232. as Helen Bonny so eloquently put it: Helen Bonny, Ph.D., "Music and Healing," Music Therapy, 6A:1 (1986), p. 6.

사운드 힐링 파워

제1판 제1쇄 발행 2015년 6월 20일
2015년 8월 25일 수정판 재인쇄

지은이 / 미첼 L. 게이너

옮긴이 / 천시아

펴낸곳 / 젠북

디자인 / 천시아

표지 이미지 소스 / Yang MingQi ⓒ 123RF.COM

편집주간 / 허현

출판등록 / 2013년 4월 17일 제2013-000003호

주소 / 서울시 강남구 신사동 653-14, 4층

전화 / 02-722-8420

이메일 / zenbooks@naver.com

ISBN / 979-11-950729-3-4

이 책은 저작권법에 따라 보호를 받는 저작물이므로 무단 전재와 복제를 금합니다.
잘못된 책은 바꾸어 드립니다. 책 값은 뒤 표지에 있습니다.

이 도서의 국립중앙도서관 출판시 도서목록(CIP)은 서지정보유통지원시스템 홈페이지(http://seoji.nl.go.kr)와 국가자료공동목록시스템(http://www.nl.go.kr/kolisnet)에서 이용하실 수 있습니다.